U0063194

醫道鏡詮

香港中醫文化史略

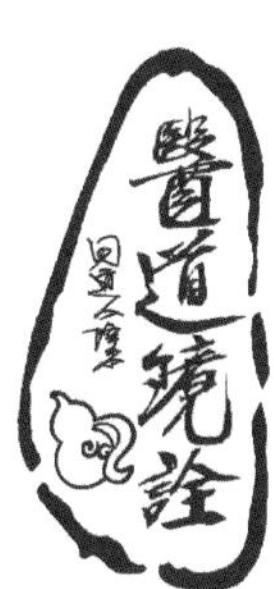

中華書局

目錄

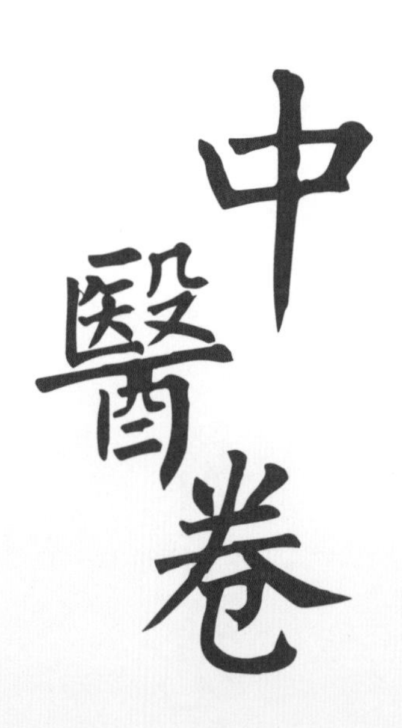

第六章 五十至七十年代的香港中醫（1950-1980）

第七章 八十年代以來香港中醫業的巨變（1980-1998）

附錄 中醫團體簡史

全書簡錄

第一冊　道醫卷

第二冊　中醫卷

第三冊　中藥卷

編委會

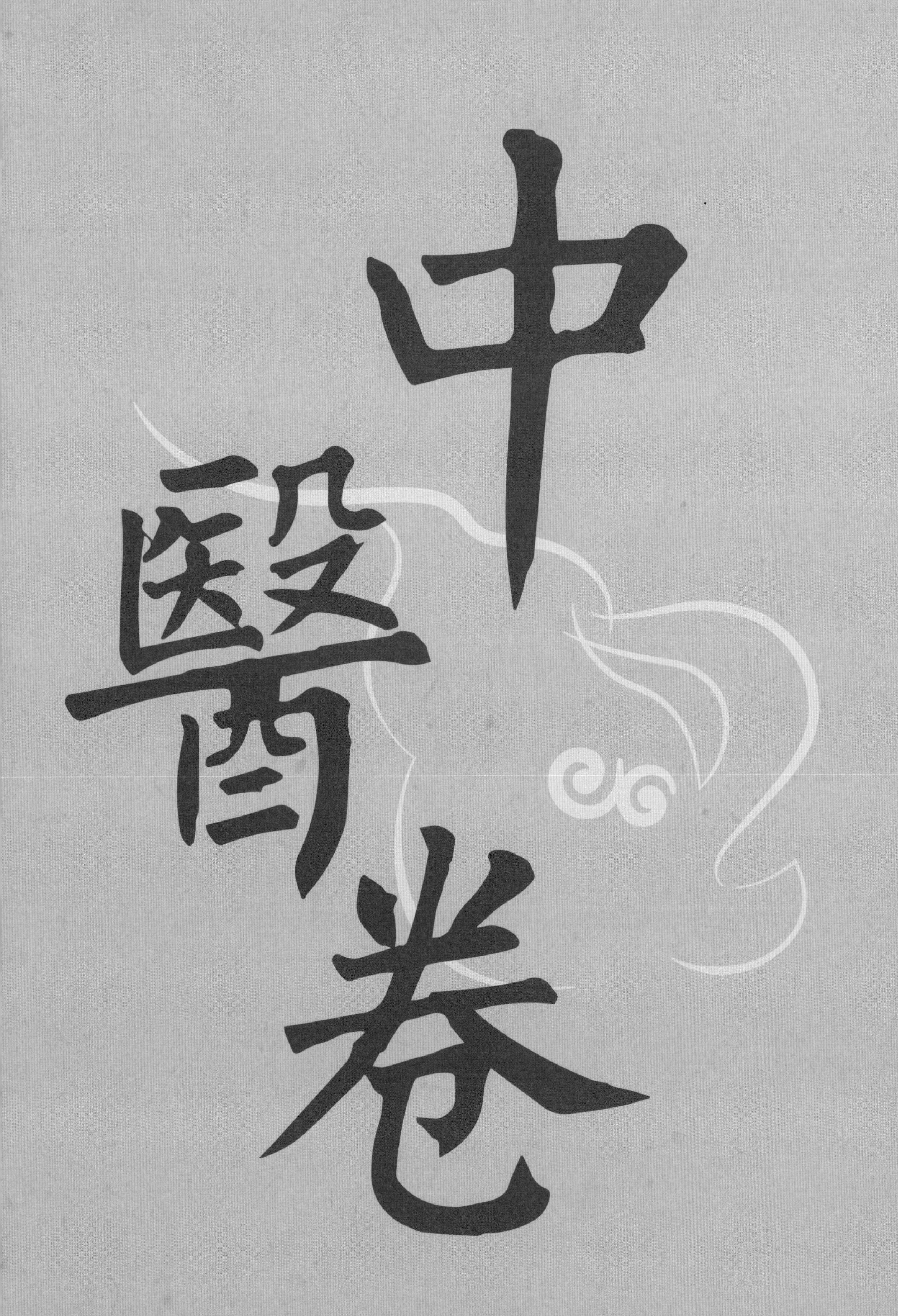
中醫卷

第一章

古代香港居民之醫藥衛生概況

香港位處中國華南邊陲地區，三面環海，屬典型海洋性亞熱帶季風氣候和高地溫帶季風氣候，天氣較潮濕溫熱，所以物產豐盛，諸如蔬菜、水果及魚類海產極為豐富，基於這些天然背景而孕育本地族群與飲食文化。飲食、衛生與醫療三者互為因果，密不可分，堪為醫療體系的前端。此外，每當發生嚴重瘟疫，前代居民在無藥可施的情況下，當會尋求神靈的濟助。由於香港位處沿海地區，文化與資源相對落後，遠古至開埠前之文獻極為有限。關於本地的遠古醫藥遺蹟，因物質特性，基本難以保存，現存所知直接與醫藥有關的古蹟是長洲的「藥方碑刻」。該石刻位於長洲中興街天后廟旁之大石上，碑文寬約五英尺，高約四英尺，約有百餘字，惟刻鑿年代及原因已不可考，且經過長年累月的風雨侵蝕，已無法辨識全篇內容，僅見杭葱茶及大量份量用的數字標記，專家推斷是治療小兒腹瀉的藥方。石刻以外，只得靠前代志書文獻、考古遺蹟、出土文物及傳統節俗，側面觀察前代居民的飲食衛生情況，從而探索 1840 年代以前香港的醫藥衛生情態。

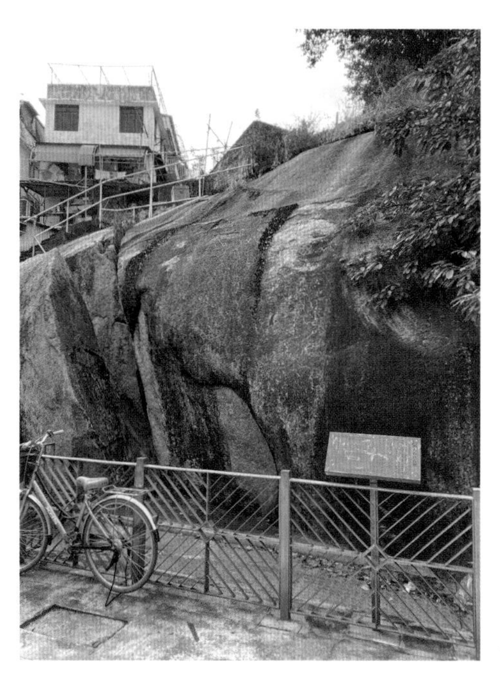

‥長洲中興街之藥方石刻

◎　一、中醫學的基本理論

陰陽學和五行學都與大自然息息相關，兩個學說相輔相成，是古代中國民間透過觀察天地氣息，以抽象方式將事物聯繫創造而成，應用到日常生活。中醫則延伸了陰陽學說，判斷人出現疾病的原因和治療方法。中醫學認為每個人體內都有一套陰陽系統，人們需要維持平衡，否則出現陽盛陰衰或陰盛陽衰便會生病，中醫透過觀察病人陰陽失衡發出的病徵，提供適切的治療。五行以金、木、水、火、土劃分宇宙萬物及自然屬性，五種元素相生相剋，過度則相乘相侮，這與陰陽學相似，均需要維持平衡，方能讓萬物得到正常的轉化和規律。應用於中醫學理論時，陰陽五行可對應身體不同的部位，例如五臟屬陰，六腑屬陽，而五臟之中又各有五行之屬，即肺屬金、肝屬木、腎屬水、心屬火和脾屬土。六腑則是膽、胃、大腸、小腸、膀胱及三焦。五臟是貯藏身體內的精氣，維持生命活動的器官，六腑是傳化食物和液體，有處理消化系統、吸收和排泄的作用。

中醫診病時，需要先通過「四診」了解病人情況，再運用「辨證」方法綜合分析病因和嚴重程度，確保得到規範和客觀的診證結果，方能為病者對症下藥。「四診」包括望診、聞診、問診、切診，合稱「望聞問切」。望，以視覺觀察病人身體的所見徵狀；聞，運用聽覺觀察病人的語言和呼吸，同時運用嗅覺感受病人氣味有否出現異樣；問，詢問病人曾接觸過的事物，推斷疾病來源及成因；切，切脈觀察病人脈象。「四診」後的辨證也有多種，例如六經辨證和臟腑辨證等，而最基本的辨證就是八綱辨證，即陰、陽、表、裏、寒、熱、虛、實。隨着中醫學持續發展，設有臨床分科，按病人不同症狀下分到專科醫師處理，包括內科、外科、骨傷科、兒科和婦科等，療法不再只是湯藥，還增加了針灸、推拿、拔火罐及食療等。

歷代醫師通過治理病患時，探索出現身體不適的原因，配合當時的地理環境、氣候及生態，總結多個中醫學理論。中醫着重身體內在和外在環境的關係，根據每個病人的體質和不同環境，所獲得的藥材（動物、植物或礦物）和劑量都不相同，這靠醫師的經驗累積而成，難以對某種疾病的醫治一概而論，例如由食物不潔所引發的腹痛、嘔吐、腹瀉，少數病者會出現發熱、大便清稀、眼球深陷、口渴尿少及疲乏等症狀，醫師可診斷為霍亂、暴瀉或暴痢，這幾種病的辨證又可分為陽脫證、寒濕困脾證或脾胃濕熱證等。因此，醫師根據經驗和因地制宜，針對不同的「證」和病人的體質，施不同的藥治理。

◎ 二、香港飲食文化與醫療的關係

鹽是人類賴以維生的必需品，亦是生活常用的調味品。鹽性味鹹甘辛寒，適量使用能助人體引火下行、定痛止癢、明目去翳等功效。早於漢代，香港已設有鹽場製造食鹽，如西貢鹽田梓鹽場遺址就出土大量製鹽工具及陶罐，居民以火煮海水提取鹽粒，以陶罐保存乾果、藥材、糧油。到了宋代，朝廷更在境內廣設鹽場大量製鹽，諸如大嶼山、官富、咸田、官塘等地均為著名之鹽場。及至清代，大量客家人士入遷香港，他們因從事體力勞動量大的工作，故日常飲食烹調使用鹽量較大，藉鹹味補充養份，故客家人聚居的地方，如大澳、鹽田仔、大埔、西貢鹽田梓等地昔日均有製鹽。此外，沿海水上居民亦大量應用食鹽，除了烹調食品外，鹽亦有防腐功能及保存食物的作用，在未有冷凍設備的時代，人們利用大量的食鹽醃製食物，尤其漁民會將捕捉到的漁獲以鹽巴醃製成鹹魚，尤其四指馬鮁（馬友）和長鰳（鰽白）更成為本地蜑家的著名食品，直接影響本地飲食文化。

糖亦是日常生活常見的調味品，亦是飲食文化的重要元素。香港有不少傳統食品都是用糖製造，例如糖水、年糕、茶果等。一般的食用糖均由蔗糖煉製成白糖、紅糖（黑糖）、冰糖等產品。根據清代嘉慶版《新安縣志》記載：「冬時榨汁煮練成糖，其濁而黑者曰黑片糖；清而黃者曰黃片糖；其白而細者曰白砂糖。」[1] 蔗糖本身有潤肺生津、和中益脾、紓緩肝氣的功效。華南地區普遍適合甘蔗生長，而香港在開埠以前已是蔗糖的主要產區，例如在西貢大老山仍然保留了一台完好的製糖用石磨，可見至少在清代，本地居民已經有成熟的製糖工業。另外，清代，亦有居民養蜂採蜜。根據《本草綱目》所載：「蜂蜜入藥之功有五：清熱也、補中也、解毒也、潤燥也、止痛也。生則性涼，故能清熱；熟則性溫，故能補中；甘而和平，故能解毒；柔而

1 〔清〕王崇熙：《新安見聞》（嘉慶 24 年〔1816 年〕），頁 93，載於林國輝：〈香港的傳統製糖技術及糖廠的經營〉，香港歷史博物館，頁 2。

濡澤，故能潤燥；緩可去急，故能止心腹、肌肉、瘡瘍之痛；和可以致中，故能調和百藥而與甘草同功。」尤其在春天服用，效用亦佳。

明代香港盛產的牙香樹（土沉香）為當時一項重要的土產及貿易商品。清嘉慶版《新安縣志》亦載：「香樹，邑內多植之。東路出於瀝源、沙螺灣等處為佳。」[2] 商人在香港集中沉香製品後，以海路運往廣州，再分散給內地外市場。沉香具有藥用價值，《日華子本草》云：「味辛。熱。無毒。調中，補五藏、益精壯陽、暖腰膝、去邪氣、止轉筋吐瀉冷氣、破症癖、冷風麻痺、骨節不任、濕風皮膚癢、心腹痛、氣痢。」[3] 沉香最常用的方法是直接燃燒使用，也可以隔火薰燒，逼出香味，屬香薰療法。亦可洗淨煎煮泡飲，對治療消化不良、胃酸分泌過多、胃炎潰瘍及紓緩精神壓力皆有幫助。

先民的飲食及生活也隨着文明進步而不斷改變，對醫療衞生而言非常重要。從東漢時期李鄭屋漢墓，可知先民已經有圈養禽畜的習慣，並設有灶頭及煙囪煮食，在漢文化影響下，基本飲食的進化已達相當水平。

食水方面，從赤鱲角出土的唐代灰窯，可見先民懂得燒製石灰並用來過濾食水，經過石灰過濾的水具有消毒作用。李鄭屋漢墓出土的陶井模型及啟德發現的宋代古井，更能夠反映香港居民經懂得運用開井技術尋找及應用地下食水，且技術日趨成熟。啟德出土的四方水井，水分經過井內石壁達致過濾作用，提升水質的安全衞生，有助減低患病風險；此外，新界的村落很早已經懂得挖鑿糞井及設計排水系統，解決村民日常生活產生的污水、廢水及雨水問題，減低患上傳染

2 〔清〕王崇熙：《新安縣志》，卷二，〈輿地略．物產〉。
3 〔宋〕寇宗奭：《圖經衍義本草》，卷二十一，〈木部上品〉。

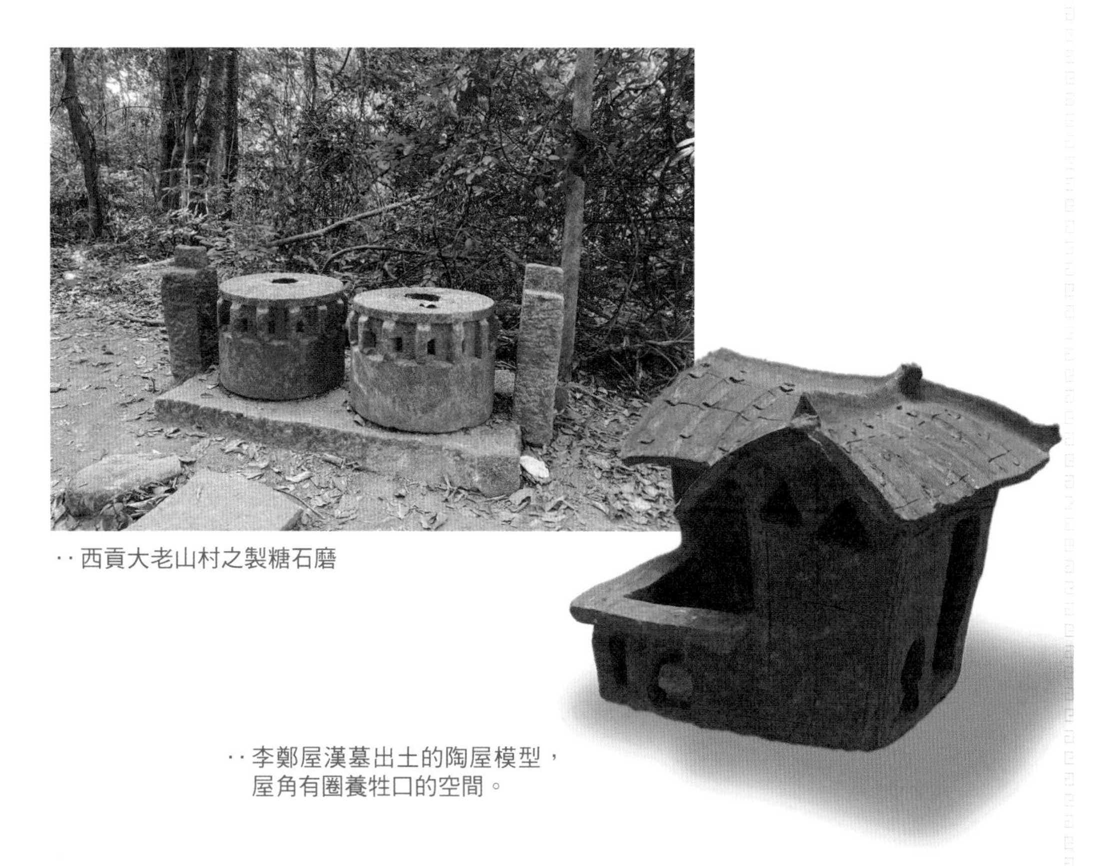

‥西貢大老山村之製糖石磨

‥李鄭屋漢墓出土的陶屋模型，屋角有圈養牲口的空間。

病的風險。

香港的地理環境與氣候，盛產花草瓜果及海鮮等物產，當中不少具有養生及藥用價值，居民除了日常食用，也懂得用來治療疾病。古代香港種茶非常有名，例如大帽山的雲霧茶及鳳凰山的鳳凰茶，有清熱祛濕的功效。清康熙版《新安縣志》云：「大帽山上有石塔，多產茶。」另嘉慶版續記：「鳳凰山中有神茶一株，能消食退熱，名曰鳳凰茶。」[4] 如今，大帽山四方山涼亭仍然保留茶園遺址；海鮮方面，香港位處沿海地區，故海鮮極為豐富，居民亦以之為日常主要食

4 〔清〕王崇熙：《新安縣志》，卷四，〈山水略・山〉。

品。其中，吐露港（古稱媚川都）因內湖生態特性而盛產珍珠，自五代時期已成為朝廷貢品。珍珠除了是飾物外，亦能入藥，具有安神定驚及養顏護膚的效用；蠔則集中產自后海灣，因地勢關係使鹹淡水比例得宜，有利蠔蚌類生長，是以流浮山、白泥等地遍佈蠔田。《本草綱目》云:「生蠔，治虛損、壯陽、解毒、補男女氣血，令肌膚細嫩，防衰勞。」至於九孔鮑主要在中國南部沿海及台灣一帶的暖海流域生長，其肉味鹹、性寒，適合「肝陽上亢」人士。其殼經過燃燒及磨成粉製成中藥「石決明」，有清肝明目的功效；另外，亦有漁民取出海魚的魚膘（魚肚）經曝曬後製成花膠，是本地的常見且矜貴的海產製品，種類多達百餘種。

《本草綱目》云:「花膠補腎益精、滋養筋脈，能治療腎虛滑精及產後風痙。」其美顏養飢及補充膠質的功效最受女性歡迎，故廣泛應用於家常餸菜及滋保湯水；白吻魚，又稱白飯魚，性平、味甘、入脾、胃經，能補虛、健胃、益肺、利水，可以治療脾胃虛弱、肺虛咳嗽、虛勞等病症，亦是本地盛產而相對廉價的食品，至今在新界仍有天然及養殖的品種供應市場。

◎ 三、香港傳統節俗與醫療的關係

香港傳統節俗的歷史由來已久，先民透過祭祀慶祝神明誕辰、祈求平安及消災解難，當中有不少與瘟疫及治療有關。神廟方面，沙田車公廟創廟至今已逾二百年，廟內之《車公廟擴建落成碑記》載:「明末年間，沙田各地疫症流行，鄉民發現南宋末年時的一名勇將——車公大元帥，不單護送宋帝昺時平賊有功，被鄉民奉為神明，他所到之處更是疫症消失。因此沙田區居民便建廟供奉，以祈疫症停止。」

乾隆年間（約公元 1765 年）建立的東涌侯王宮，相傳因東涌疫症肆虐，村民從九龍城邀請侯王聖像並建廟供奉，不久瘟疫消散；另外，深水埗的三太子廟門聯云:「驅除厲疫何神也;功德生民則祀之。」直接指出當年因鼠疫橫行，區內居民迎奉哪吒三太子神像出巡後，瘟疫消散因而建廟紀念，祈求神靈大顯威靈，保佑坊眾平安。類似例子在本港各區亦多有所見。

除驅疫外，亦有善信個別廟宇拜祀，祈求神靈惠賜仙方妙藥，例如元朗靈渡寺，相傳已有一千六百年歷史，廟神對求藥、長壽、延命方面尤感徵應。廟旁的靈渡井，相傳是杯渡禪師洗濯之處，井水甘甜可口，能除疾病疫，而該溪水所生長的長形螺，亦能治百病。又廟內另立清末的《先父寵榮公軼事碑記》，記善信向神靈求賜妙藥得應，延續家中長輩壽命之軼事，至今仍為當地世代流傳的佳話。時至今日，不少道觀及道長仍會提供扶乩問處方、求藥符、藥籤、及祝由方術等道醫服務，藉拜祀神明而為病者祝法驅病。

此外，部分地區的傳統節俗活動亦與驅瘟有關，例如每逢中秋節前後，在港島大坑、薄扶林村及上水坪輋均舉辦舞火龍盛會，追溯起源，亦因為昔日有邪魅作祟導引嚴重瘟疫，經神靈指引，居民以稻草紮成龍型，並插上詔萬支線香，巡行大街小巷，藉神菩薩與龍的威能，及香火的藥性（如檀木、沉木、硫磺等）煙霧，掃盪污穢；又如長洲太平清醮，據說於乾隆年間，島上發生瘟疫，甚為嚴重，當地漁民從惠州請來北帝鎮壓，果真靈效。島民為報答神恩，興建北帝廟，並在每年春夏之間舉辦太平清醮，酬神超幽祈福，節俗保留至今。

現在，大坑舞火龍及長洲太平清醮已列入「國家級非物質文化遺產名錄」，除了文化價值外，從該等信俗，亦顯示昔日本地居民不時

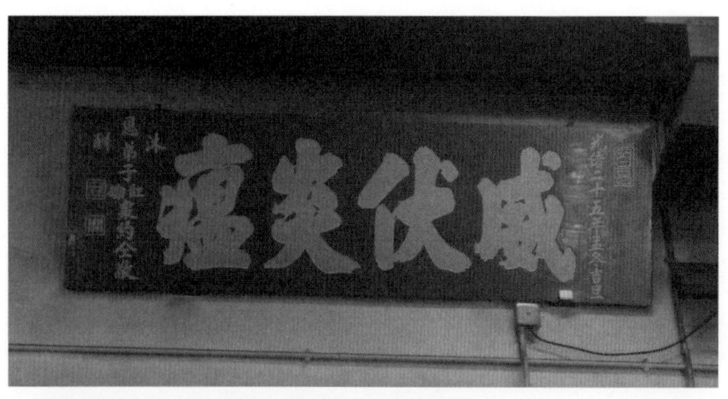

‥廟宇懸掛善信敬謝神靈醫癒疾疫的匾額

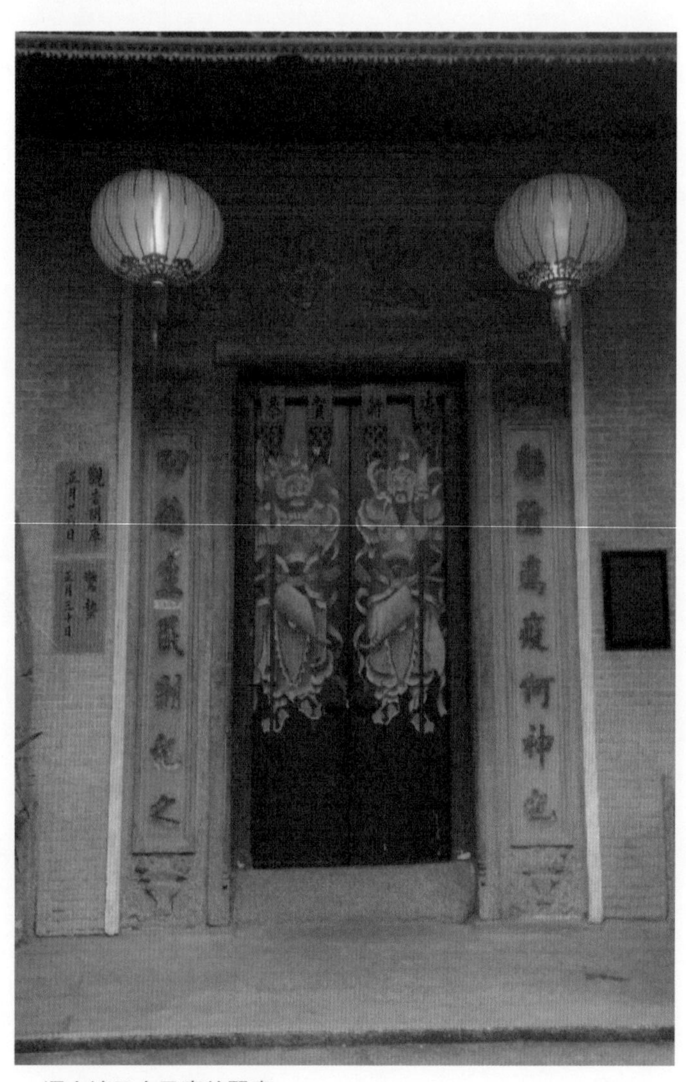

‥深水埗三太子廟的門廟

遇上匿名疾疫，說明當時的社會衛生差劣。當屢醫罔效，束手無策之際，居民亦得依賴民間土法醫術與信俗活動，祈求身心之保健，側面反映當時民間的醫事操作與水平。

◎ 小結

先民以本地物種及長期累積的應用經驗，應對、預防、保健及療治各種疾病。除了選擇合適的食物調養身體內部，也改善外在的生活環境，例如設計排水系統，提升環境衛生，減低患病的可能。至於疾疫發生後，除了一般醫藥及飲食外，居民也會透過信俗方法驅除疾疫，達致療治身體及安撫心理的保健作用。

本地居民千百年來一直運用這些方法，應對生活疾疫。直至香港開埠初期，隨着人口持續增長及香港作為貿易自由港，來自中國各地的藥材及海外的西醫醫藥技術匯聚香港，尤其西醫知識及科技，各種醫藥衛生的挑戰和衝擊，逐步提升本地公共衛生水平，包括市民的衛生意識，及客觀的市政衛生環境，影響所及也推進了本地中醫藥的發展，使能進入新階段。

第二章
香港開埠初期的中醫發展（1840-1900）

1841 年，英國運用軍事力量登陸香港上環水坑口，翌年與清廷簽訂《南京條約》割讓香港島，隨即宣佈成為自由港，正式成為英國的殖民地。港英政府在絕大多數的華人社會採取分而治之的管治策略，將華人與洋人分區而居，並尊重華人習慣，因此雙方較少交雜，使得中華文化與西方文化在香港並存。在經濟貿易推動下，吸引中外人士來港尋覓工作機會，而 1851 年的太平天國之亂更使大量內地人士移居香港，聚居灣仔一帶。開埠初期的香港尚未有市政部門監察衛生情況，而華人大多貧窮而且缺乏衛生意識，在缺乏營養和長期生活衛生惡劣下，他們經常患病，而他們往往向中醫師求醫，中醫藥成為當時最需要的社會資源之一。有見現今中醫藥在香港已經成為人們生活一部分，因此本章會深入研究香港自開埠至今的中醫藥發展，分析相關行業與社會的關係。

◎ 一、開埠初年的中醫與華人醫療情況

開埠初期，政府沒有視中醫為香港醫療體系的一部分，僅視之為一種商業活動，無法例規管，故醫療質素難免參差不齊。根據謝永光醫師《香港中醫藥史話》所述：「執業中醫無須向醫務衛生署辦理登

記，只須向稅務局辦理商業登記即可掛牌行醫。由於中醫資格無一定標準，任何人都可自稱中醫懸壺問世，造成庸醫充斥，中醫學本身亦受到貶損。」[1] 由此可見，早期港英政府對中醫藥採取漠視態度。

另一方面，「廣福義祠事件」的出現，反映早期政府對華人醫療政策缺乏關注。1851 年，譚才等十四位華人殷商，為了方便移居來港的華人可以設置靈位及立神主牌供奉祖先，向政府申請撥地，在當時華人的主要生活圈——上環太平山街集資興建廣福義祠。建成後，義祠的重要性變得相當重要，除了如先前興建目的外，更成為病人彌留及遺體存放的地方。傳統華人對死亡態度存有恐懼，除了避談死亡外，更將瀕死的人送往別的地方渡過最後階段，所以將病危的華人送往義祠成為當時的選擇。隨着送往該處的病人及遺體愈來愈多，加上又有二百名病人在那裏休養，義祠逐漸變得不勝負荷，延醫失救的情況相當普遍。[2] 1866 年，一名衞生幫辦發現那裏環境十分擠逼，衞生情況相當惡劣。[3] 1869 年，署理總登記官李思達（Alfred Lister，1843-1890）巡視太平山區後，向港督提交報告，認為廣福義祠的環境不堪入目，甚至以人間地獄形容該地。[4] 廣福義祠的惡劣情況，逼使政府不得不正視華人的醫療問題，當時雖然有國家醫院，但它始終是一所西醫醫院，從看病的人口比例來看，華人僅佔少

1　謝永光：《香港中醫藥史話》（香港：三聯書店，1998 年），頁 2。

2　Sinn, E.（2003）. *Power and Charity: A Chinese Merchant Elite in Colonial Hong Kong*, (second edition, with a new preface ed.), Hong Kong University Press, p. 19.

3　冼玉儀，劉潤和主編：《益善行道—東華三院 135 周年紀念專題文集》（香港：三聯書店，2006 年），頁 24。

4　1844 年，政府設立總登記官署，設有總登記官，主要負責統籌人口登記及管轄華人組織。1913 年，易名為華民政務司署，是港督與華人之間溝通的主要管道。此職務相等於現今的民政事務局局長。

數，反映當時的華人也許不願意，又或者由於西醫藥昂貴，沒有經濟能力前往西醫院就診，因此時任港督麥當奴認為興建中醫院已是刻不容緩，所以由眾多華商合作而建立的東華醫院便應運而生。[5]

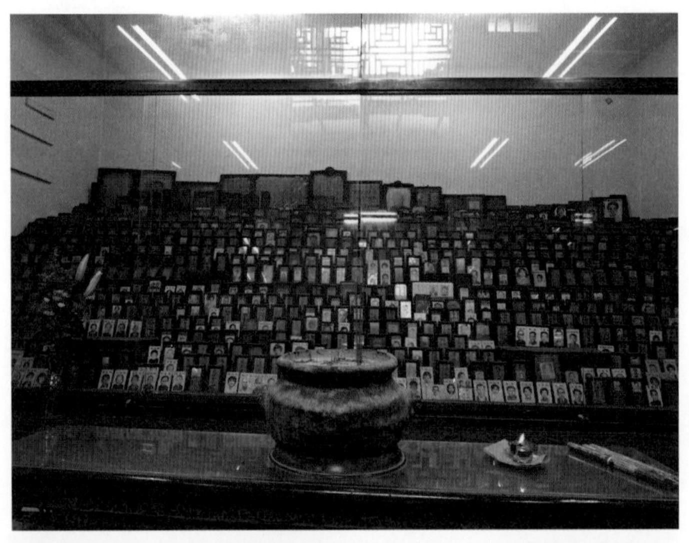

‥廣福義祠奉祀區內先靈神主牌位

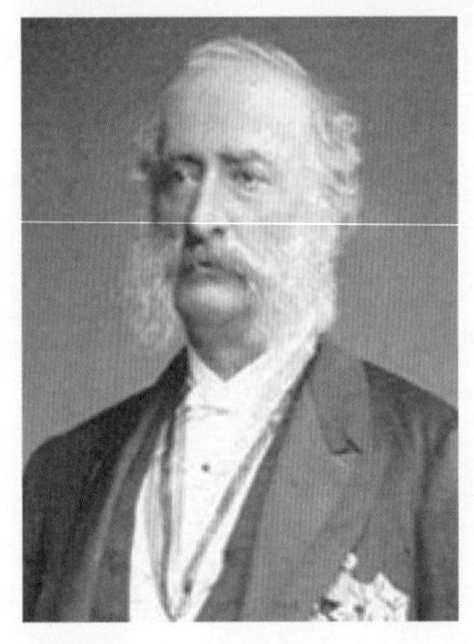

‥港督麥當奴

5 國家醫院（Government Civil Hospital）於 1850 年興建，初時服務對象主要為洋人，尤以警務人員為主。直至 1864 年，國家醫院接受私人診症。冼玉儀教授指出，根據 1868 年的醫院統計報告，國家醫院接受醫療服務的外國人，包括歐洲人及印度人共有 934 人，華人則只有 228 人。按照當時人口比例，華人與洋人的比例大概為 15-18:1。

◎　二、本地中醫醫療體系的建立

港府穩定管治後，第六任總督麥當奴（Sir Richard G. Macdonnell）意識到華人衛生及醫療務須正視，於是作出多項嘗試，為促進華人醫療及中醫發展奠定基礎，可謂貢獻良多。

「系統化方式」的治療服務概念出現於西醫院，尤其西醫的留醫服務，引發華人構想建立可供留院治理的中醫院。1866 年，范亞為、譚益三、林德紀及黃奉雲發起設立中醫院，向政府提議在太平山一座剛落成的教堂後方建立中醫院，讓該區密集的華人於生病時可得診治。政府遂向測量師等專業人士為選址進行評估，結果因該地段估值較高，不允許申請。范亞為轉而將選址改到荷李活道文武廟對面，但該處地基鬆散，政府要求他自行解決地基問題才允許興建醫院，可惜最終因無法應付龐大的工程費用而擱置。[6] 雖然建立中醫院的理想未能成功，但過程中港府並沒有反對，范亞為選擇的位置處於中上

來札　啟者本醫院請醫師以神爲主前蒙猪肉行每年助醫師銀一百二十大圓燒臘行每年亦助醫藥之費今定於正月二十日十二點鐘復在本院　先師神前當衆杯卜凡有醫師欲卜杯者請如期到院先登姓名里居掛號不論何處均可卜杯惟要能通醫理及勝杯多者方得入選送關恭請此是爲救人疾病起見不得不爲謹慎願諸君祈爲見諒謹此預聞壬午年正月初五日香港灣仔華陀醫院謹啟○

‥華陀醫院卜杯報道（《循環日報》，1882 年 2 月 27 日）

6　范亞為是早期從澳洲留學後回港的香港人，1862 年加入布政司署擔任文員及翻譯員。參見劉潤和：〈置建東華——香港第一所中醫院〉，載於冼玉儀，劉潤和主編：《益善行道——東華三院 135 周年紀念專題文集》，頁 24。

環，這些地區華人聚居、人口密集，確實需要有規模的診療服務機構，故此有實際需要。

其後，隨着灣仔人口急增，灣仔一帶居民於 1867 年集資興建一所中醫診所，取名華陀醫院，也稱灣仔街坊醫院。現今雖然沒有具體文獻記載當時的診治服務情況，但從該院招聘醫師的報道，亦能夠反映該所醫院的運作：「先師神前當眾卜杯，凡有醫師欲卜杯者，請如期到院先登姓名，里居掛號。不論何處均可卜杯，惟要能通醫理及勝杯多者，方得入選送關恭請，此是為救人疾病起見，不得不為謹慎。」[7] 他們採用卜杯方式聘請醫師，甚有道醫味道，很可能是藉着拜神及扶鸞降乩等傳統民間方式治病。此外，該院是否能夠提供留醫服務，或只是以醫院為名的一所平常門診店，也不得而知。華陀醫院最終在 1886 年關閉，後改建為華佗廟，經歷多次拆卸並重新興建為唐樓，惟它保留原有石額門聯等，是十九世紀末本地中醫史的珍貴文物。地舖成為香港故事館，今被列為香港一級歷史建築。

華陀醫院，位於灣仔石水渠街，同治六年（1867 年）由華人開辦，主要為附近居民提供中醫服務。華陀醫院內供奉「醫藥之神」華佗，門口有一副對聯：「譙縣良醫名高東漢，香江崇永祀意及南天。」意指華佗醫術惠及南方香港。豬肉行每年資助聘請醫師銀一百二十圓，燒臘行每年也會贊助醫藥之費用。

1872 年，華陀醫院曾要求與東華醫院合併，可惜遭到拒絕，到 1886 年結束營運。遺下的華佗像仍不時有街坊參拜，故該地搖身變成華佗廟，直到 1922 年改建成唐樓，分別改作武館、醫館、學校、商會等用途，現今則被稱為「藍屋」，列為香港一級歷史建築。

7 參《循環日報》，1882 年 2 月 27 日。

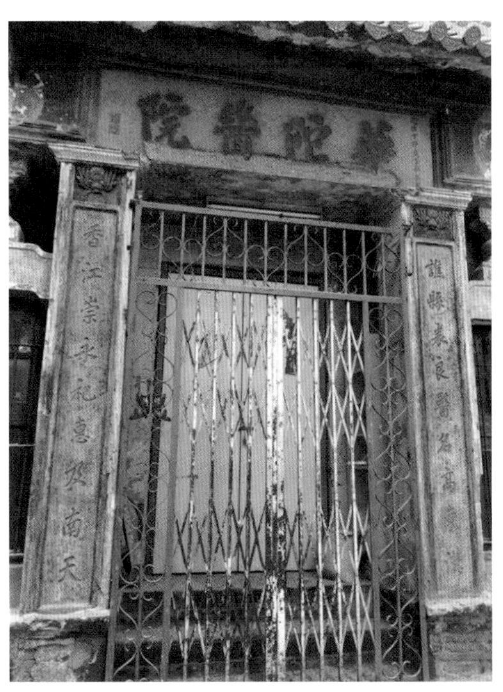

‥灣仔石水渠街的華陀醫院舊貌

1851 年，鑒於中上環區內華人生活艱苦，亡故而失祭者眾，恐先友淪為孤魂，慘不忍睹，上環文武廟值理譚才聯同十三名華人行業代表聯名向政府請求尊重華人信俗，希望可以撥地興建廟宇，以妥奉先靈，並名為廣福義祠，坊里則通稱為百姓廟。廣福義祠建成後，除作奉祀外，也兼作彌留所及遺體暫存之用，也曾是提供贈醫及臨時診治的地方。

華人囿於傳統觀念，病危者不願在家離世，多被送往廣福義祠等待彌留和安葬。由於人數愈來愈多，不敷應付。1869 年 4 月 22 日，署理總登記官李思達巡視廣福義祠，發現祠內環境昏暗狹窄，衞生極度惡劣，待死的病者伏臥地上，缺乏照顧，更甚者與屍體為鄰，形同煉獄。兩日後，國家醫院介入調查，如實反映情況。*Hong Kong Daily Press* 自 4 月 26 日起連日報道，震驚社會。

「廣福義祠事件」遭揭發後，政府主動支持華人籌辦東華醫院（The Tung Wa Hospital）。1870 年，政府頒佈《華人醫院則例》（*The Chinese Hospital Ordinance*），訂定東華醫院的成立目的是「建立及維持一所公眾免費醫院，為貧苦的華人病患提供義務服務」。[8] 1872 年 2 月 14 日，坐落於上環普仁街的東華醫院正式啟用，由港督麥當奴主持開幕，政府同時增撥經費協助營運，後來又提供有限度資助，將其他事務交由華人管理。醫院打破以往由善堂提供的中醫藥服務，加上具有法律基礎及規管，政府有權對重要人事調動作出修訂。董事局為最高管治機構，設有主席、首總理及總理職位，草創初期由十三位高等華人出任，他們以買辦及商人為主，亦有一名非商界身份而學貫中西的學者，他們皆為香港有相當名望的紳商，無形中也擔當華人和政府之間溝通的橋樑。從開埠到政府意欲解決華人醫療問題這前後二十多年，政府以不干預華人文化及風俗為由，對華人醫療政策不加重視。從現實角度來看，政府成立初期財政資源相當缺乏，加上市政未穩，故不輕易與華人衝突。後來因為義祠事件引起大眾極大迴響，政府在輿論壓力下，港督或許才與華商合作，促成中醫院的成立，這是政府介入華人醫療事務的開始，因此東華醫院無論在本地公共衛生領域，以至於中醫藥發展等層面，都擔當着重要角色，具有一定的歷史意義。中醫體系由是得以確立，地位也有所提升，自此中西醫兩個界別在香港變得壁壘分明，也為日後香港發生鼠疫，雙方對治療價值觀的衝突埋下伏筆。

8 Sinn, E. (2003). *Power and Charity: A Chinese Merchant Elite in Colonial Hong Kong*, Appendix I, pp. 267- 271.

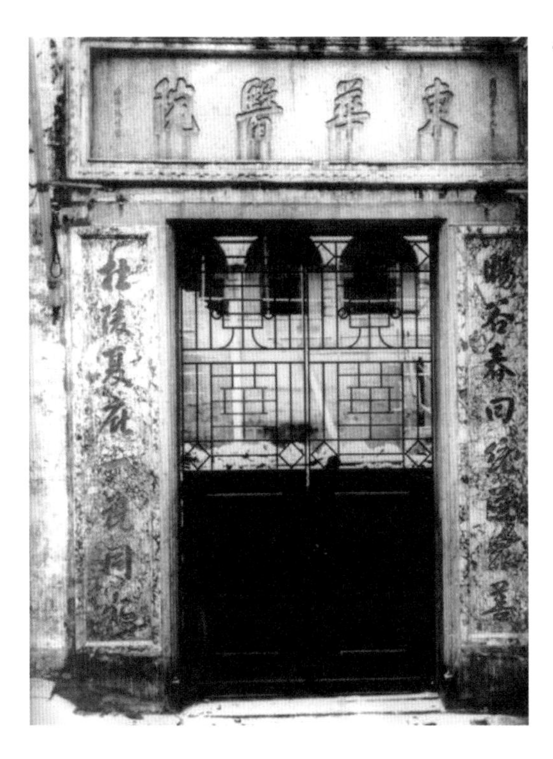

··東華醫院舊門額

··1870 年 3 月 30 日，政府正式通過《華人醫院則例》，成立東華醫院。）（圖片來源：東華三院文物館藏）

THE HONGKONG GOVERNMENT GAZETTE, 2ND APRIL, 1870. 151

HONGKONG.

ANNO TRICESIMO TERTIO

VICTORIÆ REGINÆ.

SIR RICHARD GRAVES MACDONNELL, Knight, C.B., *Governor and Commander-in-Chief.*

No. 2 OF 1870.

An Ordinance enacted by the Governor of Hongkong, with the Advice of the Legislative Council thereof, to enable the Governor to co-operate with the Chinese Authorities for the Suppression of Piracy. (Title.)

[30th March, 1870.]

BE it enacted by the Governor of Hongkong, with the Advice of the Legislative Council thereof, as follows:—

I. It shall be lawful for the Governor in Council from Time to Time to frame such Orders to be enforced by such Fines and Penalties as the Governor in Council shall deem expedient, including Forfeiture of Vessel, for preventing all or any Description of Fishing Vessels and Trading Junks from carrying all or any Description of Arms or Munitions of War, including Stink Pots, and the Governor in Council shall also have Power from Time to Time to alter and amend such Orders or revoke the same or any Part thereof: Provided that such personal Penalties, irrespective of Forfeiture of Vessel, shall not exceed in any One Case a Fine of Five hundred Dollars or Imprisonment with or without Hard Labor for One Year. (Power given to the Governor in Council to frame Orders.)

II. Such Orders shall be duly published in the *Gazette* and from and after such Publication shall have the same Force and Effect as if the same had been specially enacted herein. (Orders to be published in Gazette.)

III. Offences under this Ordinance shall be triable in a summary Manner before a Police Magistrate and all Fines imposed under this Ordinance shall be recoverable in a like Manner. (Offences how triable.)

Passed the Legislative Council of Hongkong, this 30th Day of March, 1870.

L. D'ALMADA E CASTRO, *Clerk of Councils.*

HONGKONG.

ANNO TRICESIMO TERTIO

VICTORIÆ REGINÆ.

SIR RICHARD GRAVES MACDONNELL, Knight, C.B., *Governor and Commander-in-Chief.*

No. 3 OF 1870.

An Ordinance enacted by the Governor of Hongkong, with the Advice of the Legislative Council thereof, for establishing a Chinese Hospital to be supported by Voluntary Contributions, and for erecting the same into an Eleemosynary Corporation. (Title.)

[30th March, 1870.]

WHEREAS it has been proposed by the said Governor His Excellency SIR RICHARD GRAVES MACDONNELL to found a Chinese Hospital for the Care and Treatment of the indigent Sick to be supported by Voluntary Contributions; And Whereas Her Majesty Queen VICTORIA has been graciously pleased by Way of Endowment of the said Hospital to grant a Piece of Crown Land as a Site for the Erection thereof and also to authorize the Payment out of the Public Funds of the Colony of a Donation of Fifteen thousand Dollars towards the Cost and Expenses of erecting and maintaining the same; And Whereas the several Persons whose Names are set out and contained in the Schedule to this Ordinance are Donors to the Funds of the said intended Hospital, and have formed themselves into a Committee for the Purpose of carrying out the Objects aforesaid; And Whereas for the better Accomplishment thereof they have applied to His Excellency the Governor to grant to them an Ordinance of Incorporation which His said Excellency has consented to do under and subject to the Conditions and Provisions hereinafter contained: Be it therefore enacted by the Governor of Hongkong, with the Advice of the Legislative Council thereof, as follows:— (Preamble.)

152 THE HONGKONG GOVERNMENT GAZETTE, 2ND APRIL, 1870.

I. This Ordinance may be cited for all Purposes as "The Chinese Hospital Incorporation Ordinance, 1870." (Short Title.)

II. The said several Persons whose Names are set out and contained in the Schedule to this Ordinance together with such and so many other Persons being of Chinese Origin as shall from Time to Time become Donors of any Sum not under Ten Dollars to the Funds of the said Hospital and whose Names shall be entered upon the Register of Members hereinafter provided, shall be One Body Politic and Corporate, in Name and in Deed by the Name of "The Tung Wa Hospital," with Perpetual Succession and a Common Seal, and with Power to purchase, hold, take, and enjoy to themselves and their Successors all Houses, Buildings, Lands and Hereditaments which they may require for the Purposes of the said Hospital; and shall and may sue and be sued in their Corporate Name in all Courts whether of Law or of Equity. (Grant of Incorporation. Power to hold Lands and sue and be sued in Corporate Name.)

III. The Corporation is erected for the Purpose of establishing and maintaining a Public Free Hospital for the Treatment of the Indigent Sick among the Chinese Population to be supported by Voluntary Contributions, and governed by a Board of Direction; Provided nevertheless that it shall be lawful for the Board of Direction to admit any Chinese Patients into the said Hospital upon Payment of such Charges and upon such Conditions as may be specified in and by any Regulations to be hereafter made in that Behalf under Section X. (Object and Purpose of Incorporation.)

IV. For the First Two Years after the Passing of this Ordinance, the Board of Direction shall consist of the several Persons, whose Names are set out and contained in the Schedule thereto; and in Case any such Person shall die or desire to be relieved of his Duties, or shall cease to reside within the Colony before the Expiration of the said Term, it shall be lawful for the Governor in Council to appoint in his Stead some other fit Person to be a Member of the said Board, during the Residue of the said Term. (Preliminary Board of Direction. Its Constitution and Duration.)

V. All the Provisions of this Ordinance relating to the permanent Board of Direction to be hereafter elected by the Members of the Corporation and all the Powers and Authorities thereby vested in such Board, shall so far as the Case permits be deemed to apply to and shall be vested in the Preliminary Board of Direction appointed under this Ordinance. (Its Powers.)

VI. At the Expiration of the said Term of Two Years, a permanent Board of Direction shall be formed consisting of not less than Six, and not more than Twelve Members of the Corporation, to be elected as hereinafter mentioned, who shall from Time to Time appoint One of their Body to be President; and every Member of the said Board shall hold Office for the Term of One Year only, but shall be re-eligible at the Expiration thereof. (Permanent Board of Direction. Its Constitution and Term of Office of Members.)

VII. The Members of the said Board shall be elected from Time to Time as Occasion shall require by a Majority of Votes of Members of the Corporation, who shall be within the Colony at the Time of such Election, and every such Member of the Corporation shall, until otherwise provided by any Regulation to be hereafter made under Section X, be entitled to One Vote only. (Its Election.)

VIII. The Board of Direction shall, subject to the Provisions of this Ordinance, have full Power and Authority generally to govern, direct and decide all Matters whatsoever connected with the Administration of the Affairs of the Corporation and the Accomplishment of the Object and Purposes thereof and may appoint a Board of Management consisting of so many Members of the Corporation as they shall think fit, who shall, under such Regulations as may from Time to Time be made by the Board of Direction in that Behalf, undertake and exercise the immediate Supervision and Management of the Hospital. (Its general Powers. Board of Management.)

IX. The Board of Direction shall have Power, with the Consent of the Governor in Council, to change or vary the Corporate Name and the Common Seal of the Corporation, and the Amount of the Donation to the Funds of the Hospital hereinbefore prescribed as a Qualification for becoming a Member thereof, and the Term of Office of Members of the Board of Direction, and also may, for reasonable Cause and with such Consent as aforesaid, refuse to admit any Person as a Member of the Corporation or may expel any existing Member, and cause his Name to be erased from the Register. (Special Powers to be exercised with Consent of Governor in Council.)

X. The Board of Direction shall have Power to frame Regulations for their Procedure in the Transaction of Business and the Maintenance of Good Order at their Meetings, the Mode of Voting for the Election of Members of the Board of Direction and the Appointment of the President thereof, and for the Guidance of the Board of Management and generally for all Matters relating to the Administration and Discipline of the Hospital; Provided always that a Copy of such Regulations shall, from Time to Time, be furnished to the Colonial Secretary and every such Regulation shall be subject to Disallowance at any Time by the Governor in Council. (Power to frame Regulations subject to Disallowance by Governor in Council.)

THE HONGKONG GOVERNMENT GAZETTE, 2ND APRIL, 1870. 153

XI. All Questions which may arise at any Meeting of the Board of Direction shall be decided by a Majority of Votes, and in Case of an Equality of Votes, the President in Addition to his original Vote shall have a Casting Vote. (Questions to be decided by Majority.)

XII. In Case any Doubt or Ambiguity shall arise and any Controversy shall take place among the Members of the Board of Direction as to the Interpretation of this Ordinance the same shall be referred to the Governor in Council whose Decision thereon shall be final. (Questions of Doubt or Ambiguity.)

XIII. The Preliminary Board of Direction appointed under this Ordinance shall, with all convenient Despatch after the Passing thereof, proceed to elect a President, and shall cause all Buildings and Works required for the Purposes of the said Hospital to be erected and executed out of the Funds of the Corporation upon the Site granted by Her said Majesty as aforesaid, and the Members of the said Board shall continue to hold Office provisionally after the Expiration of the said Term of Two Years, until the Permanent Board of Direction shall have been elected under the Provisions hereinbefore contained. (Preliminary Board of Direction to erect Hospital on the Site granted by Her Majesty. Provisional Extension of Office.)

XIV. The Hospital and all Buildings and Premises of the Corporation shall be open at all reasonable Times to the Inspection of the Registrar General, the Colonial Surgeon and of any other Person whom the Governor may appoint in that Behalf. (Inspection by Public Officers.)

XV. The Board of Direction shall cause a Register to be kept in which every Person desiring to become a Member of the Corporation and being duly qualified shall, subject to the Provisions of Section IX, be entitled to have his Name inscribed, and also shall cause proper Books of Account to be kept which shall be open at all reasonable Times to the Inspection of Members of the Corporation and of any Person whom the Governor in Council may appoint in that Behalf, and also shall within One Month after the Expiration of every Year of the Chinese Calendar transmit to the Colonial Secretary a true Statement of the Assets and Liabilities of the Corporation and an Account of their Receipts and Disbursements during the previous Year and such Statement shall if required be verified on Oath or by Declaration before a Justice of the Peace by Two Members of the Board. (Register of Members, and Books of Account to be kept. Annual Statement to be furnished.)

XVI. In Case it shall at any Time be shown to the Satisfaction of the Governor in Council that the Corporation have ceased or neglected or failed to carry out in a proper Manner the Object and Purposes of this Ordinance or to fulfil the Conditions thereof, or that sufficient Funds cannot be obtained by Voluntary Contributions to defray the necessary Expenses of Maintaining the said Hospital, or that the Corporation is unable for any Reason to pay its Debts, it shall be lawful for the Governor, with the Advice of the Legislative Council of the Colony by an Ordinance to be passed for that Purpose, to repeal this Ordinance and to declare that the Incorporation hereby granted shall cease and determine and become absolutely void; Provided always that Six Months' Notice of the Governor's Intention to pass such an Ordinance shall be previously given to the Corporation. (Provision for Repeal of Ordinance in certain Cases.)

XVII. In Case the Incorporation hereby granted shall cease under the Provisions of the last preceding Section, all the Property and Assets of the Corporation shall become vested in the Crown subject to the rateable Payment thereout of the just Debts and Liabilities of the Corporation, to the Extent of such Property and Assets and in such Manner as shall be provided by the Repealing Ordinance or by any Order to be made in that Behalf by the Governor in Council. (In Case of Repeal of Ordinance, Property of Corporation to vest in Crown. Proviso for Payment of Debts.)

Passed the Legislative Council of Hongkong, this 30th Day of March, 1870.

L. D'ALMADA E CASTRO, *Clerk of Councils.*

SCHEDULE.

Leung Hok Chau,
Ho Fi In,
Li Yuk Hang,
'Ng Chun Yeung,
Lo In Ki,
Ts'oi Lung Chi,
Ch'au Sui Man,
Ch'au Ting Chi,
Wong Shing,
Yeung King Shek,
Ko Man Wa,
Tang Kum Chi,

1869-1870 己巳年東華醫院董事局

職務	姓名	代表
主　席	梁雲漢（鶴巢）	英國仁記洋行（又譯「呦洋行」），買辦
首總理	李璿（玉衡）又名李陞	和興號金山莊，商人
	陳桂士（瑞南）	瑞記洋行，買辦
總　理	陳朝忠（定之）	同福棧，買辦
	羅振綱（伯常）	上海銀行，買辦
	楊寶昭（瓊石）	謙吉疋頭行，商人
	蔡永接（龍之）	太平洋行，買辦
	高滿華（楚香）	元發南北行，商人
	黃勝（平甫）	英華書院，學者
	鄧伯庸（鑑之）	廣利源南北行，商人
	何錫（裴然）	建南米行，商人
	陳美揚（錦波）	天和祥，商人
	吳振揚（翼雲）	福隆公白行，商人

◎ 三、東華醫院成立初期的醫療服務情況

東華醫院的完整資料記錄，主要是《1873 年東華醫院徵信錄》，它讓後人可以大致了解當時病人治療用藥及跟進的情況。醫院由華人中醫師負責應診及治療病人，病人到院後先取號碼牌候診，他們也可選取特定號碼牌指定某醫師看診。[9] 另外，醫院可依據華人傳統風俗，不用西醫方法為先人剖屍確認死因，讓他們死後不用「加刑」；

9 〈醫師規條第一條〉及〈贈醫所規條第三條〉，見《1873 年東華醫院徵信錄》。

另醫院也為貧苦，沒有依靠的病人提供贈醫施藥、施棺埋葬，以及為想回鄉但沒有旅費的病癒者支付渡船的一半費用。[10] 談及醫院設計及服務人數，東華醫院也具規模，包括有兩間可以合共收容 100 名病人的病房、醫師房、診脈廳、藥局、煎藥房及殮房等。根據 1872 年至 1896 年的 *Colonial Surgeon's Reports*（《殖民地醫官報告》），東華醫院的病房使用人數由 1872 年的 922 人增至 1896 年的 2,041 人，門診人數則由 1877 年的 54,974 人升至 1896 年的 129,695 人，升幅分別達 46% 及 42%，可見東華的醫療服務正在持續上升。[11]

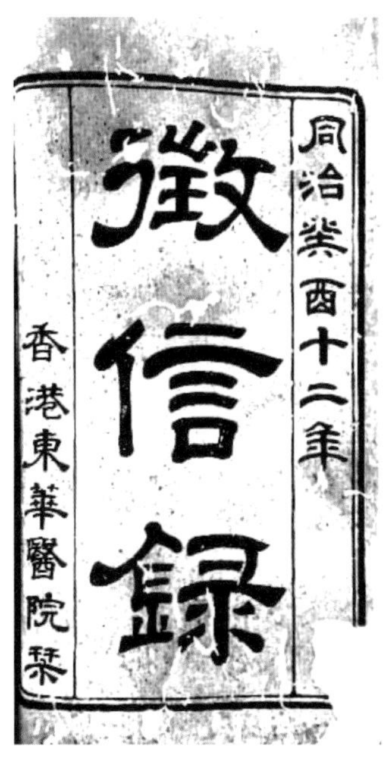

··《徵信錄》(《循環日報》，1880 年 6 月 8 日)

10 〈條議第三條〉、〈條議第一條〉，《1873 年東華醫院徵信錄》；〈大堂規條第八條〉、〈大堂規條第十六條〉，見《1873 年東華醫院徵信錄》。

11 王惠玲，〈香港公共衛生與東華中西醫服務的演變〉，載於冼玉儀，劉潤和主編：《益善行道—東華三院 135 周年紀念專題文集》，頁 76。

另一方面，東華醫院對聘請中醫師有一定要求，這包括董事舉薦與自薦。成立初期的醫師均由董事舉薦，他們要為院內全部病人看病，在寫藥方時，也需要列明根據何書何冊，後來因搜檢醫經校對不易，故醫師必須「理明書熟、臨症有方」，即熟讀醫書及有臨床經驗，才獲准在院內應診，為期半月，他們要根據醫理，發揮效用，才能算是做好職務分內的事。[12] 醫院會透過刊登報紙廣告聘請中醫師，醫師自薦時則需要由司事收集其履歷及住址，由總理擇日查訪醫師是否適合。議事堂亦設一個「投筒」，當出醫療事故時，董事以不記名投票方式定奪醫師的去留，展現其公平的態度。[13]

院內醫師更會開班授徒，為中醫師業界吸納新血。1880 年，一位在醫院任職的陳蓮孫醫師在報紙上刊登廣告招收十名徒弟，條件為他們需要「二十歲以上文理通順，性情端靜，由殷實人保薦」。[14]

雖然東華醫院得到政府許可，受到華人歡迎，惟政府醫官卻認為中醫不能成功治癒病人，只相信西醫才能適切治療病人。1872 年，署任殖民地醫官暨國家醫院院長多鐸士（Dr. G. Dods）在東華醫院的年度工作報告中，建議醫院應該增設西醫診所，因為中醫師和護理人員既不懂使用棉花和紗布，又有一些需要施手術的患者躺在病床上受苦掙扎，無法治癒，故唯有西醫才能對華人有適當的治療和護理。[15] 翌年，殖民地醫官艾耶斯（Dr. P. B. C. Aryes）視察醫院後，

12 〈醫師規條第二條〉，《1873 年東華醫院徵信錄》。
13 〈投筒規條第一條〉，《1873 年東華醫院徵信錄》。
14 《循環日報》，1880 年 6 月 8 日。
15 冼玉儀，劉潤和主編：《益善行道——東華三院 135 周年紀念專題文集》。

其意見與多鐸的士大致相同，甚至認為它不配稱為一所醫院。[16] 然而，政府依然抱觀望態度，對醫院的情況只稍作處理，不過，華人就診數字雖然持續上升，但他們似乎對醫院亦無太大不滿，因此直到鼠疫來臨前，政府依然交由華人全權管理醫院，達致中醫及西醫兩方「河水不犯井水」的現象。

東華醫院教醫
告白

啟者本院敦請　陳蓮孫先生
庠名譽龍在院監修醫案教習
醫學擬收門徒十人凡修金膳
用書籍歸本院供足其人自二
十歲以上文理通順性情端靜
由般實人保薦方爲合式凡有
志欲學者請卽到院閱看規條
以便註册訪查面試收錄謹此
佈聞　光緒六年四月初一日
東華醫院謹啟

‥東華醫院教醫廣告（《循環日報》，1880 年 6 月 8 日）

16　王惠玲，〈香港公共衞生與東華中西醫服務的演變〉，載於冼玉儀，劉潤和主編：《益善行道——東華三院 135 周年紀念專題文集》，頁 41。

◎ 四、早期香港中醫的行業地位及服務範圍

中醫師的聲譽相當重要，這反映他在業界內的地位和病人的信任。1868 年，吳天池醫師向法庭入稟，控告《中外新報》在報道中誹謗他「藉醫行騙」，使他聲譽受損，負責審理的裁判司認為案情嚴重，遂移交高等法院處理。[17] 此案為政府檔案中首位出現的中醫師，經過判決後將成為案例，因此具有相當的參考價值，從裁判司的裁判過程，可以反映出中醫地位是不容忽視的。

此外，華資報章《循環日報》的出現為中藥師提供了宣傳空間，藉此提高他們的知名度，我們也由此得知當時中醫師的服務地方及範圍。1881 年 3 月的一篇報道指出，在太平山摩羅街的常濟堂，有位來自廣東新會的梁煥棠外科醫師，主治跌打瘡科。[18] 同年 9 月的廣告宣傳一位名為蔡芝泉的醫師，在上環百步梯的寓所專治眼科及兒科，可診治的詳細病症包括「男婦患脹膜翳點內外一切眼症小兒驚疳吐瀉痳痘幼科方脈」，如有上述症狀，可以到該址診視。[19] 一些醫師更會跨地域為病人診症，例如一位在澳門駐診的霍饒富眼科醫師，據說他在東南亞相當有名氣，甚至超越越南國王，每月他有十餘日在香港「蝦喇爹威士洋行」應診。[20] 這些報道可以反映早期中醫師會集在上環太平山街這個華人主要生活區自設診所，也在一些商舖內應診，霍醫師的事例，可以看出香港華人對中醫的需求甚大，吸引其他地方的醫師專誠來港開診。

---

17 謝永光：《香港中醫藥史話》，頁 296。
18 《循環日報》，1881 年 3 月 22 日。
19 《循環日報》，1881 年 9 月 12 日。
20 《循環日報》，1881 年 4 月 6 日。

精理眼科

啟者今有霍饒富先生精理眼科係數代相傳其術獨步一時向在澳門舊柴船尾懸壺治病凡患目疾一經其診治無不撥雲翳而覩光明雖極重之症亦能隨手奏效以是求醫者戶外屨滿名傳遐邇舊歲蒙 越南國王聞名仰慕特委欽差到澳延請到國診治王太后眼疾自去之後嘗有各處官長富商到澳延醫以先生外出每至屢次失迎殊深抱歉今越南王太后眼疾經已全愈越南國王禮意隆重以第三號兵家火船送之言旋故霍饒富先生現已由越南回澳仍行治理眼科諸病每月中到港十餘日寓在蝦刺爹威士洋行辦房何雲鏡翁處如有眼患者請即移玉至彼以便調治霍饒富先生於眼目一科實為專門名家已經歷試有驗求治者幸勿自誤也特此佈聞

濠鏡及門諸子公啟　四十九十

‥眼科醫師廣告（《循環日報》，1881 年 4 月 6 日）

眼科兒科醫寓

余前在省港專醫眼科兒科於戊寅年遠遊江浙今旋仍寓香港上環百步梯下與楊學秋牙科先生仝寓凡有男婦患脹膜翳點內外一切眼症小兒驚疳吐瀉癍痘幼科方脉如患者請至本寓診視佈　聞

擅理瘰癧痰火血症

蔡芝泉謹白　三十五十

‥另一則眼科醫師廣告（《循環日報》，1881 年 9 月 12 日）

◎ 五、中醫的衝擊：香港鼠疫事件與中醫全面變革的關係

1894 年鼠疫爆發，是香港自開埠以來面臨最大的一次挑戰，政府初時因輕視內地疫情，又長期忽視華人衞生問題，成為香港鼠疫大流行的主因之一。鼠疫從感染到死亡大致三天，初期病癥是「乍寒乍熱，和普通感冒的情形差不多」，醫師會處方一些退感冒的藥。[21] 翌日病情急劇惡化，包括發高熱，更會「手足發僵，鼠蹊淋巴腺、大腿上三角部淋巴腺或腋窩腺、頸部腺等部位出現腫核，紅腫疼痛，部分還破裂流膿血，難以起床，到第三天就死亡」。[22] 因此，2 月廣州鼠疫爆發期間，政府及醫療界對這種疾病缺乏全盤了解，僅知它是一種傳播速度及死亡率極高的疾病，即使東華醫院主席劉渭川和定例局華人議員何啟爵士向政府表示需要採取預防措施時，政府也未加理會，直至殖民地醫官艾耶斯指派署任國家醫院院長盧遜（Dr. J. A. Lowson）到廣州視察，得知疫情及病症的情況及特徵。5 月 8 日他回港，翌日香港就發現首宗感染鼠疫的死亡個案，第三天他前往東華醫院視察病患情況，同日政府正式宣佈香港為疫埠，在維多利亞港設立醫療船「海珍亞」（Hygeia[23]）號為患者隔離治療，可惜疫情似乎已經一發不可收拾。

盧遜回港後的行為，既違反東華醫院《華人醫院則例》，同時間接破壞醫院名譽和中醫的地位。他視察東華醫院後，匯報院內有 20

---

21 謝永光：《香港中醫藥史話》，頁 131。

22 同上，頁 132。

23 Hygeia，希臘神話中的健康女神。

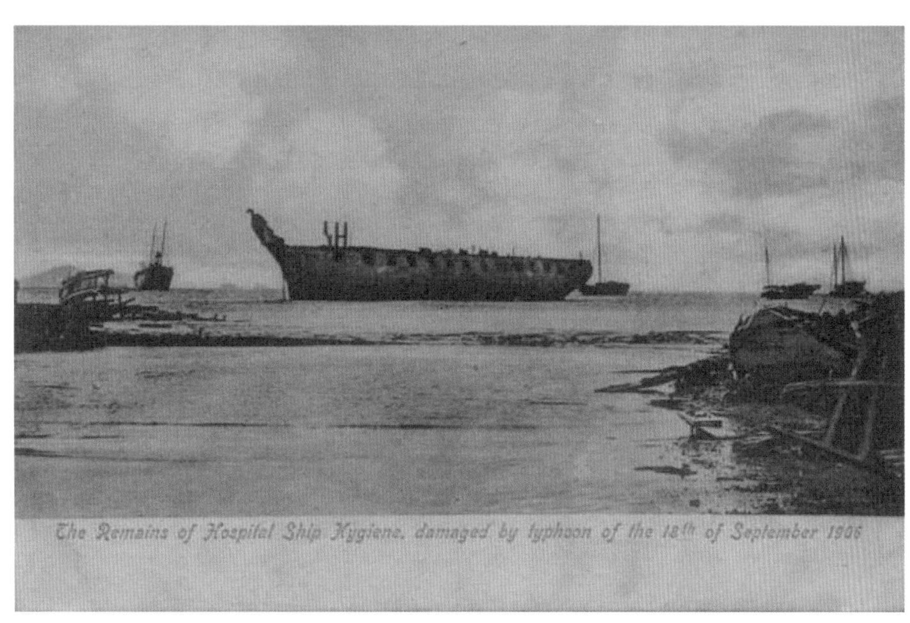

‥醫療船「海珍亞」(Hygeia) 號

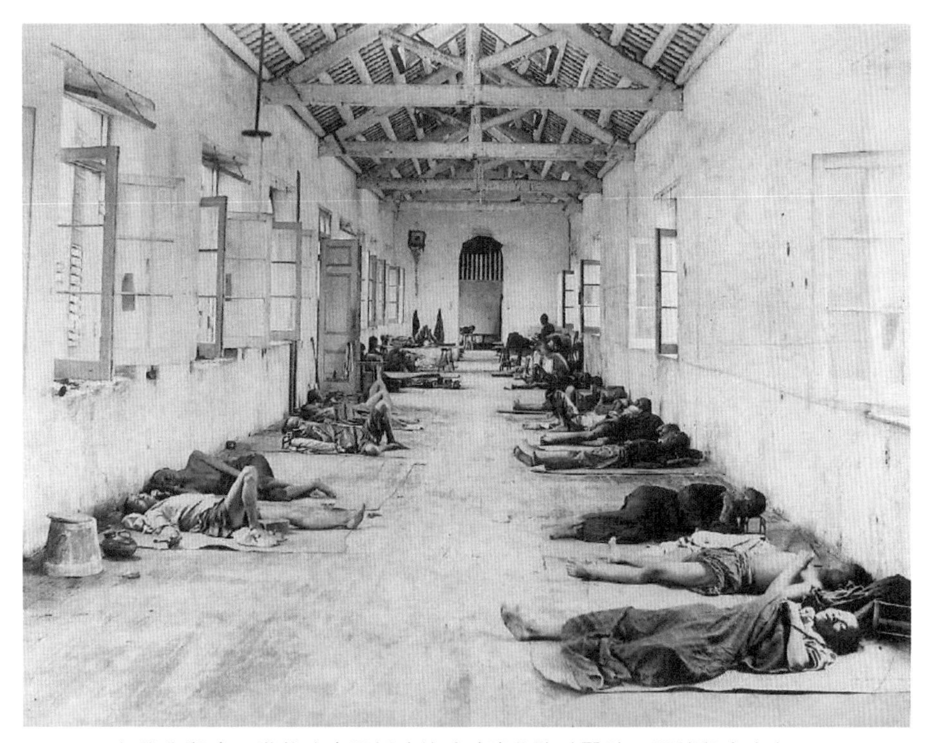

‥1894 年發生鼠疫，港英政府用新建的玻璃廠作臨時醫院，隔離鼠疫病患。

名病人疑似感染鼠疫，中醫師或許缺乏認知，未能對症下藥，因此他才建議將院內病人移送到「海珍亞」隔離治療，但東華董事局以《華人醫院則例》提出強烈反對。根據《華人醫院則例》第十四條，東華醫院的一切事務均由該院董事局決定，除特別情況才需要殖民地醫官或港督委派的特許人員視察。[24] 另外，董事局又規定醫院由華人管理，並以中醫中藥為求診者治療，如病人不同意，西醫不能將院內病人移送到其他醫院。雙方經過兩天討論後，始同意將病人移送至「海珍亞」治療。初期中醫師會登船診治，後期估計礙於與西醫價值觀有衝突，包括不服從船上西醫的指令和不習慣向西醫匯報工作或認為自己不能治療鼠疫等，因此不再登上「海珍亞」號。[25]

鼠疫也加速了華人與洋人在醫療價值觀之間的分歧，港督需要在雙方之間取得平衡，惟顯得十分困難。疫症爆發初期，每天有大量疫者死亡，屍體需要運往當時堅尼地城醫院附近新建的堅尼地城傳染病墳場埋葬，華人傳統對死亡容易心生恐懼，看見這種情況後，對西醫在預防及醫治上更為反感，認為他們同樣未能有效解決疫情。[26] 而且，從治療環境而言，華人認為打開窗戶會帶來不吉利，西醫則認為需要空氣流通才能有效改善病情。[27] 華人染疫後寧願留在家中待死也不願向西醫求診，疫情和衛生環境變得更加惡劣，因此時任港督威廉．羅便臣（Sir William Robinson）將堅尼地城一所已棄置的玻璃廠改建為疫病醫院，由東華醫院管理，以中醫方法診治感染鼠疫的華

---

24 *Power and Charity: A Chinese Merchant Elite in Colonial Hong Kong*, Appendix I, pp. 267- 271.

25 Ibid, p.164.

26 《益善行道—東華三院 135 周年紀念專題文集》，頁 45-49。

27 *Power and Charity: A Chinese Merchant Elite in Colonial Hong Kong*, p. 186.

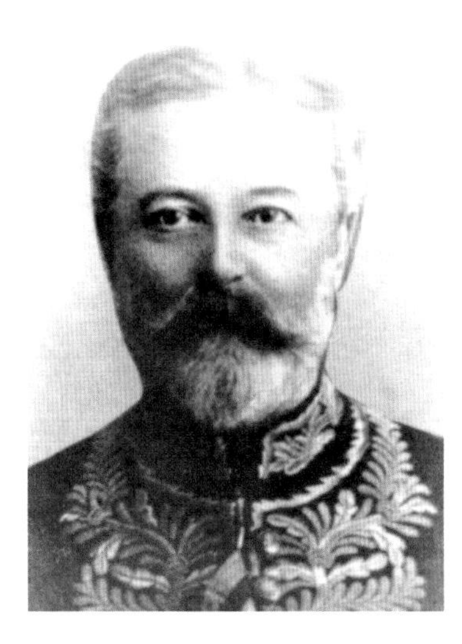

‥總督威廉・羅便臣像

人。然而，當中醫投入服務不足一月，盧遜批評醫院未能為鼠疫病患提供適切的醫療服務，政府遂結束醫院，將病人移送至同位於堅尼地城由豬欄改建的西醫醫院，由殖民地醫官監督，並以雅麗氏那打素醫院的西醫負責診治。[28] 盧遜所引起的事件，可以反映政府在事態緊急時對西醫的信賴程度，使中醫從鼠疫上地位旁落，發言權大大降低，也對日後中醫的發展產生負面影響。

◎ 六、針對中醫體系內對東華醫院的不平等改革

東華醫院由於是本港最具規模的中醫醫院，自然成為眾矢之的，它從成立起一直是政府西醫不斷抨擊的目標，鼠疫是其導火線，逼使政府正視華人醫療問題。事實上，這是徹底不信任中醫體系的。當時港督羅便臣考慮其前途問題，提出了兩個建議，一為直接關閉醫院，由其他機構取代，二為繼續保留並對醫院提出改善建議。

28 王惠玲，〈香港公共衛生與東華中西醫服務的演變〉，載於冼玉儀，劉潤和主編：《益善行道—東華三院 135 周年紀念專題文集》，頁 49。

1896 年 2 月，由於羅便臣未有決定，因此東華醫院成立調查委員會，有五位委員，先是調查醫院是否符合《華人醫院則例》內的宗旨，然後由委員提出建議。[29] 從下表可知，五位委員中只有何啟是華人，但他是一位留學英國讀醫及法律，深受西方文化薰陶的人，自己所出資興建的雅麗氏紀念醫院也僅提供西醫服務，其他則來自政商界，因而所有委員未必能夠深切理解華人以至華人醫療對改善服務的決心。[30]

東華醫院調查委員會名單

委員會職務	姓名	職務
主席	駱克（Sir James H. S. Lockhart）	輔政司（Colonial Secretary，相當於今天政務司司長）
成員	譚臣（A. M. Thomson）	署理殖民地庫務長（Acting Colonial Treasurer）
	何啟	立法局非官守議員
	C. P. Chater	富商及慈善家
	T. H. Whitehead	渣打銀行總經理

調查委員會的工作維持了半年，最初的建議報告認為有兩點需要改善，一為醫院在衛生管理情況方面相當惡劣。委員考慮的是惡劣環境使醫院成為傳染病的溫床，包括病人衣物、床單、空間、光線，以及由於沒有水廁設備而造成的，也是最嚴重的便壺問題。他們建議

29 同上，頁 52。
30 *Power and Charity: A Chinese Merchant Elite in Colonial Hong Kong*, p. 196.

聘請一名受過訓練的洋人出任醫院管家，或是由一位有護理知識的洋人出任病房主管。選擇洋人為關鍵元素，其次為中醫的理念不同，例如西醫認為骨折、肌肉或內臟壞死等症狀就應當施手術治療，醫官指出如將病人由東華移送至國家醫院進行手術，痊癒率可大幅提高至99%。[31] 委員又認為醫院可以保留，但需要引入西醫服務，由市民選擇中醫或西醫診治，再進一步的討論就是選擇華人西醫還是洋人西醫的問題。

東華醫院引入西醫雖然違反由華人中醫師負責應診及調治病人的原則，但其實在鼠疫爆發初期已有類似先例。當時醫院可能有緊急需要，所以聘請華人西醫胡爾楷醫生任職。胡醫生（生於 1865 年，1898 年因感染鼠疫去世）自 1895 年從香港西醫書院畢業成為華人西醫後，曾任國家醫院的高級藥劑師，獲聘為東華後擔任的職務礙於資料所限而無法得知，但可以肯定的是，他曾經協助記錄死者死因，也有一說是曾協助治療，因為當時法定語文為英文，如以中文填寫資料，並不符合法定的記錄，加上中醫的醫療術語也不易翻譯為英文，因此胡醫生正是合適人選，以西醫的角度記錄死因。[32] 當然，董事局總理和政府各有盤算。胡醫生的出現，相信只是醫院安排的臨時措施，委員會和政府若想全面引入西醫服務，由「富經驗的洋人」管理醫院，最終完全取代中醫，條例雖或有斟酌空間，但必然會引起華人以及董事局總理反對，最後甚至取消資金捐助經費，使其名

31 王惠玲，〈香港公共衛生與東華中西醫服務的演變〉，載於冼玉儀，劉潤和主編：《益善行道——東華三院 135 周年紀念專題文集》，頁 53。

32 王惠玲，〈香港公共衛生與東華中西醫服務的演變〉；另見 *Power and Charity: A Chinese Merchant Elite in Colonial Hong Kong*.

存實亡。[33] 不過，醫院肯定不能恢復至鼠疫以前由中醫全權負責治療的局面，這點各總理全都理解。鼠疫令香港各界元氣大傷，政府希望盡快穩定秩序，增加收入才是當前要務。與其直接關閉東華醫院，倒不如引入西醫服務以平衡中西兩方的訴求。因此，委員會最終決定醫院聘任鍾本初醫生為首位華人駐院西醫，除了負責記錄死亡人數和死因，也可讓求診病人可以自由選擇中醫或西醫服務，並同時擔任「掌院」(相當於院長)。[34] 此外，醫院又聘任 Dr. J. C. Thomson 為巡院醫官，職級比掌院高。他在雅麗氏醫院工作多年，身為城中甚有名氣而且華人大多認識的前線醫生，由他出任相信較能釋除公眾疑慮。

東華醫院「西化」因這場大型改革而開始，鍾本初醫生引入外科手術服務，醫院作為平台，使西醫療法迅速傳播至華人社區。同時，位於上環太平山區一帶的中醫師，儘管成效有限，但相信在鼠疫期間為居民持續進行診療。鼠疫消失後，報章有關醫師的廣告大幅減少，似乎暗示本港的中醫體系力量逐漸薄弱，加上西醫一直有當權者背後支持，有一定的影響力，因此兩種醫術從一開始已不在同一軌道上發展，對中醫而言，這顯然是不平等的。

33 王惠玲，〈香港公共衞生與東華中西醫服務的演變〉，載於冼玉儀，劉潤和主編：《益善行道 ——東華三院 135 周年紀念專題文集》，頁 56。

34 不同資料顯示東華醫院首位駐院西醫的姓名都有所不同，東華三院、冼玉儀教授和謝永光先生都指出是鍾本初（Chung Poon-chor），但王惠玲女士卻認為是鍾景裕，因為根據巡院醫官的報告，他寫的是 Dr. Chung King U。不過，礙於資料所限，暫時未能確定鍾本初與鍾景裕是否為同一人。

◎ 小結

一般華人沿襲固有的生活文化，遇有疾病均會選擇傳統中醫治療，即使香港開埠歸入英治，港府一方面仍尊重華人風俗習慣，任由他們自行處理衞生和醫療問題。另一方面，香港開埠後，大量華人遷居香港，引起各種醫藥衞生問題，華商向政府申請興建中醫醫院，惜未被採納，故改為申請興建廣福義祠，供奉在港亡故的親友，兼理贈醫施藥等慈善服務。惟廣福義祠空間所限，難以應付大量病患者及遺體，致使醫療衞生日趨惡劣。「義祠事件」引致政府對中醫藥有所認識，對中醫的態度也逐漸改變。政府及華人領袖主導下促成建立東華醫院，以法例監督管理。與此同時，東華醫院自成立以來一直被西方醫療價值觀主導的官員及人士抨擊，加深了華洋之間的矛盾，結果倡議關閉中醫院的聲音不絕於耳。1894 年鼠疫爆發，更將矛頭指向以中醫治療的東華醫院，指責中醫藥無能力處理疫症，幾經波折，東華醫院才得以保留，但需要引入西醫服務並在政府代表監督下才能繼續運作，東華醫院從此失去中醫的自主權。值得注意的是，雖然港府承諾「尊重華人傳統」，中醫藥活動不受管制，然而從港府對東華醫院的成立及介入，直接反映了政府對傳統中醫藥的取態。港府介入東華醫院的管治，等於間接監管中醫藥的運作和發展，在連鎖效應下，亦長遠限制了本地中醫藥界的發展，使之長停留在「個體戶」運作的層面。

第三章 二十世初的香港中醫發展（1900-1930）

自開埠以後，大批華人因為內地政治及社會局勢動盪而湧入香港。他們生活困苦，居住環境擁擠，又缺乏衞生意識，以致傳染病頻生。1894 年鼠疫爆發後，逼使政府開始關注華人公共衞生設施，加強傳染病防控政策，也為中醫治療的疾病範圍設限，試圖抑壓其發展，再度揭示中醫受到不平等對待。根據王惠玲〈香港公共衞與東華中西醫服務的演變〉一文指出，當時政府立法規定東華醫院不可收容傳染病病人，包括天花、痲風、鼠疫及性病等，中醫亦不能擅自為這些患者治療。[1] 同時，1930 年代香港正面臨經濟大蕭條、抗日戰爭爆發、經濟不景氣及大量難民南遷，使東華面臨嚴重的財政危機。政府雖然提供經濟補助，但要求他們交出財政和醫務管治權，又提出逐漸廢除中醫，銳減董事局權力，中醫亦遭受更大程度的打壓。本章將探討二十世紀前後，東華醫院及民間中醫如何回應當時香港政府的政策和條件，從中反映當時市民大眾對中醫的需求。

---

1 王惠玲：〈香港公共衞生與東華中西醫服務的演變〉，載自冼玉儀，劉潤和：《益善行道 ——東華三院 135 周年紀念專題文集》，頁 72。

◎　一、本地傳染病與中醫的關係

（1）鼠疫

1894 年香港鼠疫大流行，在往後的三十年疫症仍然此起彼落。雖然同年 9 月暫時受到控制，政府又進行了大規模滅鼠行動，但是，當時全球對這個疫症所引起的作用，只有初步理解。香港作為中國與西方的主要轉口貿易港口之一，大量人口包括部分染疫病人不斷流動，未能防止鼠疫擴散，以致全球大流行。1898 年，政府為了照顧大批感染鼠疫的病人，在公立疫病醫院建立臨時病房，交由東華醫院負責管理，稱為東華分局疫病醫院。東華醫院派出八名中醫到院應診治，雖然治療後死亡率仍然超過八成，但殖民地醫官對中醫醫治疫症的態度開始從對立變為妥協，他們認為如鼠疫病患者到東華接受中醫治療，總比留在家好。[2] 醫官願意作出讓步，第一是反映華人堅持接受中醫治療，抗拒西醫診治，其次是讓政府可以方便統計染疫病人數量，適時調整防疫政策，以免疾病繼續蔓延。

從中醫治療鼠疫病人的死亡率來看，診療成效似乎偏低，然而在艱難時期，中醫並無放棄，依然努力不懈研究病徵及治療方法，更有部分內地醫師將研究成果結集成書，例如早期吳宣崇的《鼠疫治法》針對鼠疫治療，他認為人們長期生活在陰暗潮濕的環境，較易染病，他建議了預防方法和開列藥方，包括運用大黃、樸硝、枳實、川樸、犀角、羚羊角、黃連等藥材，分別製成生藥方、熟藥方、治出斑方、治療瘡方等。1891 年，吳宣崇、羅汝蘭合著《鼠疫彙編》，綜

2　同上，頁 73。

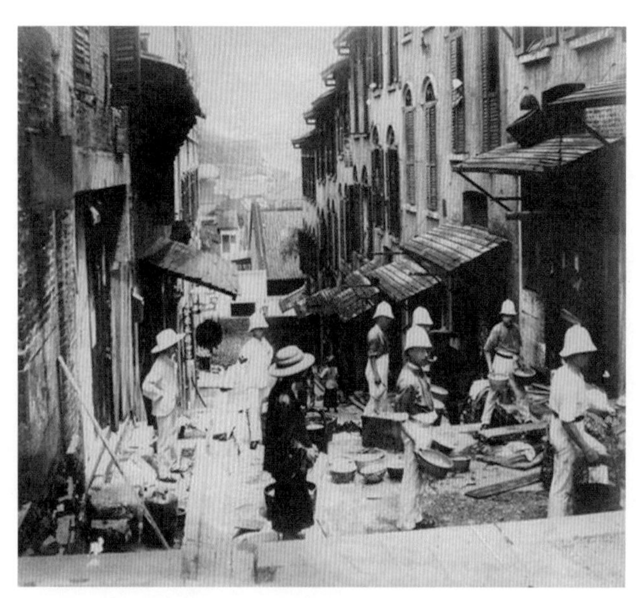

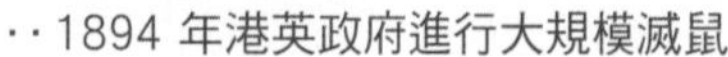

‥1894 年港英政府進行大規模滅鼠

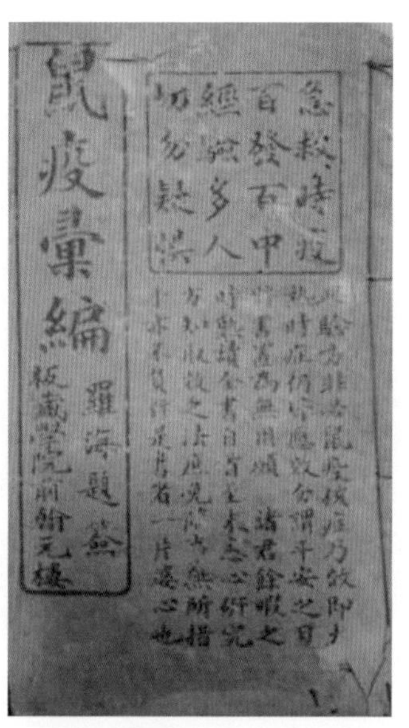

‥《鼠疫彙編》

合《鼠疫治法》的內容，列出並分析鼠疫病者的辨脈、症治、釋疑及治案，出版後更增訂五次，成為日後醫師治療用藥時的參考書籍。此後以中醫治療鼠疫的書籍，均以《鼠疫彙編》為基礎，提出嶄新的理論，這包括 1901 年鄭肖岩的《鼠疫約編》及 1910 年余伯陶的《鼠疫抉微》等。香港中醫師參考這些典籍，結合治療經驗，運用藥材，調校出適合本地鼠疫病患的治療方法，雖然沒有具體就診數字，但可推斷，政府見證了這些診療方法後，認為至少沒有加重患者的病情，故在尊重華人風俗的前提下，讓中醫治療華人。

（2）痲風

痲風病，古稱癘、癘風、大風、疙瘩等，為惡疾之首。根據南宋醫家陳言在《三因極一病症方論》所載：「大風惡疾，瘡痍荼毒，濃汁淋漓，眉鬚墮落，手足指脫，頑痺痛癢，顏色枯悴，鼻塌眼爛，齒豁唇揭，病症之惡無越於斯。負此病者，百無一生。」[3] 從症狀可見，若人們一旦患上，會嚴重毀容，全身潰爛，最終難以存活。病患者多出現於氣候炎熱、多雨潮濕，容易產生瘴氣地區。根據清代醫家袁世熙指出：「大抵染是疾（癘瘋病）者，惟東南最盛，大河以北未有也。豈非東南地勢卑下，魚鱉龍蛇之蟠踞，濕極生熱，熱極生濕，二氣互蒸，常則為嵐、為霧、為煙瘴。變則別有一種濁氣、穢氣、毒氣，與夫似濁非濁，似穢非機似毒非毒之氣，從地而起。人在氣交中，如魚在水，無隙可避。輕則傷及肌膚，重則傷及筋骨，又重則傷及臟腑。」[4] 雖然大河以北地區實際上都有病患者，但始終以東南地區最為常見，香港位於嶺南地區，夏天吹東南風，風速較弱、氣溫較高及雨水充沛，因此痲風病相當普遍。

十九世紀末，香港政府應對痲風病的態度相當嚴格，患者必須到國家醫院接受治療，直至 1881 年建成痲風病院後，患者則改到該院接受隔離治療。因此，本地並沒有中醫治療痲風病的正式記錄，卻有民間中醫研製藥丸供病人服用。1883 年，一所名為「香港中環杏榮春中外藥房」的醫師調製了痲風解毒丸，並詳細描述道：「本藥房宋光臣先生所製痲風解毒丸，經愈數人，因將其丸贈送，少盡濟世之心，如有初患此症者，請到面說病由，見症送丸，分文不受，每逢初二、十六開贈，自九月刊告白之後，有多人到取亦皆奏效，特此

3 〔宋〕陳言：《三因極一病症方論》，卷之十五。

4 〔清〕蕭曉亭：《瘋門全書》，序三。

佈聞。」[5] 二十世紀以後，不時也有自稱「痲風聖手」的中醫來港，為華人診治，例如 1935 年，來自雲南光華醫院的袁光華醫師「因公到閩粵各省考察痲風症，在港設局年餘，醫愈之人何止數百，鄙人乃其一也，……驗症免費，贈藥三日，保證必效瘋疾，……醫局設香港灣仔軒鯉詩道……」[6] 灣仔是華人主要生活的區域，外來醫師特意在這裏設立醫局，而且開診超過一年，可以反映本地社會對中醫診治此病有一定需求。由此可見，1883 年及 1935 年之間，雖然相隔超過五十年，普遍華人仍然相信民間中醫，政府也沒有刻意阻撓，這除了反映華人對中醫的信心外，也凸顯政府對中醫治療「惡疾之首」的放任態度。

痲瘋聖手

雲南光華醫院院長袁光華因公到閩粵各
省致察痲瘋症在港設局年餘醫愈之人何
止百數鄙人乃其一也特登報鳴謝俾痲病
者如迷津之得寶筏焉局內規則驗症免費
贈藥三日保証必效瘋疾說明書函索即寄
醫局設香港灣仔軒鯉詩道二百六十九號
[illegible]車路[illegible]話三[illegible]九一號
香港大道東卅五號三樓陳桂敬函

贈送痲瘋解毒丸

茲本藥房宋光臣先生所製
痲瘋解毒丸經愈數人因將
其丸贈送少盡濟世之心如
有初患此症者請到面說病
由見症送丸分文不受每逢
初二十六開贈自九月刊告
白之後有多人到取亦皆奏
效特此佈聞
癸未年十月　香港中
環杏榮春中外藥房啟

‥〈贈送痲瘋解毒丸〉(《循環日報》)

‥醫師能治痲風廣告(《天光報》，1935 年 7 月 5 日)

5 《循環日報》，1884 年 6 月 11 日。標點符號為筆者所加。廣告中的日期為「癸未年十月」，「九月刊告白」，即 1883 年內之事。

6 《天光報》，1935 年 7 月 5 日。

（3）性病

開埠期間，華人婦女陸續遷來香港，她們大多都淪為妓、妾、婢等。根據 1867 年政府報告，香港只有兩成半婦女不是從事妓女工作。[7] 當時中上環一帶有多個妓院集中地，中環擺花街是西洋高級妓院集中地，上環「太平山娼院區」及「水坑口妓寨區」則是專為華人服務的區域。[8] 性病與娼妓息息相關，香港政府為了保護歐洲人的健康，1857 年通過《檢驗性病擴散法案》，要求曾為歐洲人提供性服務的華人妓女必須作定期檢驗，結果呈陽性的妓女需要留在醫院接受治療，直至康復。[9] 翌年，性病醫院（Lock Hospital）成立，政府規定所有性病患者均需到性病醫院接受治療。可是，許多華人婦女基於對西醫的信心問題，均不願意接受西醫檢查。因此，從 1858 年至 1873 年間，每年平均只有 422 位婦女就醫。[10] 東華醫院的地理位置與華人妓院接近，但因為政府對性病婦女的規定，所以東華只能收容

7　Report of Commissioners to Enquire into the Working of the "Contagious Diseases Ordinance, 1867", Hong Kong: Government Printer, 1879. 載於姜鍾赫：〈鼠疫與香港殖民醫學下的華人女性病患（1841-1900）〉，《近代中國婦女史研究》，第 26 期，2015 年 12 月，頁 76。

8　太平山娼院區位於上環太平山街、普慶坊、東街及西街一帶；水坑口妓寨區位於水坑口街、荷李活道、皇后大道中及皇后大道西的地段。參見葉輝：〈書若蜉蝣：擺花街．水坑口街．塘西〉，《文匯報》，2018 年 6 月 16 日。

9　Tsang Chiu Long, "Out of the Dark: Women's Medicine and Women's Diseases in Colonial Hong Kong" (Ph.D. Dissertation, The University of Hong Kong, 2011), pp. 12-13. 載於姜鍾赫：〈鼠疫與香港殖民醫學下的華人女性病患（1841-1900）〉，《近代中國婦女史研究》，第 26 期，2015 年 12 月，頁 77。

10　Tsang, "Out of the Dark: Women's Medicine and Women's Diseases in Colonial Hong Kong," p. 20. 載於姜鍾赫：〈鼠疫與香港殖民醫學下的華人女性病患（1841-1900）〉，《近代中國婦女史研究》，第 26 期，2015 年 12 月，頁 77。

患者，並不提供藥食。他們表明：「娼寮婦女入院就醫，必須自攜藥食，本院每日收回燈油柴米銀七分二厘。倘不攜藥食顯係無親屬可靠，一經全（痊）癒立即發回原籍」[11]。後來，東華總理修訂規例，假如花柳患者同時感染其他疾病，醫院可以收容病人，並存有少量花柳症藥品以備不時之需。[12] 此外，部分民間中醫擅長醫治花柳，例如在 1881 年，一位來自廣東新會的洪桂昌先生「幼承家學，究心岐黃，尤精醫花柳症」[13]。東華醫院的收容，以及民間中醫的診治，讓一些不願前往西醫院的性病患者得到治療機會。

擅醫花柳

新會洪桂昌先生幼承家學究心岐黃尤精醫花柳症向在江門濟世藥到病瘳敝友染恙特邀來港診視現已痊愈因留寓太平山昌和堂藥材店行其仁術凡患疳疔魚口便毒白濁俱皆用內消之法不用鎅藥永無後患如患白濁即日止痛六日平復凡一切眼科瘡科等症皆能限日全愈如不奏效分文不取現逢禮拜日奉送白濁丸以行方便而彰功效焉　黃明華謹啟

‥醫師善治花柳廣告（《循環日報》，1881 年 1 月 11 日）

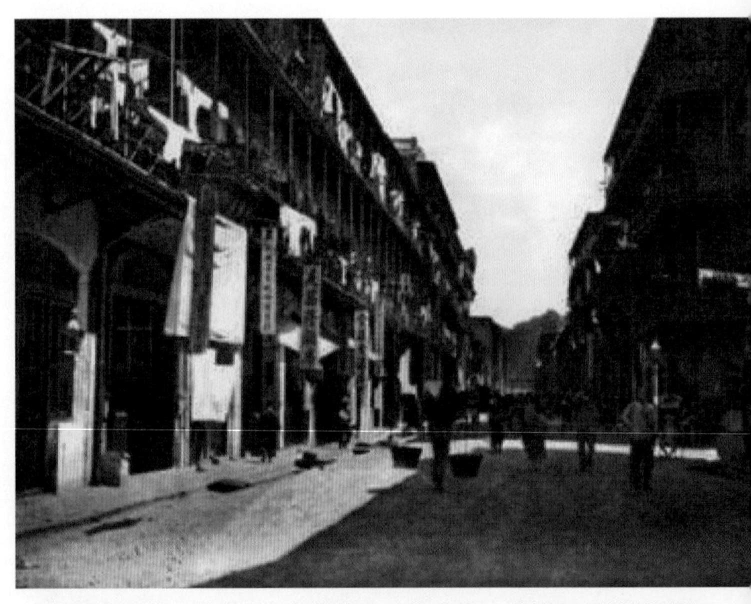

‥昔日塘西妓女參拜北角七姊妹的二伯公廟，相傳來自廣州西關的二伯公為「花柳大王」，本身因多嫖妓而性病纏身，久病成醫專為妓女治病，二伯公死後妓女合資建廟供奉。

11 〈贈醫所規條第十八條〉，見《1873 年東華醫院徵信錄》，標點符號為筆者所加。

12 王惠玲：〈香港公共衛生與東華中西醫服務的演變〉，載自冼玉儀，劉潤和：《益善行道─東華三院 135 周年紀念專題文集》，頁 72。

13 《循環日報》，1881 年 1 月 11 日。

（4）天花

天花是一種已經存在過千年，具有極強感染力的病毒，可透過空氣傳播的傳染病，死亡率極高。由於開埠後的香港是一個高度人口流轉的城市，大量人口進出，因此自有記錄以來，即使為華人接種「牛痘」預防天花，天花仍然每隔數年爆發一次。1870 年，香港爆發天花，政府將昂船洲廢置監獄改建為天花醫院，讓患者得接受隔離治療，由國家醫院的西醫治理。東華醫院創辦初年，因空間有限，未能為天花病人提供隔離及治療服務。[14] 不過，東華提供預防天花的洋痘（「牛痘」）接種服務，訂立了〈天花痘症規條〉及〈贈種洋痘規條〉，列明醫院痘師每年 9 月至 4 月分階段前往東華醫院、灣仔、香港仔、筲箕灣等區免費施種，又「如有嬰童願傳痘種與人者傳一名則給利市一百文，

書若蜉蝣

■ 葉 輝

擺花街・水坑口・塘西

港島有條擺花街，原來從前此地為妓院酒館集中地，尋芳客按照西方禮節，喜歡送花給妓女，賣花小販因而集中在此一帶；1851年6月12日本港一份西報有一則廣告：「蜜糖在郎黛夫人處，有小量小罐上好蜜糖出售。此外還有咬酒、拔蘭地、車厘酒、鉢酒、香檳、樽裝啤酒出售。」地點：域多利亞城擺花街。

「蜜糖」即英文honey，郎黛夫人則為妓院的老鴇，她的背後還有大老闆；此則廣告實為暗語，以吸引顧客到妓院去；據朱維德所撰《香港掌故三》所言，當時擺花街的妓院俱很高級，陳設均為維多利亞式，內有豪華大客廳供客人喝酒抽煙，復有精緻的小客房可讓恩客享用「上好蜜糖」。

擺花街的英文名為 Lyndhurst Terrace，即「賴德哈斯特台」，此街本為紀念英國外交大臣賴德哈斯特，擺花街僅為俗稱；擺花街附近的德忌笠街尚可留下殘跡；由於尋芳客俱蜂擁至此，妓寨向附近的街道擴展，花檔就在鄰近街道諸如威靈頓街、德己笠街及稱為「賣花街」之雲咸街一帶開設，Lyndhurst Terrace 中文名索性稱為「擺花街」了；不少鹹水妹因收入不俗而自置舖址，當中有不少撈到盤滿鉢滿而金盆洗手。

至於為華人服務的娼妓，大多集中於太平山娼院區，此區位於上環太平山街、普慶坊、荷李活道、東街及西街一帶；娼院有鳳仙樓、會仙樓、醉樂樓、同意堂等；連帶若干間配套的酒樓食肆，供當時的華人尋芳客往「瓊筵生花，羽觴醉月」，所以風月無邊；然而，1874年（甲戌）的一場颶風，此一帶的娼院酒肆大都倒塌，死傷者無數；風災過後，煙花之地重建以繼續經營，卻在1894年5月間發生大瘟疫，不少妓女離港暫避，而妓寨亦大都拆平，娼妓中心遂遷移至水坑口一帶。

水坑口妓寨區包括水坑口街、荷李活道、皇后大道中、大道西的地段；由於此一帶接近華人的富庶營商地區南北行，秦樓楚館及茶樓酒館林立，當中著名酒樓有杏花樓、宴瓊林、瀟湘館、觀海樓等20多間，宵禁條例於1897年解除，從而形成夜夜笙歌，城開不夜的繁華景象。

此一帶亦為疫症的感染區，港府遂整頓及清拆此區密度過高而不合衛生之樓宇。與此同時，遂發展剛填海及平整工程的荒涼地帶石塘咀，因此就在上世紀初期，飭令水坑口區的妓寨及酒樓遷往石塘咀，限定於1906年遷完，塘西風月逸事從此時起遍地開花。

塘西實際上指皇后大道西與德輔道西尾端，由石塘南里至海旁一段山道，當中包括和合街、日富里及堅尼地城海旁；在此一帶，各式妓寨、酒樓、俱樂部、八音館（樂社）林立，全盛時期約為上世紀20年代，有大小妓寨50餘間，妓女2,000餘人，男女工役亦有2,000餘人，而酒樓約20間，職工達千餘人。

其時妓寨包括詠樂、宜香、天一、詠花、倚翠等；及至全盛時期，妓寨遂有「四大天王」之稱，此為位於山道的歡得、賽花、詠樂及倚紅。

‥擺花街掌故

14 「本院於天花痘症向例不得收留，非為薄視此等病症，蓋緣院內地方無多，又慮互相傳染，誠恐有礙別等病人，惟見每患此症苦無妥善之所，幾使調治無方，是以特稟英憲，請將舊醫院地方從新整潔設法收留，並專人診治。」參見〈天花痘症規條〉，《1873 年東華醫院徵信錄》。標點符號為筆者所加。

贈種痘醫痘告白

啟者本院是年仍請陳可則先生贈種洋痘不受分文自九月初九日開種每月定於初三初九十五二十一二十七日為期自朝七點鐘至十一點鐘止如有欲種痘者請為屆期到院聽候布種並請黎麗南先生贈醫天行痘瘆如有此症亦求來院調[illegible]此佈 光緒七年九月初九日 東華醫院謹啟

‥醫師贈種洋痘廣告（《循環日報》，1881 年 11 月 15 日）

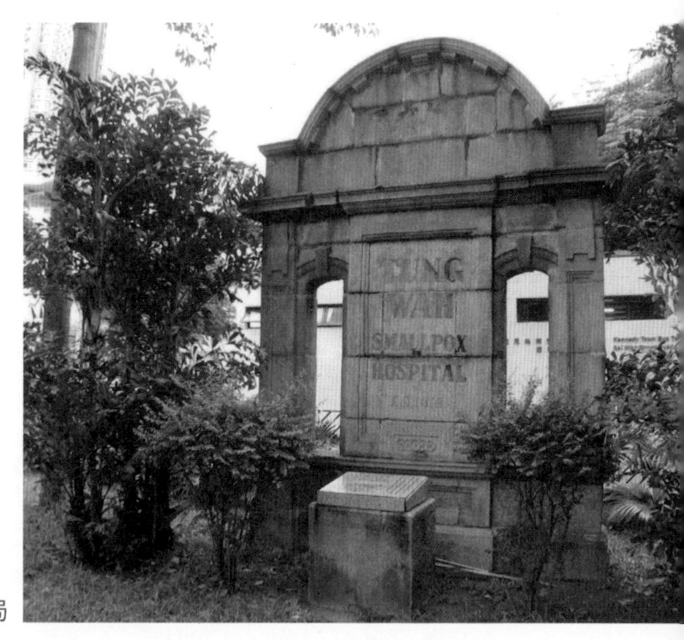

‥東華痘局

傳得多少照計，該錢係由本院支發」等。[15] 自 1880 年代起，東華醫院擴建天花病房，在報章刊登廣告，呼籲市民接種洋痘，更有醫師贈醫云云。[16] 自提供這項服務後，每年東華醫院平均為 2000 居民接種。[17] 根據 1887 年的政府憲報，從居民的接種數據來看，東華醫院的接種數字最多，有 1280 人，其次是雅麗氏醫院，有 206 人，國家醫院則有 180 人。[18] 同一款洋痘，華人偏向相信東華醫院多於西醫院，可能是因為當時的人誤以為東華所使用的是中醫療法，而且對它充滿信心，所以選擇在那裏接種。

15 〈贈種洋痘規條〉，《1873 年東華醫院徵信錄》，標點符號為筆者所加。

16 《循環日報》，1881 年 11 日 15 日。告白指出，贈種洋痘者名陳可則先生，而贈醫的醫師為黎麗南先生。

17 王惠玲：〈香港公共衞生與東華中西醫服務的演變〉，載自冼玉儀，劉潤和：《益善行道—東華三院 135 周年紀念專題文集》，頁 74。

18 "Extract from the Minutes of the Proceedings of the Sanitary Board at a meeting held in the Board Room on Tuesday, the 24th of January, 1888", in *The Hong Kong Government Gazette*, 28th January, 1888, p. 80.

政府對東華的表現予以肯定，根據港督軒尼詩爵士所述：「香港每日有輪船入港，不少來自天花流行的地區，而本港市民可免於這傳染病的侵擾，東華醫院的種痘服務居功至偉。」[19] 除了種痘外，關於東華醫院及天花疫症的詳細關係，可參見以下年表：

東華醫院治理天花疫症簡表

年份	事件
1872	東華醫院正式啟用，制訂〈贈種洋痘規條〉及〈天花痘症規條〉
1878	東華醫院醫師到廣東鄉村及小鎮為居民種痘
1880	東華醫院擴建天花病房
1883	政府刊憲規定曾與天花病人同住的人必須向警局舉報病情，如發現不報者則罰款 100 元。警局接報後派人前往該寓所消毒，並移送病人到醫院就診。
1889	廢除上述措施
1907	政府將西環疫局改為痘局 [20]
1910	東華痘局正式啟用
1911	東華醫院派出四名醫師到國家醫院學習種痘技術，擔當痘局的護理人員。
	政府在油麻地撥出空地予東華興建痘局，服務九龍區的病人。
	廣華醫院啟用，接管油麻地痘局。
1918	潔淨局會議通過「准許天花病患者在家醫理」條例
1938	東華醫院將痘局交還政府作傳染病醫院，廣華醫院亦將油麻地痘局交還政府。

19 “Vaccination”, in 1880 Governor's *Blue Book*（1881）；王惠玲：〈香港公共衞生與東華中西醫服務的演變〉，載自冼玉儀，劉潤和：《益善行道—東華三院 135 周年紀念專題文集》。

20 西環疫局在 1894 年興建，原為東華醫院專門治理鼠疫病人而設立的分局，後來疫情緩和，政府傳染病醫院足可應付鼠疫，故於 1907 年將疫局改為痘局，以中醫方式治理天花病人及接種牛痘。

天花困擾香港數十年，每次大爆發都會有過千人死亡，不過政府仍然致力呼籲市民從速種痘，而且要每五年再種一次，有些更帶有警告意味，例如「如不種痘，即患天花」。[21] 直至 1947 年，已有過百萬市民種痘，這時始見「天花症威脅已解除」的報道。[22]

天花痘症規條　癸酉年擬

一本院於天花痘症向例不得收留非爲薄視此等病症蓋緣院內地方無多又慮互相傳染誠恐有碍別等病人惟見每患此症苦無妥善之所幾使調治無方是以特禀　英憲請將舊醫院地方從新整潔設法收留并專人診治俾來醫者得其所在冀其勿藥有喜也其地業經堅督憲親臨察視已蒙允准諭令舉行謹將規條臚列於左

一患痘症入院調治無論男女壯幼必須其父母或至親兄弟戚友一位同來以便早晚服侍雖院內服役有人究不若其至親之方便矣

一十歲內孩童患痘入院其同來服侍之人則不拘男女如患痘症人係十歲以外者男則男子同來女則婦人同到以示區別

‥〈天花痘症規條〉（《1873 年東華醫院徵信錄》）

居民種痘達百餘萬

天花症威脅已解除

本港醫務部報告種痘成績良好

‥天花疫症已解除報道（《香港工商日報》，1938 年 3 月 24 日）

醫藥署昨貼街招

警告居民速種痘

謂免致一世有痘皮

今年肺痨死亡千餘

本港發生痘症、蔓延甚厲、衞生當局、遍來舉行防痘大運動、醫藥署長奇勒克、爲促起居民種痘預防天花起見、昨特印就中西文街招、滿貼於通衢大道上、警告居民速種洋痘、其中警語有謂「如不種痘、即患天花」、該街招云、「勸君快種痘、勸君快同你的兒女種痘、免致染着了痘症、一世有痘皮、或者整盲了雙眼、甚或至到死、種痘好容易、下列各地方、處處有得種、不費半文錢、若到醫生處、所費亦無多、君你要知到、雖然係種痘、五年須再種、勿話不知到、因爲無人言、勸君須注意、大衆得安全、」

‥醫藥署呼籲市民種痘廣告（《工商晚報》，1947 年 7 月 24 日）

---

21 〈醫藥署昨貼街招　警告居民速種痘〉，《香港工商日報》，1938 年 3 月 24 日。

22 《工商晚報》，1947 年 7 月 24 日。

◎　二、跌打治療與香港社會的關係

開埠期間至二十世紀初，香港經濟以轉口貿易為主，華人大多從事勞動工作，昔日職業安全保障措施不足，工人經常搬動重物，容易損傷身體，發生意外更有機會喪失工作能力，因此基層華人都會前往跌打求醫，醫師各有一套藥方，為他們治療勞損扭傷、骨折、脫臼等問題。

當時，東華醫院提供跌打用藥服務，且有一套程式應付前來求助的病人。根據《1895 年東華醫院徵信錄》列明：「凡有跌打刀傷及被人謀害等症到院求醫，醫師察其病屬沉重即一面用藥救治，一面着經手帶來之人往報西國醫生，俟其到驗或送往西醫館調治，聽諸本人或帶來之人自主，如有不測及被人告發一概與本院無涉。」[23] 當醫師察見病人傷勢嚴重，均讓陪同他來求醫的人通知西醫前來即時檢驗，或送到該醫生的西醫院調養治療。東華醫院這個措施可能是想保障醫院及醫師免受不必要的指控及刑責，因為早期香港官方語言為英文，西醫大多都會採用英文為病人記錄病情，當病人接受診治後出現突發狀況或意外，也可以證明與東華醫師無關。

此外，跌打醫師一般在中上環一帶行醫，並刊登廣告作招徠。1881 年，一位被機輪截斷手骨的康復者陳金鏞在報章刊登廣告，表示經太平山摩羅街常濟堂落戶「醫傳三代尤精跌打瘡科」的梁煥堂外科先生診治後，「六日痊癒」。[24] 梁醫師的治療成效確實令人佩服，這

---

23 〈同治十一年壬申歲附錄續增規條之醫師規條第九條〉，《1895 年東華醫院徵信錄》，標點符號為筆者所加。

24 《循環日報》，1881 年 3 月 22 日。

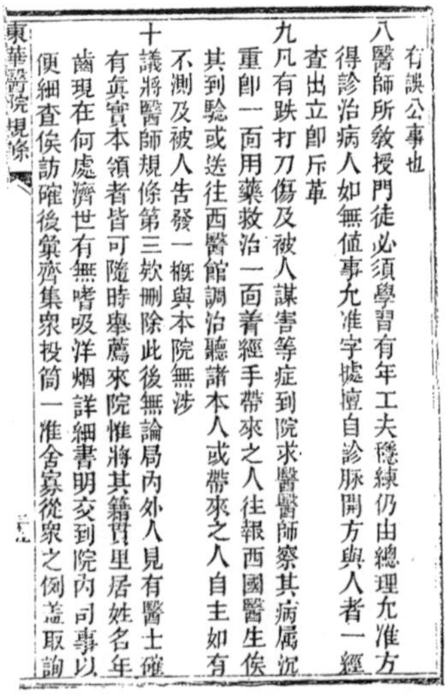

‥〈同治十一年壬申歲附錄續增規條之醫師規條第九條〉(見《1895 年東華醫院徵信錄》)

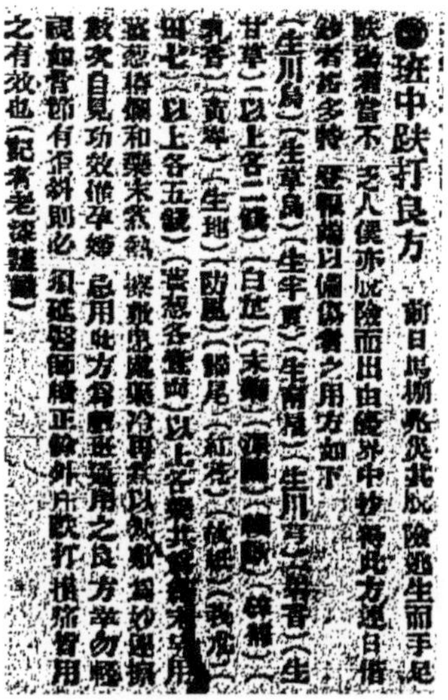

‥跌打良方報道(《香港華字日報》，1918 年 2 月 28 日)

也可以反映十九世紀末的香港已有民間中醫提供跌打服務。1918 年，更有醫師以「戲班通用之良方」為廣告噱頭，慷慨提供詳細跌打藥方，列明藥材及份量，並說明將藥煮熱後擦敷患處。[25] 二十世紀初普遍華人的消閒娛樂，其中一項便是到戲院看戲，戲班台前幕後工作難免有所損傷，因此醫師以「戲班」作為賣點，確實會引起讀者注意。而且，他在報紙分享跌打藥方，為華人提供不少便利。即使讀者輕傷或不能親自前往醫館，也能在家中自行治療。假如藥用見效，既可為跌打功效宣傳，也可以藉此提高自身及行業影響力，可謂一舉多得。

直到現在，香港仍有不少跌打醫館為本地人提供診療服務。然而，隨着社會發展，醫館服務對象已經變得多元化，除了體力勞動者外，更多是治療運動創傷，以及因為長期接觸電子工具而勞損肌肉的人。華人家庭也總會有一支至兩支跌打酒「看門口」。因此，跌打醫館不會輕易式微，而且能夠繼續為社會發揮效用。

25 〈班中跌打良方〉，《香港華字日報》，1918 年 2 月 28 日。

◎ 三、東華醫院擴張：廣華醫院與東華東院

（1）廣華醫院

二十世紀初，隨着英國向清廷租借界限街以北、深圳河以南地區 99 年，香港政府鋭意發展九龍半島。隨着九龍及新界人口不斷增長，惟尚欠一所醫院以應所需。1907 年，華人紳商如何啟、韋寶珊、劉鑄伯、鄧志昂、何甘棠、周少岐等倡議在油麻地興建中式醫院，以應付急速增長的人口，此舉獲得東華總理支持。[26] 1911 年，政府通過《1911 東華醫院擴展法例》，撥出油麻地窩打老道地皮興建醫院，同時設立發展基金和營運資金，若經費不足則由東華醫院補助。[27] 同年，港督盧押爵士主持醫院開幕[28]，命名為廣華醫院，「廣華」意指服務廣東華人為主。開幕當日，創院總理贈送一幅對聯「憫蒼黎火熱水深喚我國魂起四百兆同

〇廣華醫院開幕　油麻地廣華醫院定期華歷捌月十八日下午四點鐘請督憲駕臨恭行啟門之禮經已預備小輪弍艘在卜制軍碼頭等候准下午三點半鐘開行以便來賓往廣華醫院叅觀盛典云

廣華醫院開幕報道（《香港華字日報》，1911 年 10 月 9 日）

26 據《1911 年倡建廣華醫院徵信錄》崖略所載：「油麻地居香港之背，相隔一水，其地為新安土股之極端，居民繁庶，不亞於香港，而是地向無醫院，其有疾病，皆來港就醫。時或疾風暴雨，驚濤駭浪，欲濟無舟，嚴寒酷暑，中途阻滯者，不知凡幾。故創院總理，均以是地醫院之設置，較之港埠，尤刻不容緩……」，參李東海：《香港東華三院一百二十五年史略》（北京：中國文史出版社，1998 年），頁 21；香港史學會：《文物古蹟中的香港史 I》（香港：中華書局，2014 年），頁 160。

27 香港史學會：《文物古蹟中的香港史 I》，頁 160。

28《香港華字日報》，1911 年 10 月 9 日。

胞痼疾；合中外良醫妙藥仗君佛手拯二十紀世界沉痾」。[29] 廣華醫院之創立，正是中國處於水深火熱之時，盪氣迴腸的對聯，足見醫院的宏大理念。

醫院成立初期經費有限，只能容納 72 名住院病人，而且它與東華醫院相似，容許病人自行選擇中醫或西醫診治，也推行贈中醫施西藥的慈善服務。[30] 直至 1922 年，一位不願透露姓名的婦人，一連數天向廣華醫院前後捐款港幣 50,580 元，要求醫院增設中醫診所施贈中藥。[31] 董事局遂將款項悉數用作中藥基金，並籌措了七萬元善款，於翌年創立中醫診所，提供贈中醫施中藥。據記載：「此後十數年間，選取以中醫免費門診治病的人次便大幅上升，由原本 1922 年的 18,080 人次逐年升至 1935 年的 162,779 人次，比西醫贈診的人次還要多，可見小婦人的捐贈直接令更多市民接受中藥贈診的恩惠。」[32]

（2）東華東院

開埠初期，洋人認為跑馬地及掃桿埔不適合居住，因為那裏滿佈瘴氣，容易引起傳染病，於是設有不少「厭惡設施」如多個墳場以安葬在香港逝世的外籍人士；天主教教會興建了兩所西醫院，讓傳染病患者隔離，使貧苦病人有機會接受治療。隨着華人大量湧入，

29 〈歷史〉，廣華醫院，2021 年，檢索於 2021 年 5 月 17 日。網址：https://www3.ha.org.hk/kwh/main/tc/about-history.asp。

30 東華醫院本有贈中醫中藥服務，但當時因門診未能發現鼠疫，故取消東華施中藥的規矩，病人以服用西藥為主。

31 謝永光：《香港中醫藥史話》，頁 138-139。

32 〈從廣華醫院看中西醫此消彼長〉，《東華通訊》，2011 年 9 月號。

中華醫院廣告

公啓者本醫院開辦以來向設內科兩席贈醫曾經登報俾衆週知邇來四遠貧民求醫日衆醫師幾日不暇給茲同人決議推廣加聘黃培元先生兼贈醫外科眼科各症所有應用之膏丹丸散均由本醫院製備按症贈給以便窮黎惟是本醫院建設開辦之費向由同人鼎力並未在外題捐但綿力薄弱需費日繁尚期好善君子匡扶不逮共濟同胞爲禱此佈

癸丑七月十五 香港九龍牛池灣中華醫院啟

‥牛池灣中華醫院啟事，是九龍另一間提供中醫院的華人醫院。（《香港華字日報》，1913 年 8 月 16 日）

他們聚居範圍從太平山區一直向東擴展至灣仔及銅鑼灣一帶。1867 年，當區居民斥資興建灣仔街坊醫院（華陀醫院）提供醫療服務，直至 1886 年結束營運。1921 年，當時東區唯一由華人籌辦的集善醫院，遇到經營困難，連年出現赤字，但他們考慮到港島東區居民的需要，認為不能貿然停辦，所以請求東華醫院接辦。可是，當時中國天災人禍連綿不絕，總理紛紛忙於籌募捐款，直到 1925 年才答允此事，命名為東華東院，但有感地方狹窄，因而另覓地方，選址在銅鑼灣掃桿埔，1929 年正式落成啟用。[33] 然而落成後的東院，採用西式建築設計，又專辦西醫服務，而且中醫和西醫的薪酬待遇不一樣，中醫酬金為 65 元，西醫酬金則高達 150 港元，此舉既反映對中醫的不平等，也有淡化東華作為本地最具規模中醫院的意味。[34]

33 香港史學會：《文物古蹟中的香港史 I》，頁 160。

34 謝永光：《香港中醫藥史話》，頁 138-139。

醫院區域	醫院名稱
西環至上環一帶	國家醫院
	雅麗氏紀念醫院
	東華醫院
灣仔至跑馬地一帶	皇家海軍醫院
	聖保祿醫院
	灣仔街坊醫院（1886 年停辦）
	聖方濟各醫院 [35]

◎ 四、東華三院合併後的挑戰

1930 年代，香港面對世界經濟大蕭條及日本侵華，本地經濟大受打擊，大批難民逃港，形成沉重的社會負擔。東華三院同樣受這些環境因素影響，出現入不敷支的情況，需要政府出手援助。1931 年，政府修訂《東華醫院則例》，將東華醫院、廣華醫院及東華東院合併為東華三院，成立東華三院董事局統一管理，中華汽車有限公司創辦人顏成坤擔任首屆主席。[36] 初合併的東華三院依靠嘗產及捐款收入維持慈善服務。[37] 可是，面對香港經濟環境及內地因素影響，東華三院

35 1932 年，聖方濟各醫院增設中醫贈診，由六位醫師輪流當值，當時報章評價為「中西並進，是亦一般貧病者之福音也。」，參見《香港工商日報》，1932 年 5 月 21 日。

36 顏成坤（1900-2001），廣東潮陽籍，香港政治家及企業家，中華汽車有限公司創辦人，1959 至 1961 年任立法局首席非官守議員，同期兼任行政局非官守議員，1931 年至 1932 年當選為東華三院首任主席。另參見香港史學會：《文物古蹟中的香港史 I》，頁 160-161。

37 嘗產是指東華購入的住宅或寫字樓單位放租，嘗產租金是東華的主要收入來源之一。

出現嚴重的財政困難，若情況繼續惡化將難以持續營運。1937 年，董事局向政府申請經費津貼補助。翌年，政府向董事局提出了七項條件，始答允全面補助，條件細則如下：

· 東華需每年制訂財政預算呈報政府；
· 預算由永遠顧問批准；
· 醫務與慈善分開管理；
· 成立醫務委員會專責管理醫務事宜；
· 逐漸廢除中醫；
· 投資須穩妥，不可再用基金向外提供貸款及投資物業；
· 政府可隨時調查東華經濟及醫務。[38]

灣仔貧民醫院加聘中醫贈診

大道東貧民醫院、向為坊邑同人出資創辦贈診、並附設留產院、歷經四載、成績卓著、茲因院長單樂生提議、加聘中醫贈診、復得同人贊成、除每日上午照常由西醫贈診外、下午一時半至三時、加聘中醫贈診、分文不受、現經聘定中醫蔡恩芬、何贊生、源若俊、當席於星期一三五日、而梁以儉、盧香林、梁賽葵當席二四六日、聞定於陽歷五月廿三日舉行中醫贈診、中西並進、是亦一般貧病者之福音也、

醫院加聘中醫贈診報道（《香港工商日報》，1932 年 5 月 21 日）

38　東華三院檔案及歷史文化辦公室：〈廣華醫院一百年：中西醫論爭激烈的 30 年代〉，《蘋果日報》，2011 年 12 月 12 日。

‥廣華醫院中西醫贈診數字圖表（《源與流——東華醫院的創立與演進》）

廣華醫院中西醫贈診人數統計

年份	中醫	西醫
1911	2243	0
1912	5874	783
1913	8334	890
1914	6061	3401
1915	8090	14994
1916	10201	20613
1917	11091	21839
1918	11260	21533
1919	9742	23024
1920	7832	28518
1921	7869	28291
1922	18080	26801
1923	43796	24383
1924	48319	31572
1925	46568	27689
1926	67083	32646
1927	84921	41279
1928	83685	45257
1929	94067	41191
1930	94755	45536
1931	90571	51450
1932	97398	40537
1933	114627	40373
1934	138745	45934
1935	162779	47700
1946	12581	50748
1947	17043	41189
1948	28445	54676
1949	25751	48829
1950	31143	54475
1951	33581	76906
1953	42778	106906
1955	60335	170857
1957	67054	191553
1958	72010	247683
1959	78363	316114
1960	81758	387126

從這些細則可見，政府想全面監管東華醫院，包括行政權、財政權及醫務管理權，長遠是徹底廢除中醫。政府的態度反映官員從來沒有把中醫納入香港的醫療體系，只是因為西醫在香港尚未成熟，所以利用中醫暫時輔助華人的醫療需要，而且處處制肘中醫，窒礙發展，收窄在本地的影響力，好待體系成熟時，由西醫全權主理香港醫療事務。當時東華總理拒絕逐漸廢除中醫，認為這是違反創院宗旨，但考慮到財政問題，只好答應成立醫務委員會。結果，政府刊登憲報成立醫務委員會，委員會共有十位成員，當中三位是東華總理，其餘包括東華醫院、廣華醫院及東華東院的院長，他們均由政府派人出任，時任醫務總監司徒永覺爵士擔任醫務委員會主席。[39] 對中醫去留取向南轅北轍的人都被納入為醫務委員會，因而出現不少磨擦，爭執的內容基於資料所限已無法考證。[40]

39 司徒永覺（Sir Selwyn Selwyn-Clarke, 1893-1976），醫生，1938 至 1947 年間出任政府醫務總監。

40 東華三院檔案及歷史文化辦公室：〈廣華醫院一百年：醫院管治模式的改變〉，《蘋果日報》，2011 年 12 月 19 日。

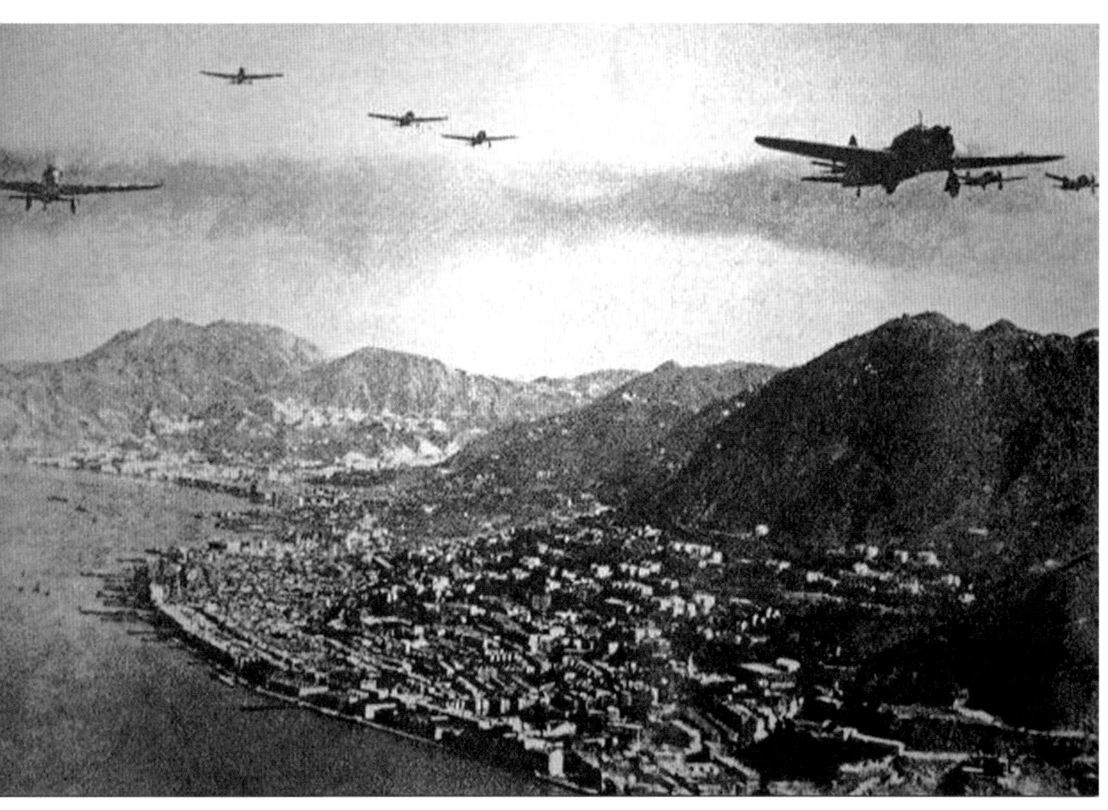

‥1941 年 12 月 8 日日軍空襲香港

自醫務委員會成立後，隨即為東華三院確立西式醫院的營運模式，包括「改善西醫醫務人員的待遇，增聘 X 光技術員、物理治療師等西醫專業人員、增設先進醫療設備如 X 光室、化驗室等」。[41] 同時，政府再次大幅度限制中醫禁診傳染病範圍，有十九種病症必須由西醫診治。包括鼠疫、霍亂、天花、黃熱症、斑疹、傷寒、腦膜炎、痲疹、水痘、白喉、產後發熱、猩紅熱、瘋狗症、赤痢、傷寒及肺腫、腳氣病、玉蜀黍疹和瘧疾。中醫認為政府此舉使他們無症可醫，遂建議東華董事局向政府爭取對腳氣病、瘧疾和天花豁免限制，但總理以西醫治療成效較高為由拒絕。[42] 這些措施反映當局以取

41 〈從廣華醫院看中西醫此消彼長〉，《東華通訊》，2011 年 9 月號。

42 王惠玲：〈香港公共衞生與東華中西醫服務的演變〉，載自冼玉儀，劉潤和：《益善行道——東華三院 135 周年紀念專題文集》，頁 72。

締中醫為目標，運用行政手段，建立優良的西式醫療設備及支援，試圖吸引大眾尋求西醫治療，再限制中醫的作用，令中醫服務使用率逐漸下降，最終可以作為中醫消失的藉口。

抗日戰爭全面爆發後，香港鄰近地區相繼淪陷，東華三院再次面臨挑戰。戰爭讓大批難民湧入香港，他們處於極度貧窮的狀態，長期飢餓導致營養不良。同時，日本截斷了內地來往香港的貿易線，影響藥材進出，引發中藥價格不斷提高。東華醫院面對使用量急劇上升和藥材資源短缺，實在難以應付龐大需求。有見及此，1940 年，時任東華三院主席李耀祥倡議駐院中醫師合編《備用藥方彙選》（又名《驗方集》），集合了八十一條藥方輯錄成「內科方劑」、「內科膏丹丸散方」及「外科跌打內服膏丹丸散方」。醫院預先將藥劑磨成粉末，醫師診治時只要將病人歸類，然後選擇最合適的藥方，病人只需吞服藥粉就完成療程。出版《備用藥方彙選》後，李主席相當滿意，他指出駐院中醫「人手一本，臨症選用，遵而行之，⋯⋯ 既可省醫者用腦時間之勞，間接則病人實受醫生詳細審查之益，且免病者久候診治之苦，其利一。⋯⋯ 檢藥者省去秤量時間不少，而病者省去候藥之苦矣，其利二。⋯⋯ 無形中減去藥之重量，⋯⋯ 其利三。」[43] 雖然這個方法可以減少時間成本和藥材需求問題，然而它卻是一把雙刃劍，徹底改變了以往中醫的治療方法，醫師難以因應病人體質而斟酌藥材分量，以致有機會未能達到預期治療效果，然此卻恰恰符合政府抑制中醫藥發展的目的。[44]

---

43 謝永光：《香港中醫藥史話》，頁 143。

44 〈從廣華醫院看中西醫此消彼長〉，《東華通訊》，2011 年 9 月號。

◎　五、第二次世界大戰前民間中醫在香港的發展

二戰前，本地中醫業發展相當蓬勃，雖然政府嘗試運用各種方法限制中醫發展，但華人依然採用中醫作為主要的治療途徑。醫師與華人一樣，大多從內地遷往香港，他們無需考獲執照便能開診。初期他們多在中上環一帶駐紮。隨着居住區域擴展，他們逐漸在西環、灣仔、燈籠洲、西灣河及油麻地等地懸壺，有的直接落戶香港，有的以考察各地醫術為由，在香港駐診一段時間後離開再圖發展。

自從香港出版華文報章後，不斷有醫師作廣告宣傳，有個別中醫師自我宣傳的廣告或繕稿，也有病人康復後登報讚揚醫師技術，此舉拓闊了中醫的傳播空間，民眾更易找到合適的中醫治療。然而港府對中醫診療卻不以為意，更無法例規管，即使後來禁止他們醫治某些傳染病，但卻沒有切實執法，醫師仍能在報紙刊登專治花柳、痲風、天花等廣告，於是政府嘗試軟硬兼施，讓華人傾向選擇西醫，使中醫逐漸退出香港醫療舞台。

以下茲整理十九世紀末至1930年代的報章廣告，整理中醫師的分佈、專科等資料，歸納成表，以窺探當時的中醫界情況：

1880 年代報章所見中醫師表（選）（資料來源：《循環日報》）

醫師姓名	來源地	位置	專科	描述	備註
杏莊主人	不詳	上環大馬路街市口好善堂	不詳	凡他人所不能治之症，無論最危最難，涼熱補瀉，先生另有善法包醫	—
洪桂昌	廣東新會	太平山昌和堂藥材店	花柳、眼科、瘡科	凡患疳疔魚口毒白濁俱皆用內消之法不用墜藥	逢禮拜日奉送白濁丸
梁煥堂	廣東新會	太平山摩囉街常濟堂	外科、跌打、瘡科	餘被機輪責斷手骨，請他調治六日全愈	—
霍饒富	澳門	蝦喇爹威士洋行辦房何雲鏡翁處	眼科	越南國王聞名仰慕，特委欽差到澳延請到國診治王太后眼疾	每月中到港十餘日
余月池	不詳	中環水車館後街公壽堂	內科、外科、兒科、眼科	祖傳秘方三世良醫，……又往遊外國兼習西醫	留在港中濟世，贈醫三個月，凡到門診脈者分文不受
蔡芝泉	不詳	上環百步梯	眼科、兒科	凡有男婦患脹膜翳點內外一切眼症，小兒驚疳吐瀉麻痘幼科方脈，擅理瘰癧痰火血症	與楊學秋牙科先生同寓
梁錦川	不詳	太平山東街裕安堂	不詳	某門譚氏偶染鵝喉……梁錦川先生診脈視症藥到春回	—
何奎垣	澳門	上環福利源棧	不詳	何先生學問精深，以儒理而通夫醫術，性情謹慎	—

（續上表）

醫師姓名	來源地	位置	專科	描述	備註
李逢春 葉嘉時	不詳	文武廟前大街逢春堂	不詳	余（李逢春）到香港業醫二十四年……今七旬歸故里。今薦來師弟葉嘉時先生老成練達，內外醫理勝予十倍	—
曾心壺	不詳	（上環）廣源西街口，正萬安薄荷油舖（廣源西街原址即今中遠大廈旁。）	男婦小兒及眼科各症	效如鼓桴，定脈生死不爽毫釐	向受東華醫院聘，並主授徒席統閱七年
余謂華	不詳	吳天福先生處（確實地址不詳）	眼科	洋華醫法兼治	—
朱協五	不詳	東華醫院	不詳	予染惡疾痛苦數月，愈醫愈甚，諸醫束手無策幾乎待斃，幸得親友薦先生診視藥到回春	—
黎雨階	廣州	不詳	不詳	尤敏於人所不能醫	—
活佛先生	不詳	中環大馬路53 號	不詳	幼習歧黃，名馳中外，看症者脈金不受。各項膏丹丸散精工煉製，有病者服之則愈，未病者服之無病。	更有杏水香油美酒各樣用物價甚相宜

再造之恩

茲某門譚氏偶染鵝喉慢
症延醫調治咸皆束手危
在旦夕舉家驚惶後請太
平山東街裕安堂梁錦川
先生診脉視症藥到春回
果乃孫華之復活扁鵲之
再生也自愧無以重酬特
誌數言不忘其德矣
光緒七年閏七月吉日
三水人某門譚氏叩拜

‥市民答謝醫師治癒廣告（《循環日報》，1881 年 9 日 16 日）

南海李逢春字啟

余到香港業醫二十四年而年
以七十矣惟有一生謹慎忖思
鳥飛倦而知還今七旬歸故里
退思補過志樂林泉惟我逢春
堂俱用上品藥片永無僞藥悞
人今荐來師弟葉嘉時先生老
成練達內外醫理勝千十倍今
在文武廟前大街逢春堂代行
濟世　光緒七年　四七十六
十月吉日　逢春堂啟

‥醫師李逢春廣告（《循環日報》，1882 年 1 日 3 日）

活佛醫館藥房

活佛先生幼習岐黃名
馳中外凡來看症者脉
金不受各項膏丹丸散
精工製煉有病服之則
愈未病者服之祇病覔
有杏水香油美酒各樣
用物價甚相宜　諸君
光顧請至中環大馬路
門牌五十三號便是

‥醫館藥房廣告（《循環日報》，1885 年 12 日 11 日）

1900 年代報章所見中醫師表（選）（資料來源：《香港華字日報》）

醫師姓名	來源地	位置	專科	描述	備註
張大鵬	不詳	上環大馬路	花柳	去白濁三日、醫疳疔五日、消芒菓三日愈	—
林訪蘷	不詳	角麟街 30 號二樓	不詳	—	—
廖彪雄	不詳	不詳	跌打	—	—
陳菊坪	廣州	中環威靈頓街	花柳、外科	—	—
鄭曉雲	不詳	上環文咸東街 12 號彩生隆染莊二樓	不詳	肺癰。患者服藥三貼癰即破潰，吐腥臭膿血甚多，旬日漸愈月餘而痊	歷就澳門香港海防各大醫院之聘主醫席廿餘年，救活重危之症極多

另有1910年代報章所見中醫師，整理如下：

1910年代報章所見中醫師表（選）（資料來源：《香港華字日報》）

醫師姓名	來源地	位置	專科	描述	備註
梁吉人	上海	中環威靈頓街樂慶里	胎產科、痲痘科、血門科	—	吉人梁先生得前清官醫蓮舫君心傳以通儒，作名醫十年
何佩生	不詳	上環交通銀行後便舊鴨蛋街5號二樓（鴨蛋街即永勝街，原址在今中遠大廈）	不詳	發熱十餘天，譫語大渴。經何先生診治，服藥一劑大熱減，二劑譫語除，三劑精神爽	—
馮作初	不詳	中環卑利街6號二樓	不詳	—	遷寓廣告
林茗三	不詳	中環加咸街	內傷科	—	—
李雲舫	香山	德忌笠街3號三樓	不詳	幼從名師學習中醫，畢業後懸充香山城興善堂醫席，後任東華公立醫局之醫生	每日中午十二時至下午一時免費贈診
程日南	廣州	中環九如坊鴨巴顛街	花柳	專門醫花柳	白濁丸止痛止濁每樽壹元，花柳清毒丸每樽一元
潘蕙疇	不詳	德輔道中188號	不詳	先生論醫之精類如此，服藥僅拾餘帖病已霍然，四年劇病一旦告痊喜可知也	—

1924 年 5 月 27 日的《香港華字日報》更刊出〈香港中醫一覽表〉的廣告，列出五十名中醫師姓名及地址，其中有些更列明專科，見下表：

1924 年中醫師表（資料來源：《香港華字日報》）

醫師姓名	位置	專科
周日初	中環廣源東街	眼科
伍若之	中環新世界戲院對面兼善堂	咳
蔣來	不詳（寓賴耀廷處候診）	專醫五勞七傷吐血
林蓬孫	荷李活道 102 號二樓	全科
林茗三	中環加咸街	不詳
汪友雲 授男少雲	大道東永生昌車衣店	內外科
歐陽禮之	中環卅間均興酒藥局	男、婦及小兒科
趙紹唐	上環畢街 22 號二樓	不詳
潘陸仙	中環威靈頓街 109 號二樓	不詳
陳寶珊	燈籠洲怡和街 36 號	瘰癧科、腳氣
陸紹裘	平安旅店二樓	不詳
袁錦旋	燈籠洲渣甸街街市側全安堂	不詳
何子雲	西灣河電車路彭家園對面	不詳
劉永泉	威靈頓街 39 號三樓	大小內外科、眼科
何春葵	上環文武廟附近	瘰癧喉科花界雜症
張養存	德輔道西 42 號	內外科
馬展雲	皇后大道西三多里口新廣濟	不詳
梁朝浦	灣仔海傍 53 號	眼科
吳俊傑	加咸街口 17 號	眼科、外科、奇難雜症
黃鶴洲	中環永吉街三樓	內科、喉科、眼科
馬恆炳	上環孖沙街 22 號	咳、花界雜症及癧痔

（續上表）

醫師姓名	位置	專科
陳德畬	中環威靈頓街 138 號正元堂	不詳
龍桂甫	上環荷里活道 215 號	不詳
宋遠齡	油蔴地吳松街 53 號	不詳
梁子明	大道東 180 號	不詳
章珠垣	威靈頓街 152 號	不詳
趙瀛波	上環大馬路 334 號成和堂	不詳
韓作賓	中環華生泰	內外科
李如川	西環厚和街口	男、婦、小兒全科
池礪鋒	德輔道中 135 號	不詳
謝佐朝	中環（地址不詳）	小兒全科、喉科
潘仙舫	中環威靈頓街 96 號天福堂	不詳
李湘甫	上環大笪地口 250 號回春堂	不詳
吳景祥	上環文咸東街 69 號集蘭堂	婦兒眼科
何其順	蘇杭街 164 號	不詳
馬硯銘	大道中 105 號元和堂	不詳
汪虛穀	中環砵甸乍街 5 號	不詳
楊公堤	中環德忌笠街 19 號	不詳
程寶之	上環永樂街 40 號	不詳
潘蕙疇	德輔道中 188 號	不詳
黃槐堂	中環卑利街 7 號壽生堂	不詳
陳秉初	中環永樂街 121 號	鵝喉、白喉
關香楠	閣麟街 42 號	不詳（註明貧者贈醫贈藥）
梁健榮	大道西 27 號	不詳（註明廣州醫科大學優等畢業）
劉梓儕	上環畢街 19 號	不詳
鄭銘盤	荷里活道文武廟益生堂	男婦全科
陳慶保	荷里活道 54 號中醫夜學	不詳
李長沽	孖沙街廣芝堂	不詳
謝君約	德輔道中 296 號	不詳

另再整理表列1930年代報章所見中醫師如下：

1930年代報章所見中醫師表（選）（資料來源：《工商日報》及《天光報》）

醫師姓名	來源地	位置	專科	描述	備註
伍樂之	不詳	大道中261號	痔瘺	—	—
蔡淵若	不詳	堅道51號半山太子臺	不詳	克承世業，學有淵源，壽世壽人，夙抱宏願	—
孔少賢	不詳	上環大馬路二百八十二號二樓中央戲院左便	小腸氣腫	無論何種殘頑尿症限日全愈	如包醫十元至十五元
周達文	不詳	上午：旺角山東街下午：大道中保元堂	腫痛、筋骨痛斷根	四代腳科專家	—
崔履佳	台山	上午：旺角上海街497號二樓下午：中環德輔道中62號二樓	肺癆、內傷、久咳、哮喘、吐血	患肺癆咳血多年，經過十七位中西名醫無效，蒙四代名醫崔履佳半月醫好，後往大醫院用X光鏡照驗肺部證明完全無恙，人稱醫咳活佛。	崔履佳著《肺癆治法》，不日出版
黃博濟	不詳	大道西231號分局：上海街178號／澳門新馬路39號	乳瘡陰疽	新法治療，不用穿破，縱已成膿，包保打消，限日全愈，永不復發，立刻止痛，永遠斷根，包除各種花（花柳病）	—
王澍清	山東	中環永樂街口5號地下歷誠醫局	內外全科	—	—
鄧蕙芳（女）	不詳	中環永樂街口5號地下歷誠醫局	婦科病（即性病）	—	—

（續上表）

醫師姓名	來源地	位置	專科	描述	備註
李靈仙（女）	不詳	大道中 176 號何東行五樓	婦科	小產後患	—
王日光	不詳	大道中 176 號何東行五樓	胃腸腎專家	胃腸漲痛	—
關履之	不詳	大道中 176 號何東行一樓	肺腎專科	服藥月餘，果告痊愈	—
彭門垣（父）彭曼羅（子）	不詳	中環士丹頓街 15 號深水埗北河街 5 號	肺癆咳血、殘危大症	五世醫官、學有淵源……誠僑胞生命之一大保障也	—

◎ 小結

中醫業發展與社會息息相關，東華三院更是香港中醫發展的核心部分。從成立到 1930 年代，作為本地最具規模的中醫院，董事局最初依據《華人醫院則例》的基礎下運作，可是香港爆發傳染病及內地連年戰亂，使東華面對沉重的經濟負擔，政府的援助讓董事局喪失了醫務管理權，部分總理更有支援西醫的趨勢，醫院成立的本質已經改變，中醫影響力銳減，甚至已被西醫掩蓋。因此，中醫業唯有在體制以外生存，華人生活到哪裏就往那裏去，雖然政府為診療疾病範圍設限，但本地專科治療算是相當完善，民心也傾向選擇中醫，在醫療體系尚未完全成熟時，政府根本難以全面取代中醫，所以執法時唯有採取時放任時收緊態度，讓業界難以完善發展，甚至自行萎縮，政府也等待適當時機就可強行取替。

第四章
二戰前及日佔時期的香港中醫（1930-1945）

中醫學發展源遠流長，最早可追溯到夏商周時期。中醫學積累了多個時代的醫師，參考過往經典和診療經驗匯集而成的醫理學說，也因應時間、地域及氣候因素差異，產生各種獨有的動植物及礦物，從而出現多種診療及用藥方法，針對病人體質，判斷最合適的治療。

自從英國管治香港後，政府最初無意處理華人事務，故放任中醫在港執業，直至衞生出現問題引致輿論四起，才開設東華醫院，可惜卻形成中西醫對立局面。政府礙於經濟及社會因素，沒有立例取替中醫業，只是運用行政手段壓制，可是政府沒有為華人提供完善的醫療保障，中醫執業只需領取商業牌照就可以開設醫館，市民唯有向診費較低的民間中醫求助，中醫方能在官方壓力下得以發展。本章將簡述中醫的基礎概念及傳播特色，繼而探討二次大戰結束前本地中醫來港的背景和發展生態。

◎ 一、中醫的傳播與相容

中醫學理論的其中一項特色是變化多元，在陰陽五行學說的宗旨下增潤更多醫理知識，拓展廣闊的醫學領域，讓更多人得到適切的治療。醫理的成熟程度更成為中外文化交流的一部分，例如唐代就有大規模的中日醫藥交流，日本派遣唐使到中國學習，也邀請大唐學者鑒真和尚到日本講學，他把大量珍貴的醫書和藥材運往日本，使中醫藥可以擴展到其他地方。[1] 明代時，隨着海上交通日趨方便，亞洲各國貿易也相當頻繁，中國與柔佛、占城、暹羅、彭亨、朝鮮及日本等國在商品和技術上不斷流轉，中醫技術和藥材得以傳播到亞洲各地，同時吸納外國醫學技術，中醫學理論就這樣建構起來。

回顧內地，中醫長年以來深入民心，並滲透到著名的文學作品裏，諸如《三國演義》的華佗，以及《紅樓夢》的醫理用藥記載等。國人甚至將中醫藥融入生活，因應各地氣候，衍生本土風味的用藥及飲食特色，例如閩粵地區氣候濕熱，當地人會多喝湯水和涼茶，並加入適量的涼性藥材，達到祛濕散熱的作用。又如川蜀地區空氣潮濕，他們會多吃麻辣食物，因為辣椒可以驅風避瘴，預防風濕，然而北方地區氣候乾燥，辛辣食物容易「上火」，多吃會讓身體出現毛病。因此，人們吃食物就如中醫用藥般，因應不同的地理環境，以日常生活體驗取用不同性質的食物，自我調理身體，解決四時變化對人體生理上的影響。[2]

◎ 二、清末民初反中醫風潮與香港中醫的社會地位及發展

兩次鴉片戰爭後，政府眼見西方船堅炮利，遂展開洋務運動自強，西方科學技術陸續傳播到中國。洋務派官員奕訢、曾國藩、李鴻

1　張稚鯤、高雨及王明強：《中國中醫文化傳播史》（北京：中國中醫藥出版社，2015 年）。
2　同上注。

章等人以「師夷長技以制夷」及「中學為體，西學為用」為基礎，展開大規模的改革運動。同時，日本也展開了明治維新，提倡「廢除漢醫」及實施多項發展西醫的措施，獲得全面成功，國力之強大幾與列強看齊，因此部分中國知識分子認為要仿效日本全盤西化方能在世界立足。1879 年，樸學大師俞樾撰寫《廢醫論》，提出「醫可廢，而藥不可盡廢」，否定《神農本草經》及《黃帝內經》等經典中醫著述。不過，中醫文獻學專家錢超塵教授指出，當時俞樾的學生章太炎認為大師的初衷是「振興正宗醫道」，並非想真正消滅中醫。[3] 可是《廢醫論》的出現，對想廢除中醫的知識分子來說卻提供了嶄新的想法。1919 年的「五四運動」，德先生和賽先生（民主和科學）的思想瀰漫全國，一批早年曾經出國留學或視察回來的知識分子，講求西方科學，見證過西醫診療的能力後，認為中醫水平參差，應該要致力廢除庸醫，如嚴復認為中醫欠缺實際邏輯，並將其歸入占卜及星相一類方術。此外，魯迅《吶喊》自序中曾述：「中醫不過是一種有意的或無意的騙子。」然而在〈論「費厄潑賴」應該緩行〉中表明「中國人或信中醫或信西醫，現在較大的城市中往往並有兩種醫，使他們各得其所。我以為這確是極好的事。」縱使部分知識分子想廢除中醫，但更多的是希望在貧窮戰亂的時代徹底改革中醫的制度，不再讓一些沒能力的醫師行醫，使中國人可以得到妥善醫療。

昔日民間中醫書籍及寫本，若放諸歷史與社會層面亦有若干發現，如本書「道醫篇」提及《醫宗秘訣》一書，就收錄多種「急救食洋烟毒」等處方，蓋「洋煙」之名乃十九世紀中後期對鴉片之統稱，迨至民國年間厲行查禁，洋煙毒害始得消失。加上書中有「林文忠

3 海天、易肖煒：《中醫劫—百年中醫存廢之爭》（北京：中國友誼出版公司，2008 年）。

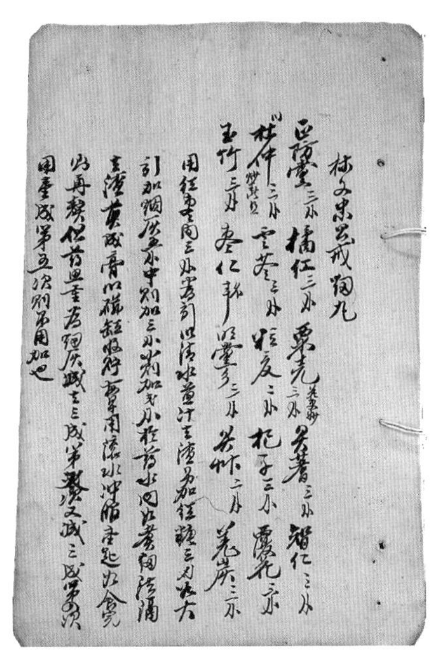

‥昔日民間寫本中醫書籍

國府維持中醫中藥之通告

逕啓者、奉主席交下、來呈爲請願撤銷禁錮中國醫藥之法令、摒絕消滅中國醫藥之策略、以維民族、而保民生一案、奉發據呈教育部、將中醫學校改爲傳習所、衛生部將中醫醫院改爲醫室、又禁止中醫參用西械西藥、使中國醫藥事業無由興進、殊違總理保持固有智能、發揚光大之遺訓、應交行政院分飭各該部將前項布告與命令撤消、以資維護、並交立法院參考等因、除函交外、相應錄函達查照、此致全國醫藥總會請願代表張君梅庵等、國民政府文官處啓、十二月二十三日、

‥國府維持中醫中藥通告（《香港工商日報》，1929 年 12 月 30 日）

（則徐）公戒煙丸」一方，足可斷定該書當成書於 1850 年代以降之六十年間。

1929 年，國民政府舉行第一次中央衛生委員會議，上海西醫余雲岫等提出「廢止舊醫以掃除醫事衛生之障礙案」。同年 3 月 17 日，全國各地中醫藥界組成聯合會，向南京政府提出抗議。

「廢止舊醫以掃除醫藥衛生之障礙」案引起全國中醫及社會各界關注。捍衛中醫藥行業的合法地位和利益，一直以來都是香港中醫藥團體的第一要務。中醫風潮爆發，尤列組織「中華國醫學會」，參與者有何佩瑜、黎琴石、盧梓登、盧覺非、陳濟民、梁朝浦、李翰芬、林繼枝、陳秩雲、石媲生、廖孟培、弘耀南 12 人。1929 年 12 月 23 日，國民政府發出維持中醫中藥之通告。[4]

4 〈國府維持中醫中藥之通告〉，《香港工商日報》，1929 年 12 月 30 日。

英國統治香港島後，需要處理大量政務及籌謀發展計劃，政府資源相當緊絀，中醫僅視為華人風俗一部分，因此對它採取放任態度。統治較穩定後，政府官員開始關注香港的醫療事務，也陸續建立西醫院。他們不信任中醫，更希望取替中醫，例如以行政手段監督東華醫院則例及營運模式，達致西醫凌駕中醫。可是，當時香港中醫執業不用考取執照，醫師可以「自行冊封」，因此政府難以全面壓制民間中醫發展。由於開埠以來中醫師處於自生自滅階段，只靠病人尋醫才有症可治，工作被動，或出於宣傳，或為謀生，中醫師多會兼任其他職業，例如開設藥材舖、教書、甚至傳授武學（以跌打醫師為主）等。當時因為不用執照，社會充斥庸醫行醫，由是出現了「搜購醫生」（Shopping for doctors）的現象，坊間流傳不少道聽途說、沒有智慧的醫學知識，低下階層的華人知識有限，難以分辨醫師優劣及醫理真偽，即使後來醫師刊登報章廣告炫耀自己能力，亦只為吸引病人，並不能反映醫師真正醫術。[5]

英人治港期間，本地中醫師不被納入為醫療體系，也不能稱為醫生（Doctor）。中醫師只可以稱為「中醫」、「中醫師」、「國醫」或「唐醫」等。至於英文以往只稱作「Herbalist」（中醫，或作草藥販賣者），現在是 Chinese Medicine Practitioner，意思是中醫藥從業者。香港是典型的精英化社會，家庭一般都會憧憬下一代生活在社會上層，希望子女未來的工作目標是醫生、律師，然而政府不讓中醫納入體系以內，目的是讓中醫難以在社會延續甚至徹底消失。

1930 年 3 月，廣州政府提出各處善堂停止提供中醫中藥[6]及

5　余秋良醫生（兼中醫師）訪問。
6　《華字日報》，1930 年 3 月 14 日。

△善堂停止中醫中藥問題

……廣州善堂與本港中醫公會之來往函……

去年中央衛生部亦曾有廢除中醫之議、後經國府主席下令取消、事遂中止、最近廣州衛生局又飭令廣州善堂院社將贈醫施藥之中醫中藥一律停止、應用西藥、遂惹起各方醫藥界之反對、廣州善堂昨特函本港中醫公會、徵求意見、該會接函後、即召集全港中醫會議、結果以中醫公會名義函覆廣州善堂、茲將其來往公函登錄于下、

△廣州善堂來函　叠接社會局令開、飭敝堂院社等將贈醫施藥之中醫中藥、一律停止、應用西醫、經召集各善堂院社會議、僉以茲事體重大、未便擅斷、且各善堂院社乃公共慈善事業、所有善款、均由人民資助而來、相應徵求公意、方敢執行、事關中醫中藥問題、似宜有所研究、同人等慎為考慮起見、特函請貴會主持正義見教一切、幸甚幸甚、專此即頌公祺、廣州市各善堂院社公啓、

△中醫公會覆函　（前略）昨接大函、略謂、叠接社會局令開飭敝堂院社等將贈醫施藥之中醫中藥一律停止、應用西醫、（中略）用特函請貴會主持正義、見教一切等詞、閱竟不勝駭異、內地各善堂院社之施贈中醫中藥、係由人民組織、人民集款、且舉行之數十年、成效昭著、今令停止、而改用西醫、豈非剝奪人民信仰自由、此其無理者一、中醫有數千年歷史效驗、向賴以保障中國民命、中藥年產價值數千萬、為國貨出產一大宗、今日停止、豈非毀棄本國命脈、此其無理者二、停止中醫中藥、對于民族民權民生皆有妨礙、豈非違背三民主義、此其無理者三、去年十二月間、中央衛生部擬將中醫院改為醫室、卒以全國醫藥團體聯合請願、而國民政府主席認為有背總理保持固有智能發揚光大之遺訓、立交行政院即飭衛生部將前項命令撤銷、言猶在耳、墨瀋未乾、夫易一字之名稱、國府尚予維持、今竟完全停止、豈非違抗國府、此其無理者四、醫藥屬衛生範圍、與社會局何涉、乃竟越權干涉、豈非濫用職權、此其無理者五、甚此種種、社會局可謂絕無理由、應請貴善堂院社根據上述數端、一面具函質問社會局、中醫院名稱、國府尚且保存、而謂停止中醫中藥、則國府命令是否有效、總理保持固有智能發揚光大之遺訓、是否可背、總理手定之三民主義、是否可違、一面請求省政府主席、應遵國府主席保持中醫院之命令、抑或應遵社會局停止中醫中藥之命令、一面電陳國府主席、今社會局要停止中醫中藥、則主席前者保持中醫院之命令、廣州市是否可以違背、依此方法以為應付、社會局遂極斂蹤、諒不能將總理遺訓國府命令、一概抹煞、是否有當、希為卓奪、並復、祇請善安、僑港中醫公會謹啓、

‥廣州善堂停止中醫中藥問題報道（《華字日報》，1930 年 3 月 14 日）

△中醫公會致社會局電

△請撤消止中醫中藥令

本港中醫公會、昨電廣州社會局、請撤消廢止中醫中藥令、該電文云、省港各善團各醫藥團體各報館均鑒、敝會前接廣州各善團來函稱、社會局令飭停止施贈中醫中藥、改用西醫西藥、敝會即電上社會局一電、其文曰、廣州市社會局伍局長勛鑒、昨接廣州市各善堂院社來函、謂貴局叠令飭各善堂院社將贈醫施藥之中醫中藥、一律停止、應用西醫西藥各等語、并將貴局令文抄寄、中有案經通過字樣、而各善堂院社否認此點、謂廣州市慈善機關、有二十餘處、是日被召到席者、僅得數人、皆係善團隨意到會、并無代表善團之權、查是日被召、并無議事日程預告、停止中醫中藥皆臨時提出、而列席者以事關重大、非經大集善團會議未

‥中醫公會要求廢止中醫中藥令報道（《華字日報》1930 年 3 月 22 日）

「贈種痘」等服務而改用西醫[7]；同年 4 月，廣州社會局召集各善堂會議通過將贈醫施藥之中醫中藥停止服務，須轉改用西醫西藥，本港中醫公會隨即發起要求撤銷「停止中醫中藥」。[8]

二十世紀初，不論內地還是香港，都曾經出現反對中醫風潮，然而行業至今仍然生存，最核心的原因是病人能夠透過中醫診治而痊

7 《華字日報》，1930 年 3 月 22 日。

8 同上注。

癒，使社會大眾對中醫抱有信心，中醫及中藥經過長年發展，已經植根到市民的生活，所以難以被西醫取締。而且，在英治時期，香港政治局勢穩定，地理優勢成為國際轉口港，藥材與中成藥作為商品均能在港轉運流通，連帶吸納大批帶着醫療技術南遷香港的中醫師，當然也有不少是來港後才開始習醫，總之，這些業界人口使中醫業能夠延續下去。[9]

◎ 三、1930 年代——香港中醫業首個發展輝煌的年代

自 1928 年國民政府統治中國後，蔣介石積極提倡中醫，他曾在國民代表大會提出中醫與西醫法律地位應該平等，中醫亦可用「醫師」一名。[10] 中醫業界在政府的支持下也有所作為，成為法定機構並獲得正名。1930 年，國民政府在中醫師的倡導下通過成立中央國醫館，後旋即在各地成立分館，包括內地各省市、香港、澳門、舊金山、泰國及菲律賓等。同年 3 月 17 日，政府公佈中央國醫館組織條例，中醫改稱作「國醫」，業界將此日定作「國醫日」。政府的目的除了促進中醫藥界發展外，還要登記和收集內地醫師和藥店的數據，方便日後召集及統計。

中國內地與香港的中醫藥業界發展其實難以分割，隨着香港業界發展，內地局勢穩定，香港與內地有更多交流合作的機會。香港陸續設立多個中醫藥團體，包括香港南北藥材行以義堂商會（1927）、香港中藥聯商會（1928）、香港中華國醫學會（即香港中醫師公會前身）及僑港國醫聯合會。業界人才輩出，其中香港中華國醫學會的

---

9 謝永光：《香港中醫藥史話》，頁 21。

10 《華字日報》，1936 年 2 月 11 日及 1936 年 7 月 12 日。

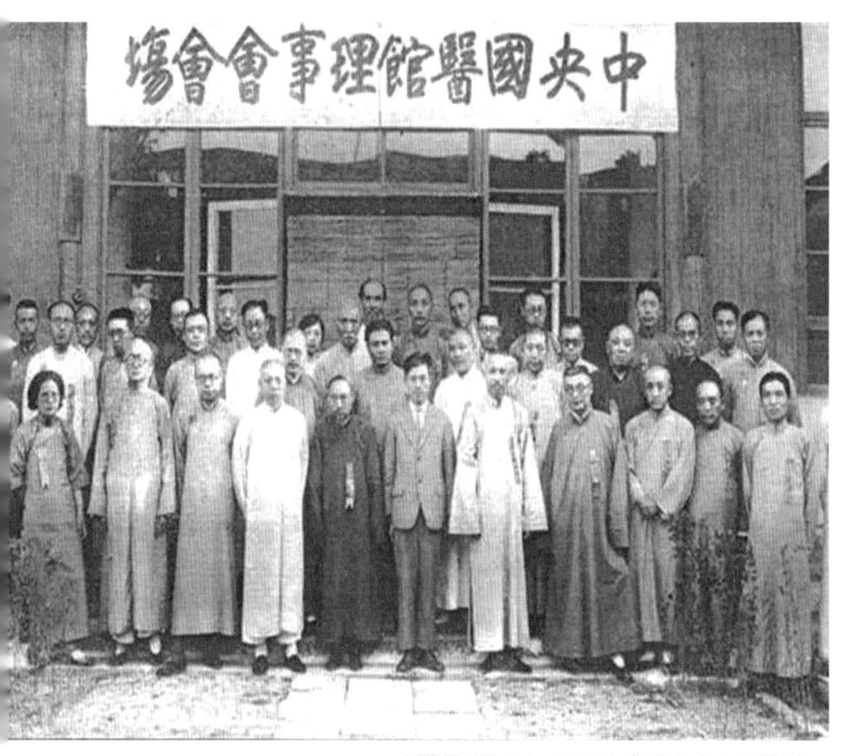

‥中醫界推動下,國民政府成立中央國醫館。

創設中醫學校

求新中醫學校中醫何佩瑜、教授醫學有年、現特設求新夜學校於對海旺角廣東道八百六十六號、曾經註冊立案、聞其學科新舊合參、甚為完備、是以報名掛號者極衆、本港中醫學校當以該校為創始云、

‥創設中醫學校廣告(《香港工商日報》,1929 年 9 月 9 日)‥

何佩瑜、香港中藥聯商會的劉麗堂,以及香港蔘茸行藥材商會的伍耀廷,曾當選第二屆中央國醫館理事,賴於業界翹楚的爭取,香港才得以成立中央國醫館分館。香港為英國殖民地,本與內地沒有關係,但是何佩瑜考慮到,未來香港在國家中醫藥政策及利害問題下的角色,嘗試為被政府打壓的中醫業界在背靠祖國的信念下尋找出路,於是以香港中華國醫學會的名義向中央國醫館提出,香港中醫師及中藥店可透過中華國醫學會,向中央國醫館廣東分館代辦登記。從國醫館的回應看來,國民政府相當歡迎並已着手處理,他們回覆:「香港為特別區,僑港中醫公會,疊奉中央函件催促籌辦,聞已着手彙名登記」,登記收取手續費一元二角,限一個月之內完成此事。[11] 直到 1936 年,廣東省國醫分館正式委託中華國醫學會為「廣東省國醫分

11 謝永光:《香港中醫藥史話》,頁 32。

館香港代理事務處」委任處長（何佩瑜）、副處長、秘書股及醫務股等職位，更設立董事局（由尤列擔任主席）監管事務處的運作。

行業要以持續健康發展，教育後進相當重要。傳統中醫教育靠師徒制，世代承傳。香港可能仿效了西醫的教育方法，以專業技能學校體制培訓青年成為業界人才，如東華醫院創院初期曾開辦醫師授課班。1917 年，陳慶保醫師開辦慶保中醫夜校，以其著述《傷寒類編》作講義授徒。根據國醫大師鄧鐵濤教授所述，1922 年，其父鄧夢覺正式受業於陳醫師，成為日後嶺南的名醫，因此鄧醫師很可能從該校畢業。[12] 又如 1929 年，有「求新中醫學校中醫何佩瑜，教授醫學有年，現特設求新夜學校於對海旺角廣東道⋯⋯聞其學科新舊合參，甚為完備，是以報名掛號者極眾，本港中醫學校當以該校為創始云。」[13] 1930 年，陳伯壇醫師在上環文咸東街文華里開辦伯壇中醫專科學校，以其著作《讀過傷寒論》及《讀過金匱》為教材。1939 年，位於跑馬地一佛教場所香海菩提場內的香港廣東中醫藥學校招收中醫藥學生，凡「中學畢業及有相當程度者」皆可投考，校長為當時在文咸東街開設中藥店，並代表香港藥業界籌款資援廣東中醫學堂的伍耀廷。[14] 醫師多在報章刊登廣告為中醫藥學校招生，隨着報讀人數逐漸增加，醫師對學生的水平及要求也不斷提升。此外，當時除了本地醫師開班授徒，也有不少嶺南名醫穿梭粵港兩地開診，並在工餘時間開辦中醫夜校授課。[15]

---

12 鄧鐵濤（1916-2019），廣東開平人，廣州中醫藥大學終身教授，國醫大師。

13 《工商日報》，1929 年 9 月 9 日。

14 劉永銓：〈十年奮鬥再上路〉，《現代化中醫藥國際協會 10 周年會慶會刊》，2010 年。

15 陳永光：〈香港中醫在回歸前的教育狀況及撮要〉，《香港中醫雜誌》，2015 年第十卷第四期。

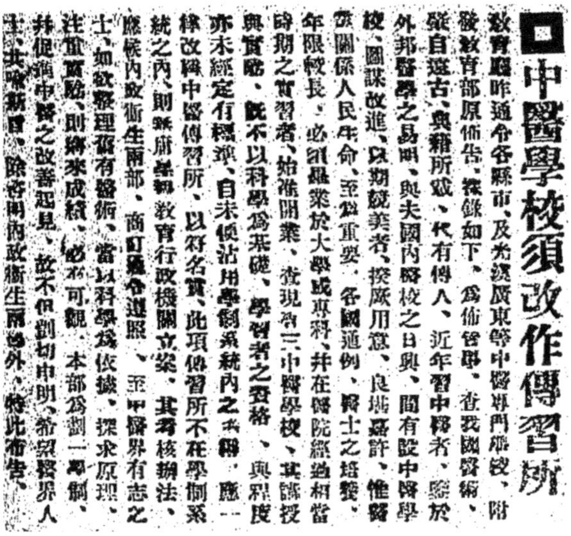

中醫學校須改作傳習所

教育廳昨通令各縣市、及光漢廣東等中醫專門學校、附發教育部原佈告、茲錄如下、「為佈告事、查我國醫術、肇自遠古、典籍所載、代有傳人、近年習中醫者、鑒於外邦醫學之易明、與夫國內醫校之日興、間有設中醫學校、圖謀改進、以期競美者、揆厥用意、良堪嘉許、惟醫道關係人民生命、至為重要、各國通例、醫士之培養、年限較長、必須畢業於大學或專科、并在醫院經過相當時期之實習者、始准開業、查現有之中醫學校、其講授與實驗、既不以科學為基礎、學習者之資格、與程度亦未經定有標準、自未便沾用學制系統內之名稱、應一律改稱中醫傳習所、以符名實、此項傳習所不在學制系統之內、則無庸學制教育行政機關立案、其考核辦法、應候內政衛生兩部、商訂適合遵照、至中醫界有志之士、如欲整理舊有醫術、當以科學為依據、探求原理、注重實驗、則將來成績、必然可觀、本部為劃一學制、并促進中醫之改善起見、故不但剴切申明、希望醫界人士、共喻斯旨、除咨內政衛生兩部外、特此佈告、」

‥中醫學校改為傳習所報道（《工商日報》，1929 年 5 月 23 日）

同一時期，國民政府鼓勵中醫教育辦得專業化和科學化，可以在政府教育體制外有更廣闊自由的發展空間。1929 年，國民政府教育廳頒令中醫學校須改作「傳習所」，而且要中醫師畢業並通過實習方能開診。根據當時報道所載：「查我國醫術，肇自遠古，典籍所載，代有傳人，近年習中醫者，鑒於外邦醫學之易明，與夫內地醫校之日興，間有設中醫學校，圖謀改進，以期競美者，揆厥用意，良堪嘉許，惟醫道關係人民生命，至為重要，各國通例，醫士之培養，年限較長，必須畢業於大學或專科，並在醫院經過相當時期之實習者，始准開業，查現有三中醫學校，其講授與實驗，既不以科學為基礎，學習者之資格，與程度亦未經定有標準，自未便佔用學制系統內之名稱，應一律改稱中醫傳習所，以符名實，此項傳習所不在學制系統之內，則無庸學制教育行政機關立案，其考核辦法，應候內政衛生兩部，商訂適合遵照，至中醫界有志之士，如欲整理舊有醫術，當以科學為依據，探求原理，注重實驗，則將來成績，必然可觀。」[16] 雖然

16 《香港工商日報》，1929 年 5 月 23 日。

中港兩地情況不同，但是香港政府以行政手段打壓中醫業界，而中國政府則務求讓中醫步向國際認可水平，其消極性與積極性有鮮明的對比，當時香港中醫必須加倍努力維持專業，才有繼續執業的機會，若有醫療失誤，必遭到政府採取更強烈的限制，1930 年代的東華財政危機，更能看清港府意圖取替官方中醫服務，本港中醫業只能局限在民間發展。有關 1930 年代香港的中醫學校，茲見下表：

1930 年代前後香港主要中醫學習機構

年份	校名	創辦人、校長或相關人員	備註
1924	伯壇中醫專科學校	陳伯壇	1924 年於廣州創辦。陳伯壇以其著作《讀過傷寒論》及《讀過金匱》作教材。
1935	（無錫）中學研習社	承淡安	1930 年，承淡安在無錫創立，本港醫師盧覺愚、盧覺非、曾天治及謝永光等前往學習。
1938	香港光大國醫學院	阮君實	
1938	香港南國新中醫學校	鄧鐵濤、康北海	
1938	科學針灸醫學院	曾天治	
1939	廣東中醫藥專科學校	伍耀廷、周仲房（教務主任）	原為 1926 年由香港中藥聯商會籌辦之「廣東中醫藥專門學校」。1938 年在跑馬地復課。
1939	華南國醫學院	黃焯南	1939 年《香港華字日報》報道此校聘請三位醫師任教授，分別為管季耀（外科）、管霈民（外科）及廖伯魯（高等顧問）。此校當時位於灣仔馬師道德明中學校內，現今以難查證創校年份及創辦人。

另一方面，雖然當時日本已經成功廢除漢醫，然而有小部分日本醫師認為中西醫術應當取長捨短。1930 年，日本古方派代表人物湯本求真出版一套三卷的《皇漢醫學》。[17] 湯本畢業於日本金澤醫學專門學校，畢業後專門研究漢醫學。[18] 此書集合諸家對漢醫學的研究，由香港醫師黃巖及周子敘譯為中文，因為他們有見本地的中醫及西醫互相詆譭，心感不憤，而湯本的書正好講求中西醫的技術應當互補，因此樂於翻譯，並在香港中華書局出版。[19]

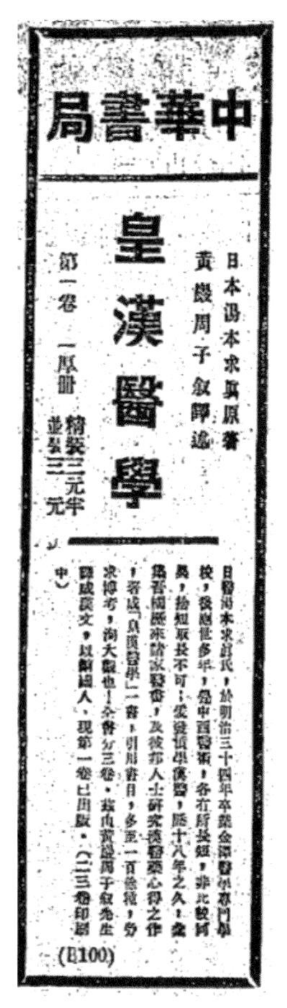

《皇漢醫學》一書出版廣告

香港中醫業界開始有系統的組織起來，可是醫師之間仍然缺乏溝通，每當有行業消息及政策發佈時，醫師沒有管道接收資訊，因此有學會開始出版雜誌，既有利業界內互通消息，也可以更新情況。1931 年，香港中華國醫學會出版期刊《國醫雜誌》。雜誌非定期出版，可能一個月或數月出版一次。[20] 此舉仿效內地國醫學

17　湯本求真（1876-1941），原名四郎右衛門，日本醫師，著有《臨床應用漢方醫學解説》，其所著之《皇漢醫學》一至三卷，於 1927-1928 年間出版，後譯成中文及韓文，在中、韓兩地廣為流傳，影響二地甚深。

18　金澤醫學專門學校創立於 1862 年，原為金澤藩種痘所，1870 年改組為金澤藩醫學館，1887 年創立第四高等學校，1901 年第四高等學校醫學部分立為金澤醫學專門學校，後成為金澤醫科大學。

19　《香港工商日報》，1930 年 4 月 17 日；《皇漢醫學》序。

20　筆者翻查 1931 年 4 月 1 日的《香港工商日報》，及 5 月 12 日《華字日報》均分別載有《國醫雜誌》第三期及第四期出版的廣告，可以推斷是一本月刊雜誌。直至 1937 年 5 月 9 日，又見《國醫雜誌》第廿二期出版的消息，因此按順序推算，應為非定期刊物。

會出版期刊，如上海國醫學會曾出版《國醫雜誌》，出版期刊需要成本，可以反映本地業界發展屬於初始階段。

雖然自 1870 年代起，香港相繼出現了東華醫院、廣華醫院及東華東院等官方中醫診療機構，但直到 1920 年代末，香港中醫界才有顯著的發展。當初香港中醫師只是一群沒有組織，大多為求保命謀生，從戰亂地區逃難來港的人，當華人生病前來就診，他們才能提供診療服務，行業發展顯得相當被動。後來，他們多次在報章上作廣告宣傳，繼而籌辦業界組織、民辦中醫專科學校，還加入國民政府轄下的中央國醫館成為分館，出版業界刊物等，這些都是中醫業化被動為主動的象徵。

英國治下的一百年，香港從村落社會逐漸成為大城市，統治者制訂城市規劃藍圖，展開教育、醫療、工業、貿易等事務。可是，香港作為一個流轉速度極快的華人社會，即使政府動用大量行政手段西化，也只能建立制度，要華人瞬間全盤接受西方的管治模式，跟隨西方的文化相當困難，例如引入行政、立法及司法三權分立的政治概念；引入專上教育制度，成立香港大學，着重科學、西醫及工程訓練，這些政策並非一般華人能夠理解和受惠，故只能作有限度的發展。此外，政府同時尊重華人風俗和習慣，不會對如中醫、民間信仰習俗（如長洲太平清醮及大坑舞火龍等）立法管治，只要沒有動搖到政府的管治即可。因此，中醫業界可以在政府自由放任的態度下發展，持續擴大業界影響力，縱然現已不能知道當時他們的團結程度，但至少不能讓政府輕易消滅，本地醫師就是在這個不穩定的情況下努力維持生計。

當然，中醫要社會大眾信任，願意前往就診，方能繼續生存。可是，回顧當時環境，人們只有重病或不能自行處理的受傷才會就

‥中醫生被檢控報道（《香港華字日報》，1936 年 2 月 11 日）

‥《國醫雜誌》出版廣告（《香港華字日報》，1931 年 5 月 12 日）

診，「治未病」及調理身體只是近年的概念。醫師供應雖多，但不一定有需求，即使技術高明，沒有病人最終都只會自然流失。重要的是，只要醫師診療失誤，便影響行業聲譽，幸而 1930 年代沒有因為醫療失誤導致病人死亡，否則有很大機會遭到政府直接管控，因此，情況可以反映中醫難以在堅實的基礎上建立和發展。[21]

◎　四、抗日戰爭與日佔時期的中醫發展

1937 年，中國和日本全面開戰，中方節節敗退，廣州淪陷後，大量居民逃難來港，香港人口從 1937 年前後約一百萬急升至 1941

21　1936 年 2 月 11 日，《香港華字日報》刊登了一宗「藏毒藥擅施手術」的報道，並標明是「中醫生被告」，案情指一位姓劉的中醫師因胡亂用藥及施手術，導致病人出現痛苦，所幸該病人沒有因此死亡。

年約一百七十萬人。[22] 同時，穿梭廣東和香港的醫師也選擇暫居香港，因此，廣東中醫專科學校及保元中醫專科學校等中醫學校陸續復課，除了造成嚴重的人口負擔，傳染病、饑荒肆虐香港。據醫務處的報告顯示，截至 1940 年 9 月，香港共錄得 763 宗霍亂個案，499 人死亡，死亡率為 65%。東華三院正面對嚴重的醫生病人比例失衡問題，當時東華醫院僅有 16 位駐院中醫，卻要照顧三萬名難民，並需維持每天三小時的贈診街症，因此東華三院中醫編出《驗方集》，節省藥材成本和煎藥時間。1941 年，政府更徵用東華東院為陸軍醫院，讓東華三院更雪上加霜。

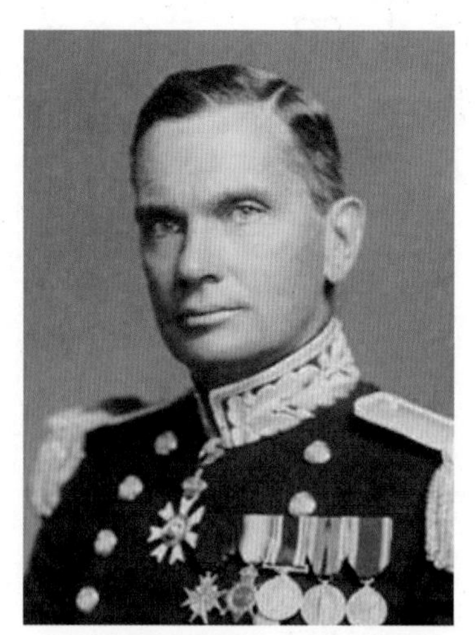

‥港督楊慕琦爵士

自 1940 年代起，日本落實執行大東亞共榮圈，強調要在日本的領導下，使亞洲國家脫離歐洲列強獨立。1941 年 12 月 8 日，日本實施南方作戰計劃，偷襲美國珍珠港、入侵香港、馬來西亞、菲律賓等太平洋地區，太平洋戰爭隨即展開。12 月 25 日，香港總督楊慕琦爵士（Sir Mark Young）宣佈投降，香港進入三年零八個月（即 1941 年 12 月 25 日至 1945 年 8 月 15 日日本無條件投降為止）的日治時期。日本在香港推行皇民化運動，消除英國統治的殖民地色彩，強制同化香港人，又制訂多項措施，包括為香港大小街道重新命名[23]（如將皇后大道中改作「中明治通」），以日本軍票取代港元，以及將不

22 關禮雄：《日佔時期的香港（增訂版）》（香港：三聯書店（香港）有限公司，2015 年），頁 138。

23 《大眾日報》，1942 年 4 月 15 日。

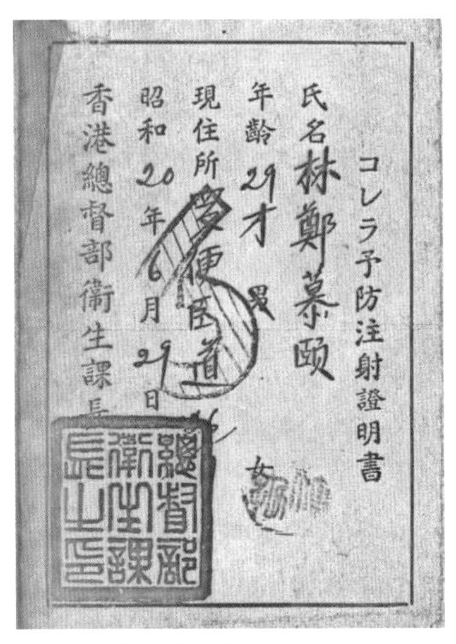

コレラ予防注射證明書

氏名 林鄭慕頤

年齡 29才 男

現住所

昭和20年6月29日

香港總督部衛生課長

‥霍亂予防注射證明書

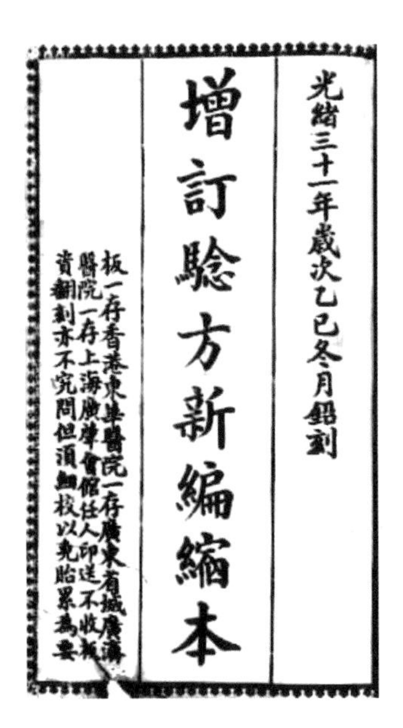

光緒三十一年歲次乙巳冬月鐫刻

增訂驗方新編縮本

板一存香港東華醫院一存廣東省城廣濟醫院一存上海廣肇會館任人印送不收板資翻刻亦不究問但須細校以免貽累為要

‥《增訂驗方新編縮本》

四月十五日

剷除英夷侵畧遺跡
港九街道更易名稱
先改廿六街道餘再行公佈
居民投遞郵件須改用新名

（本報特訊）過去英夷統治香港時期、港九各街道名稱、多冠以所謂有功英夷之名、此種名稱、充滿歐化及富有侵畧性色彩、日軍底定香港後、從事復興東亞、確立共榮圈工作、爲正居民觀聽、對於各街道名稱、前曾擬議更易、茲查新名稱經已確定、昨並正式公布、計更易者凡二十六條、並定本月二十日起實行、其餘審定後再行公佈、此後居民投遞郵件、須一律用新名稱、茲將各街道新舊名稱、對照如下、（鳳）

【新定名稱】	【舊名稱】
中住吉通	干諾道中
西住吉通	干諾道西
東住吉通	告士打道
中明治通	皇后大道中
東明治通	皇后大道東
西明治通	皇后大道西
東昭和通	德輔道中
西昭和通	德輔道西
東大正通	堅尼地道
中大正通	上亞厘道至堅道
西大正通	般含道【灣仔】
八幡通	東海旁【軍械廠至怡和街】
春日通	怡和街
冰川通	高士威道【銅鑼灣】
豐國通	英皇道
出雲通	干讀道
霧島通	寶雲道
香取通	彌敦道【九龍】
鹿島通	太子道【九龍】
香ヶ峯	太平山【九龍】
九龍競技場	京士柏【九龍】
昭和廣場	大鐘樓【舊香上銀行前】
青葉峽	黃坭涌谷
大正公園	兵頭花園
綠ヶ濱	淺水灣
山王台	堅尼地城
元香港	香港仔

‥港九街道易名報道（《大眾日報》，1942 年 4 月 15 日）

少政府或私人物業改裝（例如將學校改作醫院或戰俘營）等，香港的民生和經濟一度陷入停頓。

日治期間資源匱乏，香港出現嚴重饑荒，大量華人嚴重營養不良，以致患上玉蜀黍疹、腸熱症（又稱傷寒病）、痢疾和瘧疾等症狀。玉蜀黍疹即糙皮病（又稱癩皮病），主要是缺乏維他命 B3（煙酸）和蛋白質所誘發，病症包括皮炎、腹瀉、癡呆，嚴重可導致死亡。當時曾流傳一張食療偏方，讓患者可以補充營養：「用白皮白心甘薯連皮煮食，食時和以甜醋，連服數日即可見功……按照中醫的說法，甘薯有健脾養胃，補虛增力之功。」[24] 饑荒引致的病症及流行病相繼而來，可是香港公共醫療設施徹底萎縮，只有十所醫院維持有限度服務，其中有部分更直接被日軍徵用，包括東華三院系統的東華醫院及廣華醫院（東華東院被佔用為陸軍醫院）、瑪麗醫院、西區傳染病醫院、西營盤醫院、精神病院、贊育產院、西區痲瘋病院、九龍醫院及荔枝角醫院。[25]

1942 年，香港結束軍政府狀態，進入民政時期，日本成立「香港佔領地政府」，磯谷廉介中將出任香港總督，處理香港社會事務，尤其關注醫療系統。6 月 12 日，日本軍政府頒佈 1942 年香督令第 23 號及 24 號，分別為〈醫師齒科醫師令〉及施行令，其中一項為「允許中醫（未經正規學習隨意開業的中醫）……從事醫療活動，同意其進行醫生、牙醫業務範圍外的醫療活動。」[26] 7 月成立「總督部香港中醫學會」，學會參考香港中醫的實際情況，訂定中醫資格的標

24 謝永光：《香港中醫藥史話》，頁 37-38。
25 關禮雄：《日佔時期的香港（增訂版）》，頁 178。
26 小林英夫、柴田善雅著，田泉、李璽及魏育芳譯：《日本軍政下的香港》（香港：商務印書館，2016 年），頁 222。

準，11 日至 20 日，在港中醫需到學會登記，由總督部軍醫長按標準評定醫師是否合格，合格者方可執業。根據記錄，1943 年登記的中醫師達 1,475 人。[27] 此外，政府成立的「香港漢藥組合」不久便解散，1942 年改組為「香港中藥組合」，由香港參茸藥材寶壽堂商會[28]、香港南北藥材行以義堂商會[29] 及香港中藥聯商會[30] 組成，共有三百多個商號及藥廠參加，分為藥材批發商、蔘茸行、熟藥行及膏丹丸散（中成藥）等幾個行頭。

太平洋戰爭後期，日本形勢愈趨不利，香港物資出現嚴重短缺。當時中藥價格日益昂貴，東華三院經費緊絀，只能提供有限度醫療服務。主席致函西區區役所所長要求勸令東華租客繳付欠租，從而可繼續為大眾服務，紓民解困。由於東華三院難以負擔如此沉重的成本，政府遂以煎煮中藥繁複費時，西藥相對便於攜帶及貯藏為由，下令取消中醫診療。1944 年 12 月，董事局決議停止中醫贈醫施藥，保留西醫服務，這除了成本高昂外，杜絕抗日分子也是原因之一。[31]

1945 年 8 月 15 日，日本宣佈無條件投降，英國恢復對香港的管治。雖然香港被日本佔領了一段時間，也曾施行皇民化運動，試圖將香港同化，可是只屬短暫時間，很多標誌性建築物尚未建成或在同

27 同上注。

28 1912 年，香港參茸藥材寶壽堂商會由伍耀廷先生創辦，宗旨為鞏固商行間的聯繫，促進各地中藥貿易，謀求社會福利，發揚中藥弘效。

29 1927 年，香港南北藥材行以義堂商會成立，會員為資深的中藥材進出口批發商、中成藥和藥酒進出口經銷商、中藥材飲片及中成藥製造商，以維護商行共同利益，以彰顯「以義取利」為宗旨。

30 1928 年，香港中藥聯商會成立，聯合各幫出入口辦莊、歸片分售、生藥行等組成，積極推動香港中藥業發展，促進同業團結，與中藥學術界聯繫，加強與政府溝通，爭取及維護業界合理權益。

31 劉潤和：〈戰時東華——考驗與超越〉，載於冼玉儀、劉潤和：《益善行道——東華三院 135 周年紀念專題文集》，頁 162-181；謝永光：《香港中醫藥史話》，頁 40、40-44。

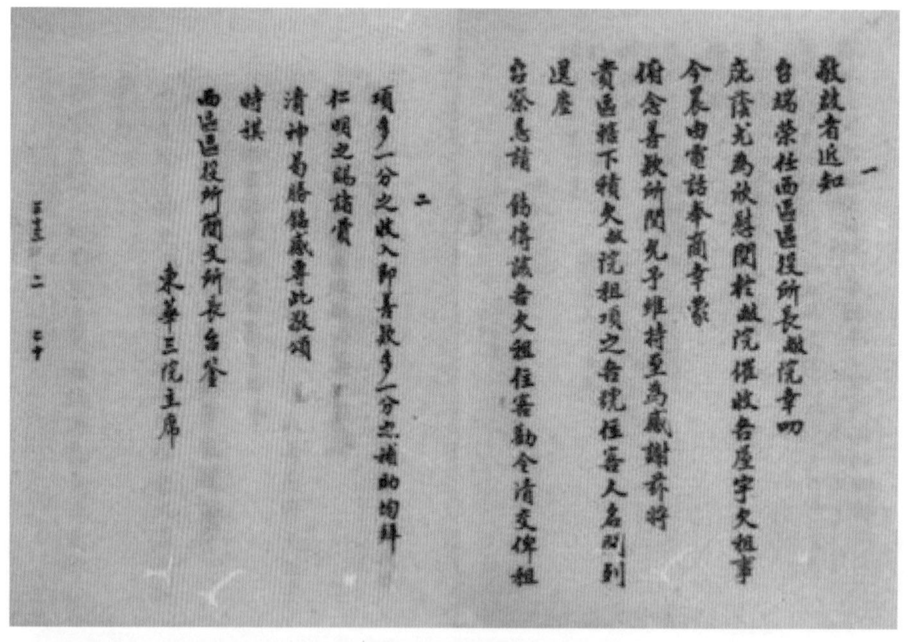

敬啟者，逕知
台端榮任西區區役所長，敝院幸叨
庇蔭，尤為欣慰。關於敝院催收各屋宇欠租事，
今晨由電話奉商，幸蒙
俯念善款所關，允予維持，至為感謝。茲將
貴區轄下積欠敝院租項之各號租客人名列到
還座，
尚祈惠諾，飭傳該各欠租租客，勸令清交，俾租
項多一分之收入，即善款多一分之補助，均拜
仁明之賜。諸費
清神，曷勝銘感，專此，敬頌
時祺
西區區役所蘭支所長台鑒
東華三院主席

‥東華醫院致函西區區役所要求勸令東華租客繳付欠租

化政策徹底實施前，日本已經戰敗。因此，港英政府接任後積極去日化。1945 年，在百廢待興的環境下重新規劃香港藍圖，包括中醫業發展以內的一切事物，重新開始。

◎ 小結

中醫理論是一門按宇宙大自然間陰陽五行學為基礎，經過千年不斷演變而成的學說。醫師透過為與病人的四診和辨症，針對其個人體質，實際地理環境和氣候變化，憑經驗判斷病症及決定處方分量，因此每位病人的藥方均與別不同。香港開埠後，運輸業頻繁發展，各國貨物與文化魚貫交往，醫藥衛生因受到新事物的衝擊，自也不會停滯不前，大眾透過長期觀察，也加深對西醫理論的認識。儘管港府及知識分子有意取替傳統中醫藥，可是中醫藥仍能展現堅韌的生命力，究其原因是中醫藥文化已長年滲透到廣大華人生活之內，形同骨髓，成為生活不可或缺的部分，因此本地中醫業得以在民間持續發展。又基於香港政府將中醫發展局限於「個體戶」層面，任其自生自滅，反為業界帶來自由發展的契機，諸如醫師或中醫會社可以自行辦學，培訓新進。加上香港環境特殊，不少中醫師穿梭香港和內地，他們既在香港又在內地執業，甚至加入國民政府轄下的中央國醫館系統，取得專業認證，他們在中港兩地行醫自然帶動了香港中醫業界的發展。可惜內地及香港受日本侵華影響，被鐵蹄蹂躪，滿目瘡痍、百業蕭條，市民生活艱苦。日本投降以後，社會一切幾乎由零開始，中醫業界元氣大傷，需要一段頗長的時間才能恢復發展。

第五章
戰後至五十年代的香港中醫（1945-1960）

1945 年 8 月，日本宣佈無條件投降，結束三年零八個月的統治。9 月 1 日，英國接管香港後，致力重建社會秩序，復甦經濟。日治期間，日軍硬性規定港人以軍票為交易貨幣，禁止港元流通和私藏。可是，當日本投降後，港英政府宣佈恢復港元為法定貨幣，日本軍票作廢，使很多人一夜間一無所有。同時，國共內戰又令五湖四海的國民南遷香港，令香港人口高速膨脹。雖然公共設施如水電供應及醫療系統大致恢復正常，但物資仍是相當短缺。

大眾貧困之餘，伴隨着長期飢餓和疾病。可是，東華醫院和廣華醫院只有中醫門診部，贈醫卻不施藥，市民就診後無藥可服。當時政府因忙於戰後重建，對中醫政策並無太大變動，反而為民間中醫提供了良好的自由發展空間，民間中醫贈醫施藥顯得十分重要，也促進了業界發展。除了診療服務，戰後至 1950 年代也是中醫業界重組及恢復的時間，故本章將會藉此深入探討此時期的運作與發展。

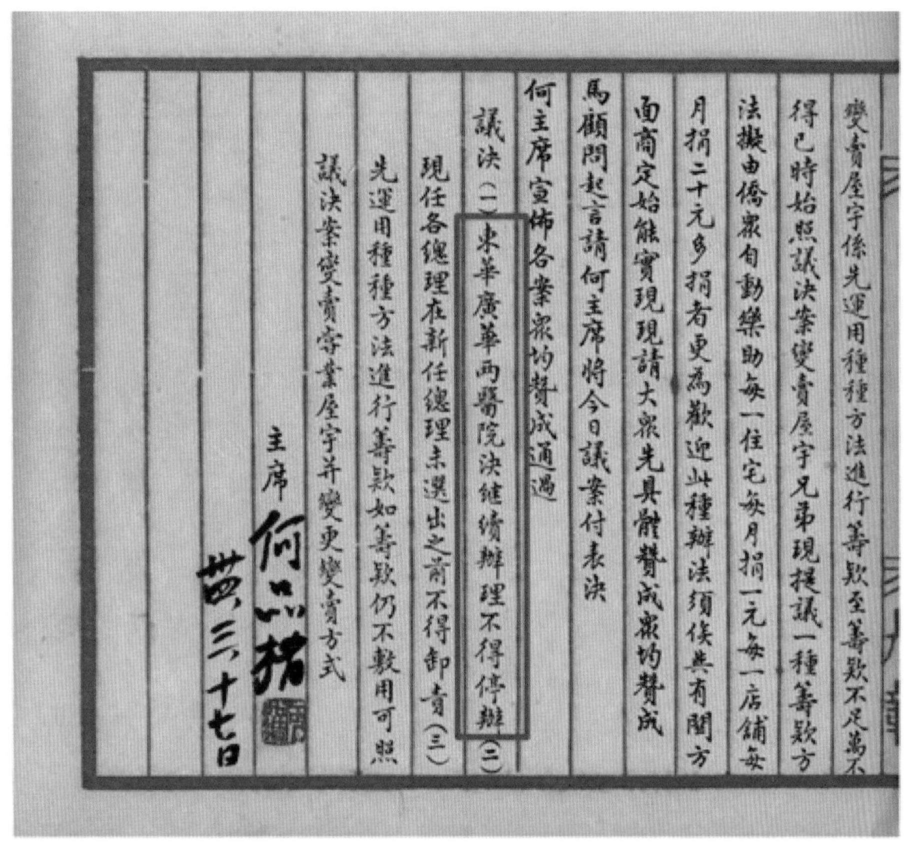
變賣屋宇係先運用種種方法進行籌款至籌款不足萬不
得已時始照議決案變賣屋宇兄弟現提議一種籌款方
法擬由僑衆自動樂助每一住宅每月捐一元每一店舖每
月捐二十元多捐者更為歡迎此種辦法須俟與有關方
面商定始能實現現請大衆先具體贊成衆均贊成
馬顧問起言請何主席將今日議案付表決
何主席宣佈各案衆均贊成通過
議決（一）東華廣華兩醫院決繼續辦理不得停辦（二）
現任各總理在新任總理未選出之前不得卸責（三）
先運用種種方法進行籌款如籌款仍不敷用可照
議決案變賣寺業屋宇并變更變賣方式
主席　何品楷
卅　三　十七日

‥1945 年 3 月 17 日，東華三院何品楷主席宣佈繼續辦理中醫贈醫施藥。

◎　一、香港中醫團體

二戰以前，香港中醫師曾先後以團結中醫，反對廢除中醫風潮為名成立了三個團體，包括僑港中醫公會、香港中華國醫學會和僑港國醫聯合會。日治期間，一切組織陷於停頓，直至戰後才陸續恢復會務。部分中醫師另組香港國醫公會、九龍中醫師公會。為了解決中醫業界各自為政的局面，時任國民大會中醫師公會代表賴少魂醫師曾促成港九中醫師公會，成為政府唯一認可的中醫社團，公會嘗試解散原有多個團體，可惜因為人事複雜而不成功，公會最終亦名存實亡。[1]

成立業界團體有四個宗旨：

· 團結及整合業界網絡，組織行內活躍份子或代表定期會議互通消息、辦學培育新晉、舉辦學術研討會、展覽會、出版刊物等促進及鞏固業界發展；
· 維護及爭取業界權益，並回應與其相關的政府政策；
· 回饋社會，照顧弱勢社群，承擔社會責任；
· 舉辦聯誼活動。

（一）僑港中醫公會[2]

1929 年，與孫中山先生並稱「四大寇」的尤烈醫師認為，在「物競天擇時代，不論任何職業，均應有其團體組織，尤其是中醫界不能例外」，因此他聯同鄧瑞生先生成立僑港中醫公會，推舉鄧氏為會長，意在團結香港中醫界同仁。[3] 內地廢止中醫風潮期間，公會發起

---

1 賴少魂（1905-1971），廣東大埔人，曾任廣東省中醫公會理事長，廣州中醫師公會理事，著有《針炙學歌訣》、《賴氏醫案》及《中國醫藥診斷與治療》等。

2 〈僑港中醫公會沿革史〉：「本港中醫界之有團體組織，以本會為最先，亦以本會所負責任為最艱巨，蓋從前中醫界各處一隅，人心散漫，大有雞犬相聞，老死不相往來之慨，幸同業尤烈，本其平生從事革命之熱情，以當此物競天擇時代，不論執任何職業，均應有其團體組織，尤其是中醫界不能例外，乃聯絡鄧（鄭）瑞生先生，發起中醫公會，從事徵求會員，顧事圖始，同業未感興趣，仍懷觀望，後由尤同業備舉種種理由，奔走呼號，各同業始大受感動，紛紛參加，一如倦鳥投林，因於民國十八年十二月五日（1929 年），在香港大道中，何東行，開成立大會，討論結果，定名僑港中醫公會，公推鄭瑞生為會長，負責推進會務，逐開本港中醫界團體組織之先河，亦即本會之搖籃時代。」引自《中華民國四十六年中醫藥年鑑 1957》，頁 225。

3 《中華民國四十六年中醫藥年鑑 1957》，頁 225。

中央國醫館電令中醫登記

自中央國醫館成立、各省組織分館、爭先恐後、香港為特別區、僑港中醫公會、叠奉中央函件催促籌辦、聞已着手彙名登記、限一月內竣事、連手續費收銀一元二角云、

中央國醫館令中醫登記廣告（《工商晚報》1932 年 8 月 8 日）

護醫行動，以尤烈為首的四人代表團趕赴內地請願。戰後，該會採取理監事制，1950 年 7 月選出應屆理監事，[4] 繼而成立「會立中醫學院」培養了許多中醫人才。

（二）香港中醫師公會

香港中醫師公會前身為中華國醫學會，成立於 1929 年，與僑港中醫公會的成立背景相似，旨在團結醫師，對抗當時的廢除中醫風潮。[5] 1931 年，學會出版第一本中醫期刊《國醫雜誌》。1932 年 8 月 2

4　《華僑日報》，1950 年 7 月 14 日。

5　1929 年 2 月，國民政府第一屆中央衛生委員會議，通過了余雲岫提出的「廢止舊醫以掃除醫藥衛生之障礙案」，引起全國中醫及社會各界關注。捍衛中醫藥行業的合法地位和利益，一直以來都是香港中醫藥團體的第一要務。中醫風潮爆發，尤列組織中華國醫學會，參與者有何佩瑜、黎琴石、盧梓登、盧覺非、陳濟民、梁朝浦、李翰芬、林繼枝、陳秩雲、石媿生、廖孟培、弘耀南 12 人，以梁朝浦醫館為籌備處，公推尤列為幹事長，何佩瑜為學術主任，盧覺非起草會章，何佩瑜、梁朝浦、黎琴石、李翰芬 4 人，辦理呈請註冊事宜。1930 年，公會獲華民政務司核准成立，會員 30 餘人。

日，中華國醫學會提出本地醫師及藥店應向中央國醫館[6]登記註冊，以維護業界自身利益。

1933 年 12 月 15 日，南京立法院會議通過《國醫條例》，學會同仁發現通過之十條例與中央國醫館所原訂者刪去逾半，並將審查國醫資格、給發執照證書、管理醫藥權限完全刪除，故開會討論力爭中央國醫館一切權限。1936 年 3 月 16 日，廣東省國醫分館委託中華國醫學會為廣東省國醫分館香港代理事務處，處理香港醫師及藥店向中央登記事務。3 月 21 日，中華國醫學會改名中國國醫館香港分館。

日本投降後，盧覺非、陳濟民、盧梓登、譚寶鈞成立香港國醫公會，負責恢復香港中華國醫學會會務及籌備國醫研究所，視該會會員為當然會員，並以該會為會址。[7]早於 1944 年，國民政府頒佈《醫師法》，第五章〈公會〉其中一條列明：「醫師公會之區域，依現有之行政區域，在同一之區域內同級之公會以一個為限。」[8]因此，1946 年 12 月，盧覺非等人依據條文合併香港中華國醫學會及香港國醫公會，改組為香港中醫師公會，並隨即加入廣東省中醫師公會聯合會，以及全國中醫師公會，成為國民政府法定的醫師公會。[9]

---

6 1931 年 3 月 15 日，中華國醫學會宣佈中央國醫館舉行籌備成立會。8 月 15 日，中央國醫館正式成立。到第二屆理事選出，香港中醫藥界有 3 人當選，包括中華國醫學會的何佩瑜、香港中藥聯商會的劉麗堂、香港參茸藥材商會的伍耀廷。1935 年 12 月，中央國醫館設立處方鑑定會，以便對應法院遇有發生處方訴訟案件。

7 謝永光：《香港中醫藥史話》，頁 337。

8 《醫師法》（民國 32 年），第二十九條。

9 謝永光：《香港中醫藥史話》，頁 337-338。

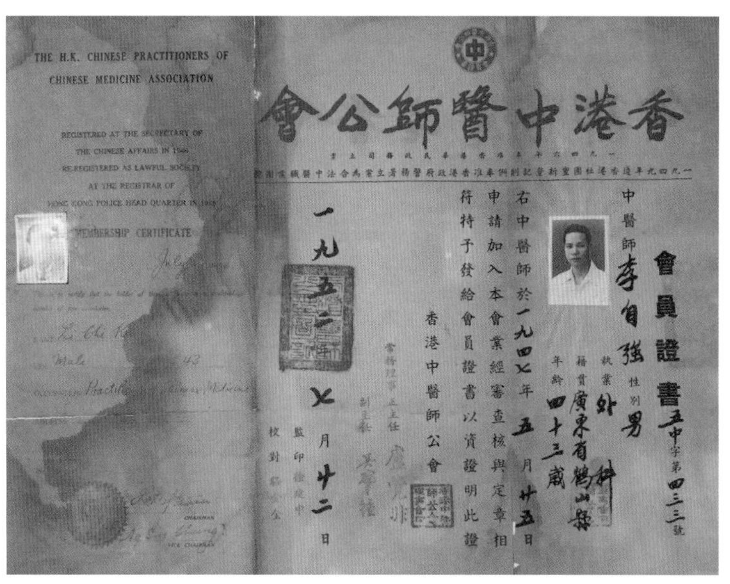
THE H.K. CHINESE PRACTITIONERS OF
CHINESE MEDICINE ASSOCIATION

REGISTERED AT THE SECRETARY OF
THE CHINESE AFFAIRS IN 1946
RE-REGISTERED AS LAWFUL SOCIETY
AT THE REGISTRAR OF
HONG KONG POLICE HEAD QUARTER IN 1949

MEMBERSHIP CERTIFICATE

CHAIRMAN
VICE CHAIRMAN

香港中醫師公會

會員證書 五中字第四三三號

中醫師李自強 性別男
執業外科
籍貫廣東省鶴山縣
年齡四十三歲

右中醫師於一九四七年五月廿五日申請加入本會業經審查核與定章相符特予發給會員證書以資證明此證

香港中醫師公會

常務理事正主任
副主任
監印
校對

一九五二 七月廿二日

‥香港中醫師公會會員證書

（三）僑港國醫聯合會（香港九龍中醫公會）

僑港國醫聯合會原是戰前的中醫組織，成立於 1931 年。當時一眾中醫師「以中國固有道義，聯絡同業感情，提倡國醫學術，不趨派別，在醫言醫為宗旨」為名，成立僑港國醫聯合會，又名香港九龍中醫公會。[10] 公會由呂哲公擔任永遠會長，黃北海及梁潤森為副會長，旨在面對當時局勢動盪和廢除中醫風潮期間團結業界，讓中醫業界得以延續。[11]

1937 年，中日抗戰爆發，外地僑胞，同仇敵愾，港僑尤不甘後人，僑港國醫聯合會同仁以國家興亡，匹夫有責，由會領導勸捐募

10 《中華民國四十六年中醫藥年鑒 1957》，頁 227。
11 同上注。

債，組織救傷，作為政府後盾。抗戰時期，西方藥物求過於供，常告斷市；中國醫藥經數千年傳世，功效盡彰在人耳目；妙藥隨地叢生，俯拾即得，善用即能救國濟群，不假外求，故倡辦國醫國藥傷科速成班，編印《國醫國藥傷科速成學》一書，得到果菜行工會支持，借會場招生開課，公推呂哲公為總監，黎鏡湖任校長，潘海孫、莊一新、盧覺憲、趙子雲等人分任教師。

香港淪陷期間，該會的財物檔案被洗劫一空，會務暫停。[12] 日本投降後，公會同仁迅速復員，並向國民政府提呈復會。翌年，獲准增加「香港九龍中醫師公會」一名，而中央國醫館特別委任呂哲公為中央國醫館香港分館館長、潘伯為副長，另一副長則等候「中藥行」選舉後再呈報。當時中醫名碩雲集，又得外交部駐港特派專員郭德華、香港華民副司憲鍾境培鼎力扶持，促成本地第一次全港中醫擴大聯合的契機。

然而，國醫館內因人事權力鬥爭，呂哲公及潘伯退位讓賢，辭任分館長及一切職務，香港國醫分館乏人管理，儘管運作如常，影響已大不如前。1952 年 8 月，僑港國醫聯合會再向當局解釋要求請豁免中醫登記費。[13]

（四）九龍中醫師公會

九龍中醫師公會是戰後創辦的中醫業組織。香港中醫師公會原意在九龍區設立分會，可是根據國民政府《醫師法》，一個行政區域只

12 同上注。
13 〈豁免中醫登記費〉，《華僑日報》，1952 年 8 月 24 日。

可有一個醫師公會，九龍和香港同屬一個行政區域，但中醫師可以另組醫師公會。[14] 因此，1946 年初，鄧鶴年、尹民等醫師籌組九龍中醫師公會，初組時襄借深水埗基隆街九十二號三樓龍慶佛堂部分地方為臨時會址，並向港府華民政務司署申請備案。9 月底奉准註冊為合法團體。1948 年 6 月，會務日益發達，基隆街會址不敷應用，熱心會員捐助頂手費數千元，購入深水埗南昌街 104 號三樓為會所，可惜年久失修，殘危不堪使用。1954 年 11 月，再由熱心會員捐助遷建費數千元，覓得旺角新填地街 377 號三樓，公會至此基礎遂鞏固下來。

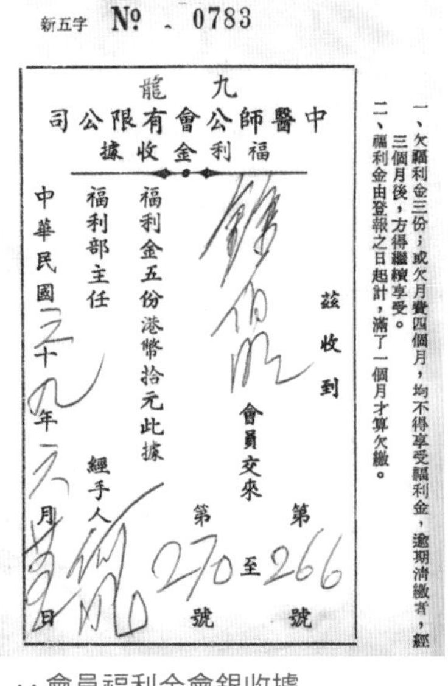
新五字 №. 0783

九龍中醫師公會有限公司
福利金收據

茲收到
會員交來第 266 號至第 270 號
福利金五份港幣拾元此據
福利部主任
經手人
中華民國三十九年六月　日

一、欠福利金三份，或欠月費四個月，均不得享受福利金，逾期清繳者，須三個月後，方得繼續享受。
二、福利金由登報之日起計，滿了一個月才算欠繳。

‥會員福利金會銀收據

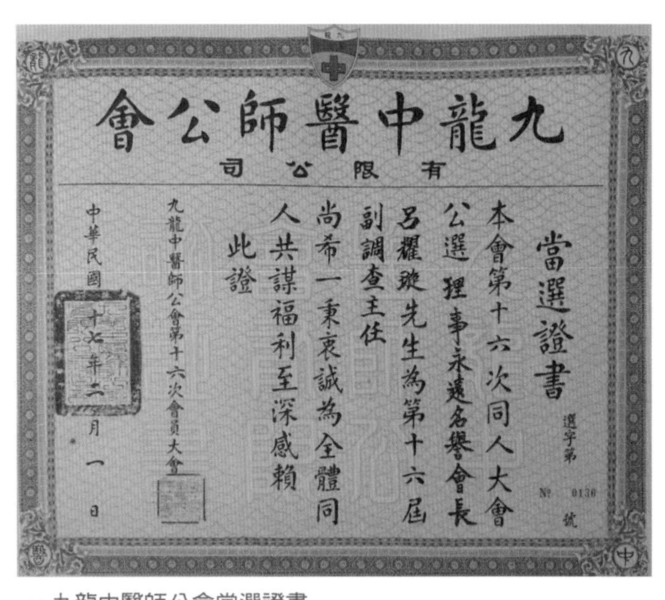
九龍中醫師公會有限公司

當選證書　選字第 № 0130 號

本會第十六次同人大會公選理事永遠名譽會長呂耀璇先生為第十六屆副調查主任尚希一秉衷誠為全體同人共謀福利至深感賴

此證

九龍中醫師公會第十六次會員大會

中華民國十七年二月一日

‥九龍中醫師公會當選證書

14 《醫師法》（民國 32 年），第二十九條。

1957 年，九龍中醫師公會先賢，為培育中醫英才，集合學博功深之明師，創辦晚間「會立九龍中醫學院[15]」，課程為四年制之融合古獻中醫學及辨證施治診療學，如《傷寒論》、金匱、方劑、溫病、婦兒科、內科、針灸、骨傷、中藥炮製等科。同時，為了灌輸及加強學員臨床診治學識及經驗，學院為實習課程之學員提供兩年制之「帶教[16]」。臨床實習之訓練，設有全年贈醫贈藥之間臨床中心，惠及貧苦病者。院務及贈藥經費雖然龐大，幸有賴各首長、理監事、導師、學員及各界善長鼎力支持，慷慨捐助。

（五）港九中醫師公會

歷年來，中醫業界都以團結中醫師為名成立公會，可是這些公會數量日趨增加，卻各自為政，如同散沙，似乎遺忘了團結本意。[17] 1948 年，賴少魂醫師途徑香港[18]，希望取消原有五個中醫公會的名義，創立統一機構，因此聯絡各團體代表尋找資助。各公會代表齊集討論後，議決成立港九華僑中醫師公會整理委員會，由賴少魂醫師擔任主任委員，負責籌組醫師公會。他們向華民政務司署備案，當局下

15 九龍中醫師公會商討籌設中醫學院事宜，見〈中醫公會籌設學院〉，《大公報》，1956 年 9 月 3 日。

16 由資深醫師指導學員，「帶教」老師本身具備豐富臨床實踐經驗，學院配合課程加強教學技巧。

17 謝永光：《香港中醫藥史話》，頁 340。

18 1948 年冬，賴小魂醫師來港，眼看港、九兩地醫會繁多，毫無系統。各掌門戶，標榜對醫藥之研究難趨一致，不單無補時艱，且有日趨沉淪混亂之虞。賴小魂不惜以金錢、人力、時間和精神，奔走向各方聯絡，召集各中醫會理事進行會議，謀求組織統一港九各中醫會，期望團結醫界。

令將「僑港」二字刪去，因此正式名為港九中醫師公會。[19]1948 年，新成立的公會為會員辦理註冊登記，包括重新登記原有五個公會會員及新會員。直至 1949 年 9 月，會員達到 700 人。

加入港九中醫師公會的公會名單

公會名稱	成員
香港中醫師公會	唐天寶、任少農、蘇兆清
中華醫師會	阮逸雄、楊威、黎建公
九龍中醫師公會	黃石公、鄧鶴年、馬麗江
僑港國醫聯合會	王廣發、梁永亨、曾鼐光
僑港中醫公會	李法和、溫天然、李秋銘

公會正式展開服務後，履行一般業界團體的宗旨，為會員及香港中醫界作出貢獻。首先，團結及整合業界網絡，除了積極吸納本地中醫師加入公會，也為公會醫師門診劃一收費為三元。其次，設立福利組提供會員福利，為逝世醫師的家屬送上約五百元帛金，減輕辦理喪事的負擔，如會員貧病交迫，無力維持生活，公會會安排贈予醫藥及提供部分生活費。[20] 第三，致力爭取本地中醫合法地位，於每年三月十七日的國醫節舉辦慶祝活動，讓中醫業界毋忘歷史。[21]

19 同上注。
20 《華僑日報》，1949 年 5 月 25 日。
21 同上；另見 1952 年至 1954 年 3 月 17 日至 19 日的《華僑日報》或《工商日報》。

雖然公會為中醫界作出貢獻，仍難以紓緩業界各行其是的局面。1949 年，公會首次會議後獲《華僑日報》刊登，可是香港中醫師公會、香港九龍中醫師公會及九龍中醫師公會質疑報道，指公會為合法團體的說法，公會致函《華僑日報》要求向公眾澄清，它們都是政府註冊的合法團體，並「對各單位成立統一機構予以否認」，報社回覆「應自行登報聲明或直接向港九中醫師公會交涉……絕無理由要求本報更正」。[22] 同年 4 月 9 日，公會正式開幕，《華僑日報》稱公會「為本港各中醫會聯合組織之統一機構，已獲香港政府批准立案，並經奉國民政府僑務委員會核定……是本港中醫界唯一之合法社團」。[23] 公會無法融合內部的各個勢力，當有感地位受損時，即時澄清團體的法定地位。註冊中醫學會永遠會長陳抗生曾云：「港九中醫師公會的組合，雖以聯合形式出現，會務也不斷興旺，但不久各會再度恢復活動，組合也漸趨失敗。」[24]

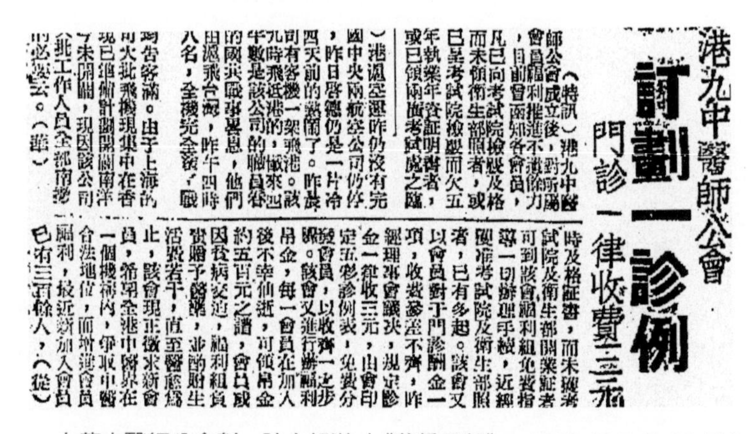

港九中醫師公會
訂劃一診例
門診一律收費三元

（特訊）港九中醫師公會成立後，對所屬會員福利推進不遺餘力，目前曾函知各會員，凡已向考試院檢覈及格而未領衛生部照者，或已呈考試院檢覈而欠五年執業年資証明書者，或已領兩廣考試處之臨時及格証書，而未獲考試院及衛生部開業証者可到該會福利組免費指導一切辦理手續，近經呈准考試院及衛生部照者，已有多起。該會又以會員對于門診酬金一項，收費參差不齊，昨經理事會議决，規定診金一律收三元，由會印定五彩診例表，免費分發會員，以收齊一之步驟。該會又進行辦福利吊金，每一會員在加入後不幸仙逝，可領吊金約五百元之譜，會員或因發病[illegible]迫，福利組負責贈予醫藥，並酌助生活費若干，直至醫愈爲止，該會現正徵求新會員，希望全港中醫界在一個機構內，爭取中醫合法地位，而增進會員福利，最近新加入會員已有三百餘人。（從）

‥九龍中醫師公會劃一診金報道（《華僑日報》，1949 年 5 月 25 日）

22 《華僑日報》，1949 年 3 月 17 日。

23 《華僑日報》，1949 年 4 月 9 日。

24 陳抗生：〈香港中醫社團的發展簡史〉，《香港中醫雜誌》，2010 年第五卷第二期。

下表為 1948 年至 1950 年，即港九中醫師公會成立前後一年間香港註冊的中醫團體：

1948 年至 1950 年的中醫團體表[25]

年份	團體名稱	負責人
1948	九龍中醫師公會	黃石公
	香港中醫師公會	盧覺非
	僑港中醫公會	區伯明
	僑港國醫聯合會	（空）
	華南國醫學院畢業同學會	陳繼堯
1949	香港九龍中醫師公會	（該年未有列出負責人）
	香港中華醫學會	（該年未有列出負責人）
	港九華僑中醫師公會	（該年未有列出負責人）
	僑港中醫公會	（該年未有列出負責人）
	僑港國醫聯合會	（該年未有列出負責人）
1950 及 1951	港九中醫師公會	（該年未有列出負責人）
	港九華僑中醫師公會	（該年未有列出負責人）
	僑港中醫公會	（該年未有列出負責人）
	僑港國醫聯合會	（該年未有列出負責人）

25 《香港年鑑》（香港：華僑日報出版部，1948 年）；《香港年鑑》（香港：華僑日報出版部，1949 年）；《香港年鑑》（香港：華僑日報出版部，1950 年）。

◎ 二、香港中醫教育

一個行業要持續運作及興盛，才不致成為夕陽行業，那需要前輩不斷將技術向後晉承傳及發揚，方能擴大業界的影響力。中醫業也是一樣，除通過興辦教育，培養新一代醫師，推廣中醫文化外，還要讓醫師及公會獲得一定收入，使他們維持生計和營運。戰前有不同名醫開辦學校，包括何佩瑜醫師的求新中醫學校、陳伯壇醫師的伯壇中醫專科學校、王道醫師的保元中醫專科學校、伍耀廷醫師的香港廣東中醫藥學校，以及曾天治醫師的科學針灸醫學院等。戰後學校更如雨後春筍般出現，公會及私人興辦的學校，不論架構或數量都比戰前更具規模。

（一）國醫研究所

國醫研究所於戰前成立，盧覺愚醫師擔任首任所長[26]，日治期間停辦。1946 年 12 月，香港中醫師公會改組完成後[27]，恢復籌備國醫研究所。翌年 2 月，研究所正式復辦，由享負盛名的醫師擔任教師，教授各類專科。在開幕典禮上，曾任東華醫院理事會主席的何甘棠太平紳士展開第一場學術講座，題為〈毒春瘟（腦脊髓膜炎）良方〉。往後每兩星期舉辦一次講座，持續至 1970 年代，並與市政局合作，

26 香港中醫多用學徒制傳授新人，戰前潘陸仙、陳伯壇、陳慶保等人都曾設帳授徒，但設備簡陋、教材貧乏。中醫團體公開設中醫藥講座，最先由中華國醫學會（香港中醫師公會前身）盧覺愚等人提倡。

27 香港中醫師公會，由中華國醫學會和香港國醫公會合併而成。1946 年 11 月 7 日，依法呈奉香港華民政務司 701 號批准立案。

‥國醫研究所招收會員廣告（《華僑日報》，1947 年 12 月 8 日）

廣邀醫師前往中區大會堂及市政局灣仔圖書館演講，讓市民可以在閒暇時間獲得更多中醫學知識。而且，舉辦講座可讓一班醫師聚集互通資訊，對鞏固業界、整合網絡皆有正面作用。

以下是有關國醫研究所教職人員表：

國醫研究所教職人員表[28]

所長	盧覺愚（首任），蘇二天（第二任），劉雲帆（第三任）
統計課長	盧覺非
教材課長	陳濟民
所監	黎琴石、盧梓登
講師	黃焯南、何甘棠、梁心、譚仲、謝家寶、周懷璋、周仲房、廖伯魯、秦小琪、蔣法賢
傷寒科	談琴生
金匱科	關伯廉

28　謝永光：《香港中醫藥史話》，頁 338。

（續上表）

溫病	劉雲帆
醫史	陳濟民
內經	張忠
病理	潘詩憲
生理	談琴生
診斷	陳永梁
方劑	朱敬修
婦科	陳汝器
兒科	羅伯堯
眼科	李藻雲
針灸	曾天治
喉科	鄔璧泉
外科	歐冠英
皮膚科	黃勝彬
傷科	弘耀南

（二）中醫研究院

中醫研究院前身為港九中醫師公會附設醫師研究所。1950 年 9 月，香港九龍中醫師公會成立學務委員會，籌募經費興辦教育，委員包括蘇二天、陳柳一、伍卓琪、鄔復初、林金湯、劉雲帆、黎健公、徐子真、廖本良、陳居霖、陳濟民、蘇兆清、施太平等。1959 年，學校正式開幕，定名為港九中醫師公會附設醫師研究所，學務委員會負責主理研究所事務，研究科目包括傷寒、金匱、溫病、婦科、兒科、外科、傷科、診斷、藥物、方劑、解剖及生理等，並定期舉辦醫學講座。研究所對研究生入學有一定要求，「研究期間定為一年，研究員資格，以曾在醫學院畢業，或曾在各地執業中醫，欲求深造者，始獲入學研究」，首屆結業的研究員達到四十五人。[29] 1971年，改名為中醫研究院，行董事制，改由董事會負責主理，伍卓琪任董事長，楊日超任首屆中醫研究院院長，其他董事包括譚寶鈞、陳建邦及盧健榮等。

（三）九龍中醫學院

九龍中醫師公會成立後，一直計劃興辦中醫教育，只是礙於要先解決公會會址問題，方能籌劃興建院校。最終在 1950 年代中，第八屆理事長譚逑渠醫師在任期間，創立了九龍中醫學院，李燮卿任首任院長。

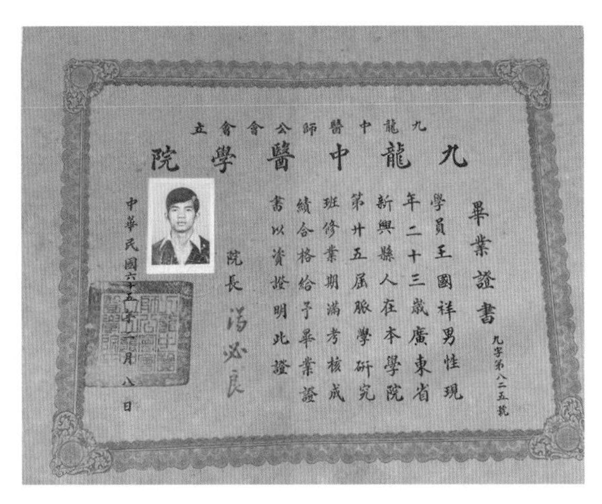

九龍中醫師公會會立
九龍中醫學院
畢業證書
九字第八二五號
學員王國祥男性現年二十三歲廣東省新興縣人在本學院第廿五屆脈學研究班修業期滿考核成績合格給予畢業證書以資證明此證
院長 湯必良
中華民國六十五年[illegible]月八日

‥九龍中醫學院畢業證書

29 〈港九中醫研究院史略〉，港九中醫師公會有限公司，檢索日期：2021 年 6 月 18 日。網址：https://www.ahkkpcmltd.org/%E4%B8%AD%E9%86%AB%E7%A0%94%E7%A9%B6%E9%99%A2%E7%B0%A1%E4%BB%8B/

（四）香港菁華中醫學院

1953 年秋，范兆津醫師創立香港菁華中醫學院，取名「菁華」，有去蕪存菁，發揚中醫藥學術的意思。學院為三年全科學制，分基礎、應用及臨床三部分，編訂系統教材。范兆津任院長，梁永亨任院務主任、黎錦健任教務主任，林君溥訓導主任。根據范兆津在《香港菁華中醫學院四十八周年紀念特刊》所記，學院在基礎醫學方面，將生理、病理、診斷及治療，以內經為基本理論依據，並用現代醫學作引證，作中西醫學結合的基礎；應用醫學方面，則是內科學以研究疾病為主，編排不同疾病作深入研究，以辨證施治為主要運用原則，分別引證傷寒、金匱及溫病學說；至於臨床醫學是「活的課程」，以個別醫案為研究對象，提供實習機會，讓學員學以致用，完成整個學習過程，即完成了全科的訓練。[30]

學院以三年制夜校教育為主，針對學制重新編訂系統教材，刪繁提要，去蕪存菁，採集先賢診療經驗，配合時代新知，以「內經」為基本理論根據，內科以疾病研究為主，辨證施治為原則，與《傷寒論》、《公匱要略》、《溫病條辨》等互為經緯，互相印證。

1955 年，學院增設夜間贈診室[31]，配合三年級臨床實習，亦對社會貧病救濟略盡綿力。1957 年，增設創傷科專班，旨在發揚中國傷科學術。1961 年，增設一年制研究院課程，強調與時並進，以病論

30 范兆津：〈發刊詞〉，《香港菁華中醫學院四十八周年紀念特刊》，2002 年。

31 菁華中醫學院增設學夜間贈診所，長期贈醫贈藥，每日午後七時半至八時半，不收掛號費，目的在配合三年級臨床實習課程，而對社會貧病的救濟，略效綿力，每一病者，先經學員診斷及處方，後由主診教授批改及詳細解釋，但交給病者的處方，有主診教授所擬定。參見《菁華中醫學院概況》。

港中醫中藥十團體
聯署對草稿意見書
反對刪除促進中西醫藥發展字句

【本報訊】為對基本法草稿修訂中醫藥條文表達意見，爭取日後香港中醫中藥應有的合法地位，來自本港十個中醫中藥團體的成員和個人執業中醫中藥界人士，於最近舉行研討會。與會人士對近日草委會文教專題小組在修訂基本法草稿第一百四十五條條文時建議刪除其中「促進中西醫藥的發展」的字句表示強烈不滿，認為刪除此句顯然是忽視日後中醫中藥的合法地位，使人們對香港中醫中藥前途的信心大大受挫。

為向草委會反映本港中醫中藥同業對基本法修訂條文的意見，當晚與會的七十一位中醫中藥界人士通過成立香港中醫中藥界關注基本法草稿修訂中醫藥條文籌備委員會，並即席起草和通過聯署一份意見書和繼續邀請其他中醫中藥同業參加聯署。籌委會將於一月四日（星期三）下午五時集體前往基本法諮委會辦事處約見本港草委及諮委會執委，遞交意見書和反映意見。

中醫藥團體對《基本法》草案提出意見報道（《大公報》，1989 年 1 月 1 日）

證，以證論病，將傳統中醫藥學說納入現代醫學。學員需要提交論文及進行實習教學，經導師評定合格，頒發結業文憑。1963 年，學院再增設討論課程，聘李育才、余慶超及柯若瀾為講師。1972 年，全科畢業證書及臨床實習證書，改用中英對照。定期舉辦醫藥菁華講座，邀請中、西醫界名流專題學術演講，如日本知名漢醫學家阪口弘、上野巍、內地中醫學家陳可冀等學者，都曾到訪菁華中醫學校。

學院增設研究院自創校以來從未獲政府資助，甚至未獲政府承認為合資格的中醫學院，卻堅持辦學數十載，為香港中醫界負起扶掖後輩的重大責任。[32]

1988 年 12 月，菁華中醫學院致函香港中醫中藥界關注「基本法草案稿」[33] 修訂中醫藥條文研討會，贊成未來基本法條文中加入「香港特別行政可自行制訂醫療衛生政策，促進中、西醫藥的發展」等文字。1995 年，范兆津院長被隸屬政府的「香港中醫藥發展籌備委

32 謝永光：《香港中醫藥史話》，頁 109。

33 基本法起草期間，第六章第 145 條有關醫療服務的條文「促進中西醫藥發展」的字眼被刪除。經本港中醫藥界人士爭取，文句獲得保留，奠定香港中醫藥發展的合法性。見《大公報》，1989 年 1 月 1 日。

會」[34] 委任為委員兼中醫專責小組副主席。1999 年，政府法定機構「香港中醫藥管理委員會」正式成立，范兆津院長門人陳慧瓊被委任為委員會成員之一。

（五）香港中國國醫學院

1947 年，譚寶鈞醫師 [35] 創立香港中國國醫學院。他原想租借一所中學作為校址，後來認為學院要長遠發展，需有屬於自己的教學地方，於是捐贈位於山林道的私人宅邸作校舍，並邀請本地名醫到校授課，包括伍卓琪（兼任教務長）、楊日超、李雨亭、賴永和及莊兆祥等。戰前醫師以師徒制方式授課，他研發了一套中醫學制，使中醫課程系統化。早期學院是兩年學制，自 1949 年起實行固定的學制與科目，本科生三年，研究生四年的學習模式，分基礎與應用學科，理論與實踐兼備，在教授中醫藥實用課程，同時配合西洋醫學的理論，後來更於香港及九龍分別設立三間診所，讓學員有臨床實習的機會。譚醫師身體力行，致力為學院提供全面配套，直至 1999 年香港浸會大學中醫藥學院成立，他認為中醫已經納入公共教育體系，私立中醫學

34 1995 年 4 月，「中醫藥工作小組」報告書的建議，港英政府成立了香港中醫藥發展籌備委員會（下稱「籌委會」）。籌委會負責就如何促進、發展和規管香港中醫藥，向政府提供建議。

35 譚寶鈞，早年畢業的中醫專門學校（南京中醫學院前身），1940-1980 年代香港著名中醫師，並在香港創辦香港中國國醫學院。譚寶鈞精於醫理，擅治奇難雜病，被譽稱為香港嶺南學派的杏林聖手。由於教學嚴謹，為香港培育的中醫高才，遍佈香港及海外各中醫團體。譚寶鈞亦是香港早期的中醫學會「中國醫藥學會」創會人及《中國醫藥學報》（季刊）主編。

院已經完成歷史任務，因此宣佈停辦香港中國國醫學院。[36]

戰後，五湖四海的中醫因為逃難來港，令香港中醫界形成一個相當龐大的群體。他們有些只選擇從醫，更多是執起教鞭，日間應診，夜間教書。因此香港遠不只這五所中醫院校，還有數十間公會及私人開辦的學院，可惜大部分因資料散失或關閉後沒有留下記錄。然而，從這五個例子可以知道，當時中醫學院營運的方法及發展，是逐步趨向專業化及系統化導向，成為香港獨有的中醫教學模式，對保持並提高水平及地位有正面的影響，有助邁向國際，與各地中醫進行交流，使中醫業得以繼續承傳。

戰後至 1950 年代香港主要的中醫學院 [37]

年份	學院	創辦人 / 團體 / 院長
1947	國醫研究所	香港中醫師公會
1947	香港中國國醫學院	譚寶鈞
1948	香港針灸專科學院	蘇天佑
1950	東方中醫學院	羅世民
1951	香港中醫學院	伍卓琪創辦 / 梁翰芝院長
1952	僑港中醫學院	僑港中醫師公會 / 徐漢屏
1952	中國醫藥研究學院	中國醫藥學會
1952	廣中中醫學院	鄧悟隱

36 陳永光：〈香港中醫在回歸前的教育狀況與傳承撮要〉，《香港中醫雜誌》，2015 年第十卷第四期。

37 謝永光：《香港中醫藥史話》；陳永光：〈香港中醫在回歸前的教育狀況與傳承撮要〉，《香港中醫雜誌》，2015 年第十卷第四期。

（續上表）

年份	學院	創辦人／團體／院長
1953	香港菁華中醫學院	范兆津
1953	現代中醫藥學院	陳居霖院長
1954	九龍中醫學院	九龍中醫師公會
1956	嶺南傷科研究院	梁永亨
1957	中華中醫學院	陳太義
1957	鄧昆明針灸學院	鄧昆明
1958	香港傷科學院	陳存仁
1959	中醫研究所	香港九龍中醫師工會
1959	復旦中醫學院	謝禮卿
1950 年代（復辦）	王道中醫學院	陳濟民院長
1950 年代（復辦）	健民國醫學院	潘茂容
1950 年代	上海中醫學院	朱鶴皋
1950 年代	漢興中醫學院	方德華
1950 年代	中國新醫藥研究院	張公讓
1950 年代	嶺南國醫藥專門學院	馬麗江

◎ 三、贈醫施藥

香港東華醫院自成立以來，一直有中醫贈醫施藥服務。可是日佔時期，日軍認為煎煮中藥繁複費時，所以下令停止使用中藥，東華醫院只能贈醫而不施藥。戰後初期，東華仍然延續贈醫不贈藥方式，人們生活貧窮，導致營養不足，出現多種疾病，若他們求診西醫則難以支付藥費，政府亦沒有關注華人醫療福利，因此民間團體的贈醫施藥

通善壇
贈派霍亂散

（新興社）天時不正，霍亂病易流行、染者發時立斃，死亡之速、殊足驚人，當者易延誤失診治，惟發寒之流，即難付齊藥失調理，故因此症而死亡者，多為濟苦平民，中環結志街通善壇有見及此，特虔製內服霍亂散派送，不受分文，以資救濟迎種病之蒼生，此散專治疴，嘔，肚痛，霍亂抽筋，小腸寒，傷暑，時行疫症，各種急症，不論有汗無汗，均能治之云。

‥通善壇贈霍亂散報道（《華僑日報》，1948 年 9 月 25 日）

服務相當重要，首間發起的團體是道教組織通善壇。[38] 1946 年 3 月，通善壇得到呂祖先師降示：「大軍之後，必有凶年，將見疫癘降臨，蔓延迅速，倘染者而不治，容易。」弟子聽訓後，即時成立慈善部統籌並向先師承示藥方製藥，得藥名「霍亂痾嘔肚痛散」，製藥需時一天，後來各地始見有市民染上類似霍亂的症狀，並謂服用通善壇的藥散後迅速治癒。[39] 同時，他們派贈特製跌打丸，在龍天濟道長的介紹下，邀請數十位醫師為通善壇義務贈診，善信只要憑該壇發出的贈醫券前往求診，一律不收診金，至今贈醫贈藥仍未間斷。

中醫藥界部分醫師有感東華醫院只贈醫不施藥，對於貧病大眾的成效並不顯著，因此每逢夏季舉辦贈醫施藥善舉。1948 年初夏，羅少如與劉雲帆（時任香港中醫師公會常務理事）及伍卓琪會面後，決定聯絡藥商尋求藥物捐助。根據羅少如先生〈醫藥界合辦夏季贈醫施藥緣起〉一文，記述當時的詳細過程如下：「（劉雲帆、伍卓琪

38 二十世紀初，幾個廣東南海茶山慶雲洞的弟子在香港經商，為方便修行，最初在中環一私邸中供奉呂祖先師，名曰群賢壇。1938 年，以「茶山慶雲洞駐港通善壇」名義正式在港設壇，至 1965 年易名為通善壇有限公司，2007 年正名為通善壇，此名為呂祖所乩賜，有「廣度善人」之意。

39 當年雖然沒有任何霍亂肆虐的報道，但該年 4 月，政府開設 17 個注射站替市民免費注射疫苗預防霍亂，並於同月修改《防止霍亂條例》，禁售 6 種食品。

及羅少如三人談話間），忽憶及潘兄仲瑜，…… 尤與各大藥商有密切聯絡。少如與潘兄接鄰，先與之商，由潘兄商之藥界名宿李植之先生，隨由李先生商之麥伯寬、黃世河、郭實卿、伍於笛、蘇子衡、何輝庭、何忠全各位藥行鉅商。僉以事屬善舉義不容辭，慨然捐助藥物，植公（李植之）復親往各行業勸捐，奔走不遺餘力，遂即着手籌備。」[40] 他們成立中醫藥界合辦贈醫施藥委員會，成員包括蘇兆清（主任委員）、潘仲瑜（副主任委員）、李植之、劉雲帆、伍卓琪、羅少如等，並得通善壇三位主持蘇劍流、周植庭及鄧羲文答應協辦，借出場地作贈醫活動。中醫藥界主辦，道教團體協辦的贈醫施藥活動由是年起開始合作，由於市民反應甚為熱烈，因此決定每年夏季續辦，成為年度重點活動。往後其他醫師及公會陸續仿效他們，如 1949 年譚寶鈞醫師創辦的中國國醫學院，於「每年夏季，必在港九各區分設贈醫贈藥站。」每日早上八時開始派籌，九時由李雨亭應診；1950 年，港九中醫師公會亦舉辦贈醫施藥活動，聯同三個中藥商會的團體即南北藥材行以義堂、香港中藥聯商會及蔘茸行寶壽堂，組織贈醫施藥委員會，在港島東西兩區進行，東區地點位於告士打道港九中醫師公會內，西區則於德輔道西雲泉仙館，醫師熱烈響應，參與義診的內外科醫師合共 64 人。[41] 另外，部分中醫學院為讓學生有臨床實習的機

40 謝永光：《香港中醫藥史話》，頁 154。

41 根據謝永光的記述，港九中醫師公會成立委員會籌備贈醫施藥，命名為「港九中醫師公會、香港南北藥材行、以義堂、香港中藥聯商、會香港蔘茸行寶壽堂合辦，1950 年夏季贈醫施藥委員會」，但此名實在過於冗長，只是仍得考慮到合辦團體的名義，盡量簡化後得名「港九中醫師公會香港中藥商會三團體合辦夏季贈醫施藥委員會」。此委員會陣容頗為鼎盛，計主任由潘仲瑜及黃世河二人擔任，蘇兆清、李柰祖、郭寶卿、伍於笛為副主任委員，其他委員包括有林金湯、阮逸雄、梁大彬、伍卓琪、鄒復初、劉雲帆、雲人、李植之、徐子真、潘詩憲、唐天寶、陳柳一、張簡齋、賴少魂、羅少如、勞英群、黎健公、梁百和、蘇二天、丁濟萬、黃石公、鄧鶴年、馮安民、弘守仁、耿德海及黎翰庭等人。謝永光：《香港中醫藥史話》，頁 155-156；另見《工商晚報》，1950 年 9 月 11 日。

通善壇慈善部贈醫

由各職員分發贈醫券與貧病者

本港中環結志街通善壇慈善部，自開辦組成立以來，更承本港各大善長而熱心襄助，關於社會一般貧病者，尤多利賴。該壇本持救濟與服務社會之宗旨，為利便各區貧病者就近候診起見，將所有印就之贈醫券，分發各職員，凡遇貧病者，向其索取，以與社會人士服務，完成利物濟人之旨。

刷新開幕 該壇歷年失修，現已將全部刷新，擇定舊址三月初三日[illegible]，為[illegible]開光，是日[illegible]一天，並設讌款待各界，屆時當有一番盛況。

贈醫地點 茲將各醫師姓名地址及主理科別列下：（一）朱棟之，內科，大道西[illegible]號[illegible]昌藥局。（二）陳泰宗，跌打瘡科，大道西[illegible]號二樓。（三）陳壯行，內科，[illegible]。（四）[illegible]，內科，[illegible]街六十五號和安號。（五）關少如，兒科，[illegible]。（六）李濟仁，內科，大道中二七九號二樓。（七）[illegible]，文咸西街[illegible]號[illegible]。（八）[illegible]，[illegible]科，大道中三[illegible]號[illegible]。（九）陳本生，內科，荷理活道二四四號地下。（十）黃邦祥，內科，荷理活道[illegible]藥店。（十一）[illegible]，內外科，結志街十式號[illegible]和。（十二）吳又[illegible]，內科，鴨巴甸街八號[illegible]。（十三）馮[illegible]民，[illegible]安堂。（十四）徐[illegible]，內科，灣仔軒鯉詩道[illegible]號。（十五）[illegible]，跌打瘡科，灣仔軒鯉詩道[illegible]。（十六）[illegible]，跌打傷科，灣仔軒鯉詩道三八六號二樓。（十七）[illegible]，內科，銅鑼灣[illegible]路。（十八）陳[illegible]，內科，灣仔[illegible]，寶靈頓道一七三號存心堂。

··通善壇贈醫報道（《華僑日報》，1948 年 4 月 7 日）

西區街坊福利會 後日開始贈醫施藥

推定負責人籌款救濟調景嶺難民

（中國社）西區街坊福利會，昨晚八時在會所召開第十三次常務理事會議，出席者馬錦燦，余公正，林子實，歐陽百川，梁南軒，郭子樂，何松溢，胡少雲等，主席馬錦燦報告事項如下：一，林子實報告出席授旗典禮經過二，馬錦燦報告出席十六日社會局及二十日港九各界醫院、廿二日港九各界救濟調景嶺難民委員會經過。三，胡少雲報告贈醫施藥籌備經過。四，報告理事區演藝贈送本會贈醫處牌匾十八個。五，報告申請在赤柱設立游泳場情形，報告畢，隨即討論事項，議決各案如后：

議決案

一，追認借三千元，救濟調景嶺難民。二，第一義學夜校四年級七月中旬結業，在原校舉行簡單儀式，全部茶點由馬錦燦贈。三，接納跌打醫師許息廠，中醫師趙承裕兩人協辦夏季贈醫，交由救濟部辦理。四，開辦太極拳訓練班，由梁南軒及提議人林子寬協同辦理。五，調景嶺難民救濟款項，推選馬錦燦，余公正，陳伯誠，歐陽百川，林子實，何松溢，梁南軒，郭子樂，胡少雲，陳金湯，王九如，劉聯同等十二人負責籌備。七，贈醫施藥決定廿七日起實行，二十六日下午二時在會所中舉行開幕，是日由馬錦燦招待全體義務醫師。八，大興山東酒店訪問團，由總務部林子寬負責聯絡一切事宜，再由召集人馬錦燦，余公正決定出發日期。九，中英文化協會舉辦[illegible]雞大會堂，去函復知，因各求工作太忙，未能派代表出席。十，歐陽百川提議各部事務日繁，由各該部部長自行物色本會會員，提任職為該部幹事，藉以協助工作。至深夜始散會云。

··西區街坊福利會贈醫施藥報道（《華僑日報》，1950 年 6 月 25 日）

會，會自行開設診所提供義診服務，如中國國醫學院和香港菁華中醫學院的診所。

此外，地方的互助組織也繼承善舉，自發組織贈醫施藥，讓更多百姓受惠，如西區街坊福利會亦在區內贈醫施藥，積極籌款救濟調景嶺的難民。[42] 1951 年，合辦夏季贈醫施藥的團體增至六個，除之前的港九中醫師公會及三大中藥商會外，灣仔區街坊福利事務促進會及九龍道德會龍慶佛堂也加入合辦，活動地點位於港島西區、灣仔及九龍。根據該年的服務資料，內科義診施出藥劑超過三萬帖，外科求醫者亦近萬人。[43] 後來，天德聖教忠一善堂亦有以「救濟貧病大眾」為目的，特組織夏季贈醫施藥活動。[44]

他們持續舉辦贈醫施藥服務，甚至擴張服務範圍，背後反映了中醫和市民的意識逐漸改變，並有助彌補政府醫療福利制度的不足。以往中醫靠市民「搜購醫生」，[45] 被動地等待抱病的市民前來求診，贈醫施藥的出現讓中醫化被動為主動，可以深入社區親自接觸市民，了解他們的需要。而且他們都有一個共同點，就是在夏季舉行贈醫施藥。根據潘仲瑜在〈贈醫施藥辦理經過〉指出，「況本港地狹人稠，一室之中，居者常達數十人，日受穢氣之薰陶，又無衞生之設備，加以溽暑侵人，炎威肆虐，其不癘疾叢生，日與藥鐺茶爐為伍者幾希。」[46] 香港夏季炎熱潮濕，人體需要清熱祛濕解毒，而且長期住在擁擠的環境容易出現疾病，成為醫師提供贈醫施藥活動的高峰

42 《華僑日報》，1950 年 6 月 25 日。
43 謝永光：《香港中醫藥史話》，頁 159。
44 《華僑日報》，1956 年 7 月 17 日。
45 《余秋良中醫師口述歷史訪問》。
46 謝永光：《香港中醫藥史話》，頁 157。

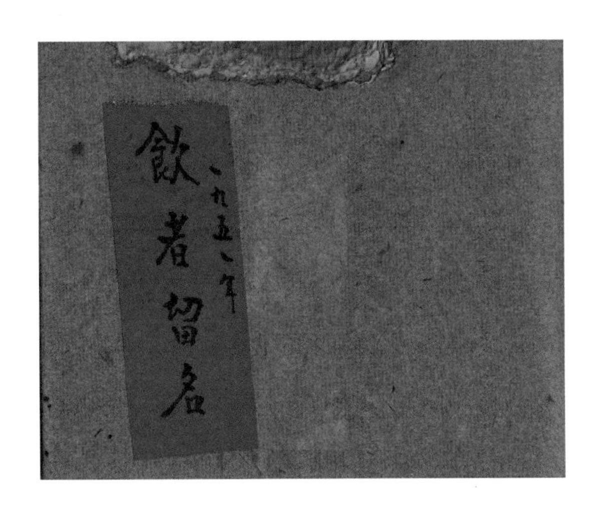

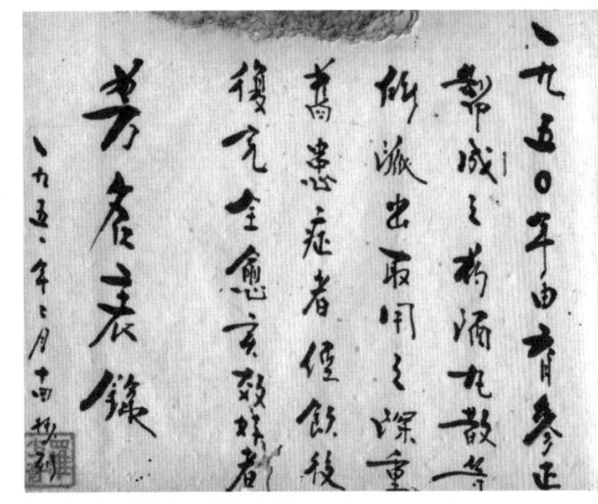

‥民間醫師除了贈醫施藥外，還會詳細記錄受藥者病歷。（資料、相片由羅紹榮提供）

期。贈醫施藥的可貴之處是免費，因此市民也能抱着「有病醫病，無病強身」的心態，中醫稱為「治未病」的學說，前往獲取醫藥服務，市民不像從前一般有病才看醫師，而是無病都也讓中醫把脈調理身子。即使戰後西醫出現可以抑制細菌生長甚至殺死細菌的抗生素，但中藥藥價急劇上漲，從資料看來，市民普遍對中醫有一定需求，尤其是貧苦病人根本難以支付昂貴的西醫藥費用。考慮到戰後初期香港的政治及社會環境，內地政權更迭，香港前途未曾明朗，有大量移民蜂擁而來，政府又不願意投入資源到社會福利政策，更遑論支援本地醫療系統，因此中醫藥業及其他志願團體願意提供贈醫施藥，濟人貧苦，對市民而言可說是及時雨。

◎ 四、中醫界學術爭鳴

每位醫師在未成為醫師時，均曾師承不同前輩醫師，他們來自不同學派。此外，中醫理論靈活多變，醫師診治時會按病人情況，調配不同藥材及分量，隨之形成新的理論，這種背景下使他們對行醫及醫術都自有一套心得。戰後，五湖四海的醫師來到香港，壯大了本地中醫界的實力，業界陸續成立公會，有助加強醫師之間的聯繫，引發更頻繁的學術交流，達致百花齊放、百家爭鳴的局面。

1952 年 7 月 10 日，《華僑日報》刊載了香港中醫業界第一場筆戰，羅世民撰寫了一篇題為〈東方中醫學院羅世民論氣化〉的文章，展開以羅世民、顧培生及靈素生為代表的「舊說派」，與楊日超、李文佀及陳公明為主的反對派，該報邀請了不同醫師分享「氣化」概念，進行了兩個月的筆戰，醫師以讀者來函的方式回應。[47] 這場筆戰

47 〈東方中醫學院羅世民論氣化〉，《華僑日報》，1952 年 7 月 10 日。

東方中醫學院
羅世民論氣化

‥中方中醫學院院長論氣化報道（《華僑日報》，1952 年 7 月 10 日）

啟發了本地中醫業界同行，紛紛引發醫師們就不同議題進行討論，例如楊日超及陳存仁討論「慢驚風」中醫療法，張公讓、莊兆祥及楊日超等人參加由蔡乃文提出的「葛根治療梅毒」討論，亦有反對經絡學說、針對針灸的問題等。[48] 這些議題討論的文章會轉載到醫師創辦的刊物，如陳居霖的《現代中醫藥》及張公讓的《中國新醫藥》等月刊。醫師的學術討論，有助研發更多針對本地診治病人的方法，對提高中醫水平有積極的影響。

◎　五、香港中醫的國際交流

上世紀五十年代，世界逐漸恢復民間交流，香港中醫界的力量逐漸增強，開始走向世界進行國際交流，日本是香港最頻繁接觸的國家。1954 年，受業於漢醫師大塚敬節的西德中醫藥及針灸科專家許

48　謝永光：《香港中醫藥史話》，頁 162-170。

米特博士（Dr. Heribert Schmidt, 1914-1995），在回西德途中路經香港，港九中醫師公會聞訊後設宴款待，並籌辦大型歡迎會，邀請多位香港中醫師出席。當天，港九中醫師公會中醫研究所所長潘詩憲醫師致歡迎辭，許米特博士在席上強調香港的中西醫藥界要組織一國際性醫藥協會。[49] 歡迎會除舉辦醫學交流講座，更舉辦傷寒針灸文物展覽，搜集相關展示品達三百多種。[50] 同年，日本漢醫學者阪口弘在赴歐洲學習時途經香港，亦受到香港中醫藥界的熱烈歡迎。[51] 此後，陸續有其他日本學者如間中喜雄及印度的巴霖（AD. Edal Behram）等人訪港交流。

德國醫學博士
許米特廿六抵港
港九中醫藥界盛大歡迎
舉行國醫學術秘本展覽

（國際社）德國醫學博士許米特氏，東來研究中國醫學，現定本月廿日由日乘安迪丸來港，廿六日抵埗，僅作兩天逗留，廿八日即行起程歸去。本港中醫界參加歡迎者甚衆，昨晚七時半，假座港九中醫師公會，召開聯合籌備會議，各醫藥團體代表出席者孫赐鍾，公推劉發帆為臨時主席，到有徐子貞、潘仲倫、吳瑞鏞、陳濟民、林金泐、陳存仁、許密甫、李雨亭、潘詩憲、鄧昆明、楊日超、蘇天佑、羅世民、許照等數十人，決定本月廿七日下午七時，假座金陵酒家五樓根德大禮堂舉行盛大歡迎，歡迎會已搜集有關傷寒資料三百餘種，到時舉行「傷寒針灸文物展覽」，藉供許博士參考。歡迎大會主席團亦經選出，計開為中藥聯商會、參茸藥材行保然堂商會、南北藥材行以義堂商會、香港中醫師公會、九龍中醫師公會、港九中華熟藥商會、港九生草藥涼茶商聯總會、張公讓，公推港九中醫師公會為主席團主席。

・・德國醫學博士許米特訪港報道（《華僑日報》，1954 年 2 月 9 日）

49 見《華僑日報》，1954 年 2 月 9 日、2 月 26 日、3 月 2 日、3 月 3 日、3 月 4 日；《香港工商日報》，2 月 22 日、3 月 3 日。

50 《華僑日報》，1954 年 2 月 25 日。

51 《華僑日報》，1954 年 8 月 19 日。

日本中醫生過港

應邀赴德法研究

歐洲對研究中醫極感興趣

此行係應許米特博士邀請

（特訊）日本東洋醫學會理事漢方醫家坂口弘，應本港各中醫師團體邀請，原定本月十六日由日來港，後因事改期，至昨日下午五時半，始由東京乘海外航機飛抵港。香港中醫師公會派副理事長鄧昆明、理事兼秘書鄒俞全、港九中醫師公會派理事羅世民等在機場歡迎。

坂口弘下機後，在機場對記者稱：本人在日本研究中國醫藥，為時頗久，同時並研究針灸學。渠對中國醫藥，認為甚有價值，而醫藥之起源亦自中國始。日近來歐洲方面，對於中國醫藥甚感興趣。日前西德方面曾派一醫學博士許米特前來遠東，考究中國醫藥，并會到日本研究針灸學。

坂口氏又稱：渠此次來港，除應本港各中醫團體邀請，互相交換意見外，並應西德許米特博士之邀，前往西德及法國，研究針灸學，並負指導之責。繼稱：渠係初次來港，過去雖與本港中醫藥界負責人未嘗謀面，惟經常有函件往還，彼此神交已久，現抵港後，獲晤如許友人，衷心愉快。渠原定在港作較久之停留，奈因移民局規例所限，僅停留四天，於下星期一即離港取道曼谷飛往西德，預定在德國兩年，始回返日本云。

又香港中醫師公會於昨晚假東京酒家設讌，歡迎坂口氏；港九中醫公會及九龍中醫師公會亦定今明兩日設讌招待；本月二十二日瑞和祥參茸行及關總興等亦分別歡宴。坂口氏參加各團體宴會時，席間並將對中醫藥之發展問題與研究心得，與本港各中醫師交換意見云。（僑）

‥日本中醫師坂口弘來港作學術交流報道（《華僑日報》，1954 年 8 月 19 日）

日本東洋醫學大會開幕

港代表專題提交大會

譚述渠蘇錦泉極受僑胞歡迎

（特訊）此間中醫藥界接獲日本京都消息：日本東洋醫學會第六回大會，討論漢醫藥諸問題，業于本月二日如期開幕，會場佈置輝煌，開會儀式隆重，由日本首相，文相主持開會，討論提案有各種疾病之治療及用藥，特別癌腫部門分部共一百六十餘題，包括有「高血壓之治療探討」及性疾病之種種等等，港區代表專題已提大會研討。

我國出席該會之中醫師代表有譚述渠（香港）、蘇錦泉（台灣）等六人，備受當地華僑及日本醫藥團體歡迎。京都市長特以名貴扇子相贈，以留紀念，東洋醫學會亦以名貴錦扣針相贈，現下榻於京都川田旅館，彼等於大會閉幕後，將往參觀該醫學會主辦之最新醫學衛生展覽會、醫學美術展覽會、醫書展覽會及各種醫學映畫等，藉廣見聞。

‥日本東洋醫學大會報道（《華僑日報》，1955 年 4 月 4 日）

除了國外學者訪問香港外，本地醫師也會受到日本的醫學界邀請，前往當地作學術交流及講學。1955 年，日本東洋醫學會在日本京都大學召開第六屆學術大會。[52] 學會邀請了香港中醫界翹楚出席，如以個人名義獲邀的有張公讓、陳存仁、謝永光、羅世民，團體則獲邀了九龍中醫師公會，由譚述渠代表出席。[53] 會上謝永光及譚述渠發表論文，謝永光的論文題為〈祝賀日本東洋醫學會第六屆大會開幕〉，內容關於中醫的古典與科學，而譚述渠論文題為〈高血壓的中藥治療〉，介紹並討論陳伯壇以大劑量的藥材治療高血壓的問題。[54] 除了參與學術大會，譚寶鈞創辦的中國國醫學院也吸納了香港、日本、美國及澳洲等地的學生入讀，譚醫師本人更曾受日本厚生省邀請到日本講學。[55] 與戰前比較，香港中醫已經從政府壓逼及「搜購醫生」，變得擁有一定的國際地位。

◎ 小結

戰後至 1950 年代是香港的復原時期，面對國共內戰及新中國成立，大量國民避居香港，當中不乏各地中醫師，他們改變了本地中醫業的生態。這些中醫業界有來自不同地區，學習背景不一、醫學理念相異，因此組成多個醫師公會，甚或以私人形式提供醫事服務，包括

52 日本東洋醫學會成立於 1950 年，為日本醫學會的附屬機構，是一所集中醫、中藥及針灸研究的團體。

53 《華僑日報》，1955 年 4 月 4 日。

54 謝永光：《香港中醫藥史話》，頁 174-175。

55 陳永光：〈香港中醫在回歸前的教育狀況與傳承撮要〉，《香港中醫雜誌》，2015 年第十卷第四期。

提供會員福利、贈醫施藥、推動學術交流及開辦醫學課程等。這些舉動既能團結及整合業界網絡，方便醫師之間互通業界資訊，也能提升業界專業水平，亦可吸納年青群組加入行業，甚至深入社區，惠及社會。即使沒有政府支援，中醫業界仍然能夠自強崛起，實有賴一眾醫師的努力。

第六章

五十至七十年代的香港中醫（1950-1980）

1949 年後，內地人士紛紛逃難到香港，造成各種社會負擔，湧現教育、住屋、醫療等問題。然而，這些人口當中，不乏一些具有資本及技術的工業家，配合人口帶來的大量勞動力，促成製造業的高速發展時期。雖然本港全面進入工業化年代，可是幾乎沒有相關的工人權益及福利保障，人們伴隨着長期貧窮及工作勞損，引發多項疾病。此時，來自內地五湖四海的醫師也順勢南移到香港發展，本地中醫勢力迅速崛起，大致分為廣東學派和北方學派。進入百家爭鳴的時代，醫師不單治療病人，而且向多元化發展，包括成立公會、辦學、出版書籍、義診、贈藥、國際交流等，更嘗試爭取中醫納入大專教育體系，可惜在這段期間未能成功。雖然有很多醫師在本地弘揚醫術，卻有不少庸醫禍事，「醫眼事件」使中醫業名譽受損，中西醫再一次出現價值觀之爭，政府更一度決定管制中醫眼科，最後因為中醫業界團結一致對抗，促使政府態度軟化，讓中醫可以繼續醫眼。本章將會探討 1950 年代至 1970 年代這段香港發展的關鍵時期，以及本地中醫的發展情況。

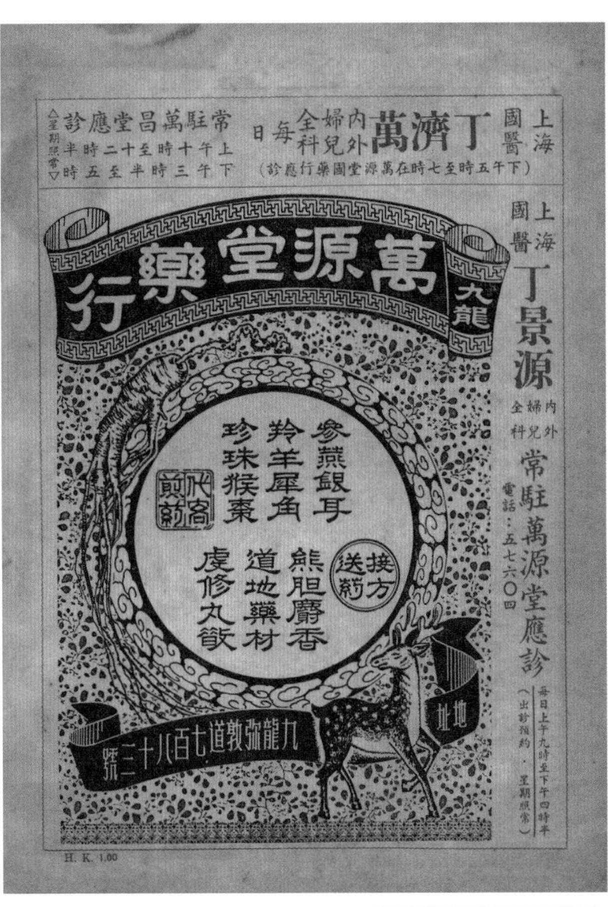

‥丁濟萬萬源堂藥行廣告

涂全福來港親自應診

星期日照常應診

‥中醫師內科廣告（《華僑日報》，1949 年 9 月 22 日）

腎病的起原及其危險性
中醫師涂全福治腎與毒症

‥中醫師治腎病報道（《大公報》，1950 年 1 月 9 日）

◎ 一、北方學派風氣的興起與融合

戰前香港以廣東醫師為主流的中醫學派，戰後來自五湖四海的醫師，隨着環境因素順勢往香港發展，遂形成北方學派，例如民國「四大名醫之首」的京派名醫張簡齋落戶西環，上海肺腎病研究專家陳養吾、上海中醫朱鶴皋、國醫丁濟萬等都往香港執業。[1] 一些經常穿梭兩地的中醫師，也有不少選擇落戶香港，例如曾出版《腎臟醫話》及《腎毒寶庫》，專治腎病、毒症及林症的涂全福中醫師。根據 1949 年 6 月的《工商晚報》廣告所載，他的應診時間和地址分為「上午九時至十二時在廣州教育路鹽運西九曜坊四十六號，下午一時至九時在九龍佐敦道油麻地炮台街二十七號」[2] 1950 年，報章顯示涂醫師已完全落戶香港，上午九時至下午一時在九龍佐敦道炮台街二十七號；下午二時至九時在香港灣仔汕頭街十四號應診，其著作《腎臟醫話》亦已出版至第三版。[3]

北方學派醫師紛紛移入香港應診，說明有足夠病人維持生計。逃港潮的難民來自大江南北，廣東的佔大部分，其次來自福建和四

---

1 《華僑日報》，1949 年 9 月 22 日。
2 《工商晚報》，1949 年 6 月 19 日。
3 《大公報》，1950 年 1 月 9 日。

川，也有江浙、山東、河南、天津等人。剛來港的人都有民繫聚攏的心態，每當生病時會往同鄉醫師就診，醫師按該病人的體質及用藥習慣為他們調理。一般而言，北方用藥的藥性都會較強。他們原是一批鄰近京城學習及行醫的醫師，擁有相當豐富的經驗和技術，來到香港後，為中醫業界帶來嚴謹規格的風氣，體現在中醫學校及學社。除了組織會社，更會自資出版各類型中醫書籍及刊物，內容包括翻印古籍、本地應診的醫案經驗等。1960 年代，本地一些醫師如陳存仁醫師，會收集並直接翻印內地中醫學院的講義，或整理後在商務印書館印刷，讓香港醫師可以參考學習。1970 年代以後，外省人口移入香港的數量逐漸減少，北方醫師需要融入本地的患者需要和醫理文化，如參考嶺南用藥，藥材由原本只是運用數種增加至十多種。至今，北方學派醫師已同化為本地中醫的一部分。

◎　二、風土病與治療方法

1950 年代至 1970 年代是香港的工業發展時期，普遍家庭相當貧窮，工人刻苦耐勞，食無定時，不分晝夜工作，造成勞損工傷。免疫能力下降出現多種疾病，肺病、腸胃及營養不足等都成為香港的風土病。因此，針對這些病況而出產的藥品大行其道，如針對營養不足引致蛔蟲的杜蟲藥，使人體充分吸收營養素的唐拾義增肥丸，婦女養陰調虛和活血行氣的養陰丸，還有精神不振、工作過勞、虛耗失養男女適用的鹿茸大補酒等。這些藥品的出現，既回應社會需要，更可與東南亞及美洲的海外華人聚居國家，進行藥品貿易互通往來，如獅子油及白花油等。除了知名藥廠，有些是以小型工廠規模營運，又稱為「山寨廠」。他們大多以家庭式經營，由數人至數十人不等，運用

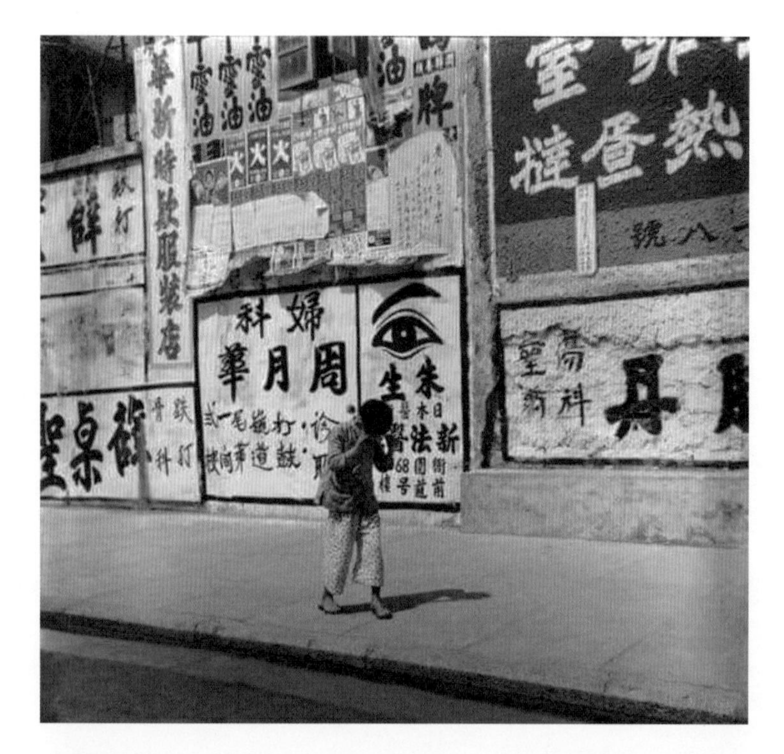

‥婦科醫師廣告

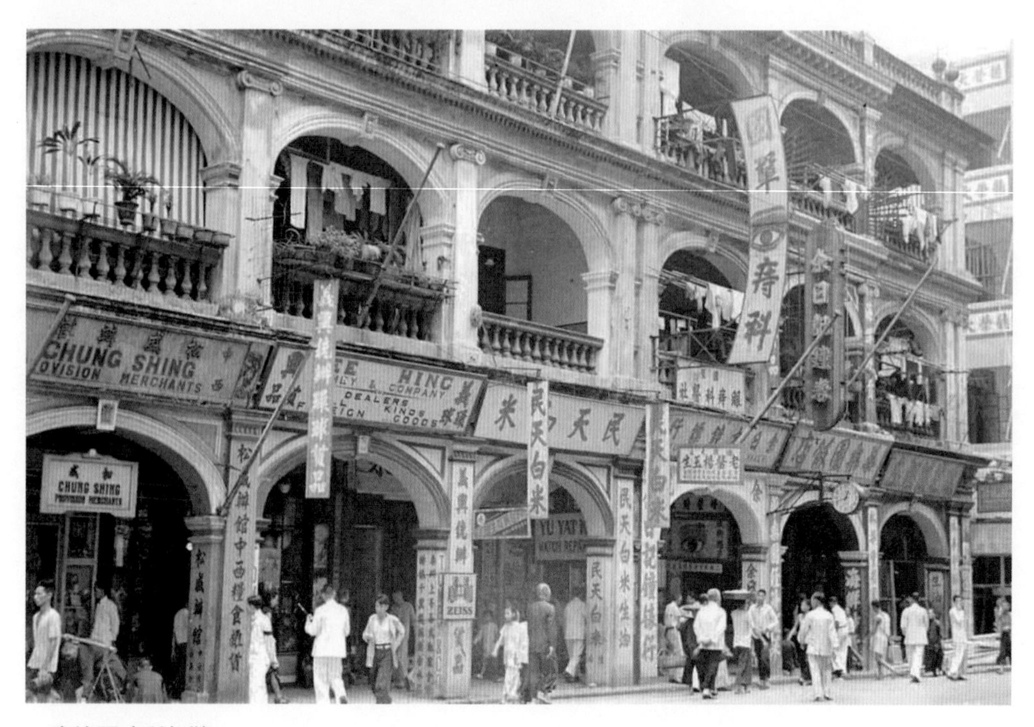

‥專治眼痔科招牌

偏方、秘方、家藏或自己方法製中成藥，「丹膏散丸酒」，只要有地方便可以製造。除此之外，道醫及道堂也相繼批量製作藥品，讓貧苦大眾可以得到治療的機會，近年更吸引一些海外華人前來購買藥品回國。直至 1970 年代，醫療納入政府福利後，雖然市民對中醫的需求開始減低，但服用中成藥不用特意往醫師接受診治，患者在輕微病情或症狀初期時，只需跟足療程便可，在生活節奏急速的社會下，顯得相當方便。

◎ 三、禁止中醫醫眼事件

英國管治香港後，對民間中醫採取放任態度，只要沒有嚴重的醫療事件，都不會加以管制。中醫師以擅長專科在地區應診，服務範圍包羅萬有，如內科、外科、婦科、兒科、性病、眼科等。即使政府曾禁止中醫治療多種傳染病，但沒有貫徹執行。直至 1958 年，中醫及西醫繼鼠疫後再次展開大型價值觀之爭，政府頒佈《醫生註冊（修訂》法例》，中醫首次受到立法規管，對日後治療眼科產生影響。

1953 年，瞽目福利會公佈調查報告，建議設立盲人輔導會，改善福利及教育工作，此後政府開始關注視障人士的福利政策，為他們提供工作機會及建立訓練學校等。[4] 本地視障人口擁有一定數量，對眼科甚有需求，除了西醫療法，視障或眼疾都可以透過中醫療法診治。自 1880 年代起，一眾香港眼科中醫師在報章刊登廣告，如「眼熱眼痛眼腫眼畏太陽眼蓋無力舉起」[5] 或「紅腫痛淚、點膜障翳、視

---

4 《華僑日報》，1953 年 7 月 23 日；《華僑日報》，1954 年 11 月 10 日。
5 《循環日報》，1883 年 7 月 30 日。

眼藥發售

杏莊主人有眼藥賣每包現收銀
七分二凡有眼痛眼熱眼針眼畏
太陽眼蓋無力舉起之類用此藥
散沖滾水熏眼一次可以全愈實
爲眼科捷徑能勝食藥百倍也
一在香港上環大馬路街市口應
記錢檯　一在樂欄街萬昌京果
店代賣
杏莊主人謹啓

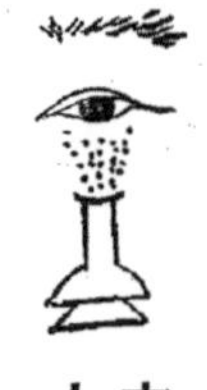

‥眼藥廣告（《循環日報》，1883 年 7 月 30 日）

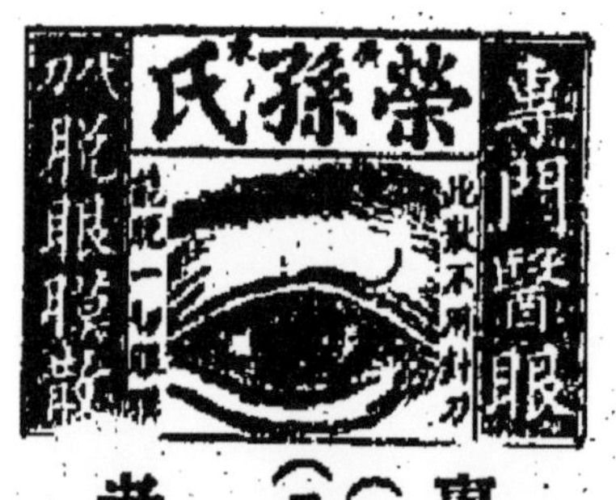

榮孫氏父子醫館增設香港分館
專門眼科中醫中藥不用針刀
（診症時間）上午八時至二時止
（分館地址）寓香港南北行街七十
二號〇電話三二四四六
老館在廣州市大同路九十七號〇
電話一四二三九號

‥榮孫氏醫館專治眼科廣告（《天光報》，1938 年 7 月 27 日）

祖傳七代
蔡德芬
眼耳鼻喉
專醫

本館專醫眼耳鼻喉・舉凡紅腫痛淚・點
膜障翳・視物昏朦・一切新久患・耳
鳴耳聾・耳癰耳膿・耳腫耳痛・鼻瘤鼻
痔・常流鼻溺・鼻塞不通・雙單鵝喉・
白喉・喉痺・諸般喉痛・口舌痛・牙纏
牙爽・頭腦刺痛・統理頭部一切深重頑
症痛症・一經診決・包醫特別妥當・
▲館在滑仔交加街十八號惠仁堂藥局▼
分館大道中第一百七十六號何東行三樓
老館廣州河南龍溪首約七八號蔡焉庚堂
頭部痛症

‥耳鼻喉專科廣告（《天光報》，1936 年 2 月 18 日）

物昏朦」，[6] 均有良醫助診或良藥治理。[7] 可是庸醫診治導致患者的眼疾情況急轉直下。1956 年，醫務衛生總監麥敬時醫生（Dr. David James Masterton Mackenzie）在立法局匯報盲人調查報告中指出，香港接近八成盲人原本並不會導致失明，當中大部分是兒童，他們均在醫療過程中受到庸醫以不正當療法診治，例如醫師會用生銹的鋼針

6 《天光報》，1936 年 2 月 18 日。

7 有報章會特別註明「榮孫氏父子……專門眼科中醫中藥不用針刀」。參見《天光報》，1938 年 7 月 27 日。

店員醫眼受騙

六十大元積蓄

買來蚯蚓三條

（中國社）太平山故事，層出不窮，歹徒所施用技術，雖如出一轍，惟受愚市民未見減少。昨（十六）日，又有一青年受愚，損失六十元。查該青年何某，廿五歲，受僱于九龍青山道某洋什店。何為中山人，有戚在美國，每月均有款項匯來，最近擬召其赴美，並在美代辦入口，惟何某向患眼疾，故未如願。昨（十六）日為星期日，何某在店後門閒眺，突有一身穿西服年約卅餘歲之男子經過，在店後門徘徊，並不送俯伏垃圾堆中，經揭破瓦礫磚。何某以其舉動有異，乃問其欲尋何物，蟲類，為醫沙眼之最好藥方，平時市價，每條值港幣式十元以上。何某遂與商談，並道及自己眼疾。該男子竟毛遂自薦，謂包可除根，當下以手為何某翻動眼瞼。何某竟信其言，返回店中，翻開皮篋，將存款六十元取出，交與該男子，購買「入地金龍」三條。迨至下午，店中人詢及情形，始知被騙，以損失不大，未有報案。

‥市民醫眼受騙報道（《華僑日報》，1956 年 12 月 17 日）

刺進眼疾者的眼眶，導致眼球刺痛、灼熱以致失明，或醫師將不知名的藥水直接倒進患者眼中致盲。有見及此，他決定動議《醫生註冊（修訂）法例》。[8]

麥敬時醫生的指責並非無中生有，民間一直存在聲稱能醫治眼部的偏方，讓不少市民墜入騙局，例如 1956 年 12 月，一名二十餘歲何姓男子受騙，行騙者指在路面可尋得一蟲豸類藥名「入地金龍」，可治癒何男的沙眼，何男信以為真，竟付騙子以六十元購入三條「入

8 謝永光：《香港中醫藥史話》，頁 217-219。

地金龍」，後來發現只是普通蚯蚓，何男被活生生騙去六十元。[9]《醫生註冊（修訂）法例》指出：「如非為註冊醫生或已獲暫時註冊者，皆不得自稱具備資格、有能力或願意為人醫療眼科疾病，或提供眼科治療意見，但為人配製眼鏡或其他眼科儀器者，不在禁止之列。凡違犯此禁例者，得被處罰 2,000 元及監禁 6 個月。」[10] 在當時政府對中醫缺乏認知的情況下，一切非西醫及西藥治療的方法，都自然被歸納為中醫及中藥。沒有官方的專業認證，即使有多個醫師公會為中醫師登記，僅是內部名錄，他們仍不算是政府認可的註冊醫生，因而出現不少自稱為中醫師或以偏方為病人治療，結果損毀本地中醫師聲譽，連同眼科也一律開始受到質疑。故此，當法例在 1958 年 4 月 16 日通過首讀後，各中醫業界公會均商討對策，並作出回應。

中華醫師會首當其衝，於 4 月 26 日詳細列出三項意見呈立法局：[11]

（一）世界各民族，飲食起居各異，生活習慣不同，華人用中藥治療眼患，基於經驗累積，如用枸杞、豬肝湯之治虛眼，穀精、木賊之治熱眼，黃連、乳汁之敷眼起紅筋，均屬婦孺皆知的常識，而亦確具效力。該法案如通過執行，無形中使大多數人都會犯法，似當通融辦理；

（二）中國傳統醫學經驗累積已數千年，中醫本前賢遺法以治眼病，雖非凡眼疾皆能治癒，然眼疾經過中醫治療轉危為安者，亦非少數。就近年來各街坊福利會及社團醫會等贈醫，用中醫義診眼疾，成

9 《華僑日報》，1956 年 12 月 17 日。

10 謝永光：《香港中醫藥史話》，頁 218。

11 同上，頁 221。

績亦十分可觀，若斷然通過逕行廢止經驗素久之中醫藥，使華人失其習慣，違其體質，廢其學術，黜其業務，在理或有不當，對社會民生頗多窒礙，尤恐華人深抱不安；

（三）立法本身，原欲取締不良庸醫，是否連帶經驗豐富用中藥治療眼患之中醫，亦在禁止之列？中醫在港執業，未開埠前已有，往者政府不令註冊，致有少數苟且之徒，藉此糊口。敝會全體會員，均遵守港府法令，早經領有營業牌照，與少數庸醫妄自宣傳者，截然不同。豈可因庸醫之過失，而致有經驗之中醫亦代其過？

中醫業界認為政府此舉等於干預華人生活習慣，中醫診治眼症向來行之有效，斷然禁制會引起社會混亂，加上從前政府沒有讓中醫註冊，以致庸醫湧現，現在卻意圖推卸責任，將中醫和庸醫相提並論，因此深感不滿。1958 年 5 月 17 日，中醫業界八大團體於香港中醫師公會舉行記者招待會，交代與醫務總監麥敬時會談期間的細節，團體包括港九中華熟藥商會、香港中醫師公會、香港中華醫師會、中國醫藥學會、港九中醫師公會、九龍中醫師公會等。[12] 團體代表向麥敬時醫生標記法例若通過，將對中醫有莫大影響。醫生的回應指政府肯定中醫對社會的貢獻，但是次修例所針對的人士為「並非使用中醫中藥治病之『江湖醫生』」，若中醫不以眼科專家為號召，而是病人主動求診治療眼疾，已不抵觸法例。可是，他也指出如修例表明「中醫中藥，不在禁例」的話，則法例將變得毫無用處，最後政府重申對中醫中藥並無意干涉，同情在修訂條例對中醫造成的影響，卻

12 《香港工商日報》，1958 年 5 月 17 日。

未答允再行修訂。[13] 醫務衛生總監對中醫中藥也需納入此例的態度相當堅決，這可以諒解。因為在沒有中醫註冊的制度下，那些黃綠醫生亦可以中醫師的招牌為自身作掩護，因此在執法的層面上，如果中醫中藥不受限制的話，條例在字面上確實形同虛設。

同時香港眼科學會發聲明支持修例管治醫眼。[14] 他們認為「詳述眼球眼病之複雜，非精於此道者斷不能濫竽充數」，並強調「無意攻擊某一部分人士，而只反對非科學之醫療原理與實際。」[15] 聲明中運用「不合資格」、「無道德」、「不懂治療學」、「不懂現代藥物的使用」及「不科學行醫」等字眼，顯然是針對及輕視中醫師的醫眼傳統技術，充滿含沙射影的意味，形成「政府及香港眼科學會——中醫業界」的對峙局面，能夠推動這樣的局面，傳媒通過報章把消息傳播到社會的力量確實不容小覷。[16]

香港眼科學會公佈聲明後，中醫藥團體與立法局的華人非官守議員顏成坤、郭贊，以及華人代表周錫年及羅文惠見面，詳述病人的診療習慣、中醫責任和醫眼療法，希望爭取他們的支持。團體代表指出香港中西醫並存，港人向來有同時求診中醫及西醫的習慣，而且市民生活貧困和居住環境惡劣，患眼疾時延醫或誤信江湖醫生，此乃社會問題，而非中醫一手做成。若患者求診中醫，醫師一般來說是以內服藥調整體內機能，並不重視外敷眼部作治療，即使有外敷的療法，也是用黃蓮、菊花、生地、龍膽草或梔子等溫和及無毒之藥，如需要施

13 《香港工商日報》，1958 年 5 月 17 日。

14 香港眼科學會（Hong Kong Ophthalmological Society），成立於 1954 年，首任會長為 Dr. Dansey Browning.

15 《華僑日報》，1958 年 5 月 11 日。

16 謝永光：《香港中醫藥史話》，頁 224-225。

八大中醫藥團體

力爭中醫合法醫眼

如新例並非針對中醫中藥
則應在法例條文詳加說明

【本報專訊】本港八大中醫藥團體，為反對四月十六日首讀通過之「一九五八醫務修訂法則」，昨日在高士打道中醫師公會舉行記者招待會，由八個團體聯合主持，計有港九中藥聯商會會長羅植三，香港中醫師公會吳鏡鐘、梁憲生、盧熾南，香港中華醫師會黎鑑公，中國醫藥學會黃芹初、梁覺玄，港九中醫師公會伍卓琪、陳鑑吾、陳建邦，九龍中醫師公會阮逸雄、鍾長山、陸鏡夫。首由吳瀚銘致開會詞，指出此次立法局首讀醫務新例，謂為針灸或刀割或中藥治療眼科造成失明慘劇，雖無明文禁止中醫，但細閱條文，中醫師亦無異在禁止之列。八大醫藥團體曾透過華民政務司，于五月八日與醫務總監直接會談，結果僅獲同情而未獲允予再修訂。並介紹梁覺玄報告與秦教時醫監會談詳情。梁稱：該會等代表八人據醫務總監表示：政府對中醫中藥，無意干涉；中醫中藥館治療許多病人，亦無疑議。並稱：修訂法例之目的，僅係制裁並非使用中醫中藥治病之「江湖醫生」，如正式中醫，並非以「眼科專家」為號召，而係眼科病者，自動求診，在不涉直接傷害病者眼睛之原則下，則與「醫務（修訂）法例」並無抵觸。醫務總監並表示：如在「修訂法例」中附註「中醫中藥，不在禁例」，則整個法例，將變無用處，故不能接納各代表之請求。

‥中醫藥團體爭取合法醫眼報道（《華僑日報》，1958 年 5 月 17 日）

‥支持管制中醫醫眼報道（《華僑日報》，1958 年 5 月 11 日）

華僑日報, 1958-05-11

港眼科學會發表聲明

支持管制醫眼

無意攻擊某一部分人士只反對非科學醫療

【特訊】香港眼科學會昨就一九五八年醫務註冊修訂草案，有關眼科部份發表聲明，指出：該會成員包括在政府擔任眼科醫務及私人執業人士，表示對政府有關草案加以支持，并詳為解釋該草案對保障社會。

該聲明指出黃綠醫生濫誤診眼為盲人眾多之一主要原因。

該聲明又詳述眼疾及眼病之複雜，非精於此道者斷不能謹學充任，事實上本港盲人有百份之八十是可以防預，而倘醫療得法實無需失明者。

該聲明強調無意攻擊某一部份人士，而祗反對非科學之醫療原理與實際，並詳述眼病致人於盲之種種病因。

該文結論有謂：倘本港盲人有百份之八十原可以無需失明者，則必需設法加以防避，而該法案之通過與嚴格實施實為必要者。

按：根據該修正法案寫謂：如非為註冊醫生或已被暫時註冊者，皆不得自稱具備資格，有能力或願意為人醫療眼科疾病，或提供眼科治療意見。

該聲明分別呈送醫務總監、輔政司、立法局各議員，本港及海外各地醫學會，社會福利處，各國眼科學會，各社會福利機構，並分送眼科學報，及各報發表。（鵬）

針之患者，更斷不會直接將針刺進眼球。團體對醫眼療法的闡述，目的是強調庸醫及江湖醫生，絕對不能與中醫的醫理相提並論。同時，為了向公眾解釋中醫醫理，另以公開方式，撰成《中國醫藥學會為香港眼科學會主席聲明正告社會各界書》，對聲明不利中醫的字眼逐一反駁，該公開信的駁斥要點如下：[17]

（一）所謂「不合資格」問題：醫生資格，自應以學驗為根據。中醫在中國境內，向可憑其學驗取得合法之資格行醫。在香港即曾受美、法、德、日各國西方醫學訓練之醫學者，又可能取得合法資格以行醫？該主席昧於此理，竟謂中醫為「不合資格」，其立論之幼稚與淺薄，可想而知。

（二）所謂「無道德」問題：中醫在本港執業，各公會雖有診金若干之規定，然大部分仍由病者量力給予；所處藥方任由病者向藥店配購，並不從中漁利。至於年來中醫藥界所舉辦之贈醫施藥，服務貧病，尤為社會人士所周知之事實，豈此皆為無道德之行為耶？當然，吾人不能保證中醫界絕無敗類，但不能偶因一二無道德之敗類，即謂全體中醫皆無道德者。

（三）所謂「不懂治療學」問題：世界任何醫學，皆有其獨特之治療法則。中醫乃綜合病者全體證候，並適應病者體質，及扶助病者之抗力，從而作為投藥施治之標準，此種整體療法實為東方醫學之優點。若將中醫療法與西方醫學學者所另創之同樣療法、自然療法校勘，中國傳統醫學治療法則，尤覺有特長之處。（中略）⋯⋯該香港

17 《中國醫藥學會為香港眼科學會主席聲明正告社會各界書》的駁斥要點，引用自香港史專家謝永光的《香港中醫藥史話》，頁 228-230。

眼科學會主席倘對世界醫學在近代上之演變認識清楚，當不至妄指中醫為不懂治療學也。

（四）所謂「不懂現代藥物的使用」問題：世界上每一種醫學，各有其治病藥物。⋯⋯且中醫有自己優良之藥物，根本無須使用所謂現代藥物。如謂中醫不懂現代藥物之使用，即不能治病；然則曾受科學訓練之西方醫學者，亦須懂同類療法之「加勢」藥物及中藥，始能為人治病乎？

（五）所謂「不科學行醫」問題：在醫學而言科學，則凡屬屢經使用均能治癒疾病之醫藥，皆為合乎科學。就西藥言，據李煥燊博士云：「生物固與波皿異，人類亦與動物殊。氯黴素成為腸熱特效藥，亦因臨床誤用而僥倖發明。據白鼠試驗，其治腸熱之效，為 7 種抗生素之最弱者；然在人類，則其他 6 種皆無功。樟腦及其相類之合成物，其強心作用早已微驗於臨床，而在動物實驗上迄無確據。606 殺梅毒螺旋體之力，在體外之效不彰，在人體血清中，則發揮偉大作用。吐根素之於阿米巴痢，奎寧之於瘧疾亦然。」可知藥效不能全靠科學實驗，而須從人體反覆使用，始能證其否。然舉世西方醫學者，對上述各藥皆憑臨床經驗而使用，絕未因其在實驗室中獲效不彰，遂謂之不科學而予以拋棄。中國傳統醫學經數千年從人體反覆使用臨床經驗而來，其治病功效，彰彰可考。似此，中醫使用中國「土藥」以治眼科疾病，又安得謂為「不科學」？

今日所謂缺乏維他命 A 之眼病，中醫在唐代已使用肝臟配合藥物製劑以治療。今日科學上對維他命 A 之發現，不但可為中醫使用肝臟製劑之註釋，且更足證明中醫治療眼科疾病之合乎科學。該主席竟謂中醫治缺乏維他命 A 眼病，僅囑病人戒口，其對中醫學之認識寧非淺薄？⋯⋯至於中醫年來運用藥物或針灸治療角膜潰瘍、白內障、夜盲症、視網膜出血等病證，不下二百病例，醫學雜誌均有詳細報道。身為香港眼科學會主席之醫學者，對上述中國醫藥內容，毫無所知，即對中醫肆意抨擊，其立論之稚與見識之淺薄，可想而知。

總而言之，在今日談醫學之優劣，則東方與西方之醫學，皆未臻十全十美而能確保人類健康。若以現代與古老而定其科學與非科學，則更屬荒謬。例如氣癭（甲狀腺腫）之治療，1891 年摩雷氏始用甲狀腺，1917 年馬、金二氏始用碘劑，而中醫則在千餘年前已用羊靨、海藻以治療該病。故今日臟器療法之發現，係有其科學根據。反觀自稱曾受科學訓練之香港眼科主席，所提出足以致盲之 5 項眼病，在預後之斷定上亦只能說「可能治癒」，且不敢保證絕對治癒。其不「可能治癒」者，豈非亦成盲人？足證在今日而欲判定中西醫學之孰優孰劣，則最高明之科學家亦難就今日之所知，而遽下斷語也。[18]

公開信義正辭嚴，逐一反駁香港眼科學會主席暗示對中醫的抨擊。庸醫或江湖醫生的醫眼事件與十九世紀末的鼠疫相似，表面是導火線，背後是中醫及西醫的價值觀之爭。所不同者 1950 年代的中醫業界已經組織多個公會，他們擁有一定的團結力量，當政府推行一些不利中醫的政策時，業界團體可以代表中醫，向政府及反對中醫人士提出最大程度的抗議。此外，傳媒不僅報道消息的重要責任，而且就時局發表意見及建議，例如提出組織調查委員會，實地調查中西醫對醫眼的療法和情形，並謂如發現中醫療法有效，應當承認中醫地位，合法保障中醫的權益。傳媒為中醫作為受壓逼者發聲，增加輿論

18 謝永光：《香港中醫藥史話》，頁 228-230。

反對限制中醫醫眼

八團體辦簽名運動

中醫中藥可醫眼各團體表支持

【本報訊】中醫藥八大團體，昨晚八時假啟靈頓街香港中醫師公會舉行第九次聯席會議，商討反對港府限制中醫中藥醫眼問題。出席者有中醫公會、港九中華熟藥商會、香港中國醫藥學會、國醫聯合會、九龍中醫師公會、香港中華醫師會、香港中醫師公會、港九中醫師公會等團體代表。

會議主要討論如何展開各界簽名運動。吳壁鏗提議先印備表格，按址寄交各社團、宗親、同鄉團體，請求發動會員簽名。另於中醫藥有關店號遍設簽名處，凡人客光顧時，亦可樂意簽名。獲得一致通過。並議決表格用「確認中醫藥能治癒眼疾者請署芳名」字樣。首批印三十萬張分發。

該會日前向各社團發出的呼籲支持表格，最近已收回一部，包括中華總商會、理髮工會、飯店職工總會、客棧方言工會、郭氏宗親會、薛氏宗親會、港九按運社、燒豬工會、崇正總會、紫金同鄉會等團體。他們的意見一致支持中醫藥可以醫眼，港府不應立例管制。

醫務修訂例立法局今天二三讀

【本報訊】港府立法局今日下午舉行例會時，醫務總監麥敬時將動議二三讀「醫務註册條例」修訂例。該修訂例即係禁止非註册西醫醫治眼疾的法例，四月十六日提出首讀以後，引起中醫師的堅決反對。在這種反對之下，該案是否會有修正，今天下午二時半該案提出二讀時將可分曉。

‥反對限制中醫醫眼報道（《大公報》，1958 年 6 月 11 日）

壓力，對改變政府的態度有一定幫助。

1958 年 6 月，醫生修例事件的抗議行動正進行得如火如荼之際，立法局正準備通過議案。6 月 10 日，八大中醫中藥團體就醫眼事件召開第九次聯席會議，決定展開簽名運動，反對限制中醫醫治眼疾。[19] 聯會印製簽名冊，分發到各業社團、宗親會、街坊福利會、同鄉會、文化教育界與中醫同業，希望各界人士簽名支持，同時於中醫藥有關店號設簽名處，收集大眾支持，簽署表格正名為「確認中醫藥能治癒眼疾者請署芳名」。簽名運動是一種相對溫和的社會運動，透過運用這種方式向政府告知民眾的意願。可是，即使傳媒及簽名運動雙管齊下，依然無阻 6 月 11 日立法局通過《醫生註冊（修訂）法例》案。政府回應指立法並非禁止中醫醫眼，更非禁止患有眼疾的市民向中醫求診及正式讓中醫執業，不過，假如有人刊登廣告，標榜自己有能力醫眼、處方或提供有關眼疾意見的則屬違法。

立法局通過議案後，中醫業界認為當局沒有禁止他們執業，因此決定停止簽名運動。政府沒有官方的中醫註冊制度，始終難以界定何謂正統中醫及江湖醫生，當中也有灰色地帶，因此難以為「正統」定調。然而在 1958 年 12 月，即條例修訂通過後半年，一位治療眼科的陳錦泉醫師在醫務所被警方拘捕，一部分藥物被帶走，陳醫師繳交一千元保釋金，提堂期間，他表明自己是香港中醫師公會會員，一直以中醫中藥替患者醫治眼疾，並無抵觸法律，因此提堂後警方撤銷控訴，無須答辯，同時發還一千元保釋金。[20] 由此可見醫師公會是當時唯一能夠證明中醫師執業資格的機構，有一定的把關作用，否則難以

19 《大公報》，1958 年 6 月 11 日。
20 謝永光：《香港中醫藥史話》，頁 233-234。

判定中醫與江湖醫生的分別。

一直以來，由於政府沒有為中醫註冊，將他們認可為正統中醫，以致出現身份尷尬的問題：他們既是醫師卻不在政府的醫療體系。「醫眼事件」正好反映了政府對中醫僅有淺薄認識，打壓的同時，再度觸發中醫與西醫的價值觀之爭。政府處理不當，引致原意是禁止江湖醫生醫眼，卻變成針對中醫的法例。十九世紀末出現鼠疫，東華醫院的中醫被打壓及規管時，他們沒有任何抗衡力量。可是，1950 年代香港已經是一個截然不同的景象，公會的力量反映其重要性，以及中醫在發生危機時表現團結一致的證明，配合傳媒的力量，足以對政府產生一定的壓力，官員需要關注中醫的看法，後來發生的陳錦泉醫師事件，更凸顯公會對維護會員權利的功能，仿似一個半官方組織，成為證明會員為醫師的憑證。

◎ 四、爭取在大學開設中醫學系

政府不重視中醫的發展，任由醫師自生自滅，只有民間醫師及公會興辦中醫學院，在夜間開班授徒，方能讓中醫業界得以延續，從中獲取少量收入。不過，這些學院雖然有系統教育，例如所授的課程大綱由學院創辦人、院長或教務長等自行制訂，也制訂學制及專科專教等，但修讀課程的學生大多以興趣為主，非以職業為考量，而且礙於時間限制，學員難以吸收全面的中醫學理論。至於實習，也不是每所學院也有資源提供的，如范兆津的菁華中醫學院或譚寶鈞的香港中國國醫學院，雖然已致力為學員提供硬體配套，但標本及參考書庫藏並不足夠，而且缺乏具有教授資格的醫師，醫師同時在多間學校任教，例如潘詩憲、劉雲帆及陳濟民，同時兼任國醫研究所及中醫研究院（附屬香港九龍中醫師公會）的教員。他們需要身兼多職，除了行醫及教學外，也要參與贈醫施藥委員會（如伍卓琪、蘇兆清等）會務，當發生「醫眼事件」這類中醫業危機時，公會的骨幹成員更要積極表達意見，平日會務已相當繁重，但是在教學上，他們多屬義務性質，只收取微薄的車馬費，因此師資難以系統地處理及安排。[21] 最重要者，學院頒發的畢業證書未獲認可，如港九中醫研究院設立的中醫學士課程，學員畢業後，未得到香港政府、內地或台灣教育部或衛生部承認，因此難以吸引公眾願意花錢及時間進修。[22]

直至 1963 年，香港中文大學成立，新亞書院董事長趙冰博士介紹中文大學時，發表對中文大學的觀感，並公開中文大學的學院及課程，包括：

文學院：中國文學系、歷史學系、哲學社會學系、英語文學系及藝術學系；

理學院：數學系、物理學系、化學系及生物學系；

商學院：經濟學系、商學系及工商管理學系；

研究院

當時仍表明，「除此以外，趙氏曾向富爾頓委員會（筆者按：此委員會是組織中文大學的機構）建議設立中醫學院及農學院，以配合中文大學的意義，因為中國以農為主，而中醫學乃為與中國文化不可分離的東西。」[23]

---

21 同上，頁 114。

22 港九中醫研究院由香港中國國醫學院，和港九中醫師公會附設的研究院。參見謝永光：《香港中醫藥史話》，頁 115。

23 《工商日報》，1963 年 11 月 11 日。

有人建議中醫社團合辦

聯合國醫學院訓練中醫人才

集中財力人力方能發揚中醫學術

中醫學員程度懸殊

外國有人來港切磋

聯合設院訓練人才

考試制度劃一水準

‥聯合國醫學院訓練中醫人才報道（《華僑日報》，1963 年 4 月 22 日）

雖然趙冰博士向中文大學倡議設立中醫學院，可是若政府不認可中醫，中醫就不能從政府教育體制內發展，因此委員會也沒有作出響應，設立中醫學院始終未能成事。[24] 趙博士在提出建議翌年不幸撒手人寰，倡議者離世，對爭取中文大學成立中醫學院有重要影響。

當時也有提倡興辦中醫業教育的人士主動向報社投稿，為中醫業界提供建議。1963 年，《華僑日報》刊了一篇題為〈有人建議中醫社團合辦　聯合國醫學院訓練中醫人才〉的文章，指出國家一直以來沒有設立中醫學的專門深造機構，也沒有扶植中醫藥人才的意向，以致窒礙中醫藥學說的發展，香港執業的中醫師約有三千人，除了醫師工會的學院之外，其他私人辦理的中醫學院大多已停辦，停辦原因無非因為財政問題或難以聘請教授人才。香港中醫業界已有一定的團結力量，因此可以組織工會，甚至在學術上有海外醫學學者來港交流，香港中醫師亦獲邀到外地參與學術研討會，這足以證明香港中醫有足

24　謝永光：《香港中醫藥史話》，頁 117。

紀念國醫節古哲夫呼籲

發揚中醫中藥

港澳醫藥界應大聯合，發行常年刊誌，竭力發揚中醫藥，俾人人對中醫藥了解，人人對中醫藥明白。

今日爲第卅九屆三一七國醫節港澳各大醫藥團體，皆舉行慶祝紀念大會，熱烈情況，自有一番。記者昨訪古哲夫氏，詢以年來中醫中藥界情形，及國醫節有何獻議，承告以今歲擬呼籲港澳全體醫藥界，應從此大團結，努力發揚中醫中藥運動，目前有關宣傳工作，似有未盡完善之處，以至僑胞大衆，對於中醫中藥，尚未十分澈底了解，發行聯合刊物，擴大宣傳，俾人人了解明白，此實爲當前重要問題之一，古翁發言談話茲摘錄如下，俾各有關僑團注意及之，古翁云：「一年一度之國醫節，轉瞬又屆五十二年度的三一七了，本港及澳門兩地而言，尚不至十分寂寞，因爲中醫藥團體及教育機構，共有二十多個以上，，年年此日，大家都舉行一次大熱鬧、集會、懸旗、慶祝、紀念、張燈、結綵、聯歡、宴會等等，可是頻年以來，效果很少，一切的一切，尚未加强僑胞十分認識，有一部分人士，對中醫中藥，還存有不少懷疑態度，以至推行發展中，有着不少窒礙，自己人對自己的事際都不能盡量了解，眞是一椿抱撼的事情，其中原因，固然是很多因思想趨向，藥性未明，或其他種種影响，都佔有相當因素，就我所知，一部分僑胞，對中醫中藥，仍不大淸楚，甚或完全不曉，縱有所需，遲延莫決，日常普通用品，也會買錯的，以至失了効果，甚或鬧出事來，在所常有，這一種情形，固然是操用的未能盡知某藥之功能，及服後怎的効果。我以爲賣藥的人，或製造的廠商，又或處方的醫者，指導不周，也未負責完全，以至用者雖有深刻的認識，這不是推行的前途，未臻完善嗎？這個大缺點，提倡中醫中藥，就是一個重要的問題，許多熱心的同道，未嘗不知道這般情形，若干年前，及現在，已經辦有不少醫報雜誌，宣傳中醫中藥，大聲疾呼，不遺餘力，但是堅持長久的，並不多見，一年半載，便停版了，更有二、三期，即告夭折了，其中讀者，有因定價太昂，不易負担，或認爲取材板滯，難以引起讀者興趣，或是辦理者經濟力薄，不易支持，處此種種環境之下，那能久遠呢？此眞力與心違，在我的意見，目前應該變一變方針，各中醫藥公商工會，各學院學會，來一個大團結，把發揚本身事業的大責，共同肩負起來，集中人才，集中經濟力量，舉辦一個有規模的刊物，周刊，旬刊，或月刊，報章式，雜誌式，向所有未明瞭中醫中藥的僑胞，盡量灌輸一切常識，不論生藥熟藥，方劑成藥，澈底詳盡解釋，務使人人淸楚，進一步而發揚光大，刊誌的定價，應該盡量減輕廉售，使大衆容易購讀，至資本方面，集中二、三十個團體，平均負担，或經常的補助，一方面開源，借助廣告收入，我們各友會中，不少大藥行，大廠商，大國手，平日也要支出一維廣告費，何不撥一部開支，自己幫助自己，既可爲公，又可爲私，這是不難辦到的，假定大家都有這樣決心。那麼刊物，就可以維持永久，更有達到藏餘的地位，中醫中藥，有此永恆的宣傳，相信社會的人，一定有廣泛的認識，前途一切暗淡，何難重見光明，杏林先進，藥團名彥，至黨登高一呼，大衆共同努力，完成這個空前創舉，我們今日紀念國醫節，集會、懸旗、張燈、結彩、聯歡、宴會中，不妨將這個問題提供衆談，愚昧之見，不知以爲然否？

‥紀念國醫節報道（《華僑日報》，1963 年 3 月 17 日）

夠根柢，創辦更優良的學院培訓專業人才。因此，應當團結中醫業界，減少學院數目，成立聯合國醫學院，系統培訓出相關人才。除了統合資金、資源及師資之外，更需制訂劃一的考試制度，以期對中醫師的畢業及執業資格定下統一標準。[25] 長遠來說，成立學院能夠提高學員的專業水平，解決庸醫問題。

一直以來，「團結」都是中醫業界的癥結所在。自 1948 年，時任國民大會中醫師公會代表的賴少魂醫師促成港九中醫師公會，意在統合當時所有醫師公會，但是因為人事問題造成會內「群雄鼎立」的局面，內部各個公會仍然是獨立團體。雖然他們有辦學、贈醫施藥及回應政策，也屬於業界其中一個接近「龍頭」的群體，但談到團結仍然有一段距離，公會各自為政、獨立辦學，以致出現部分學院因資源匱乏而倒閉。1960 年代，呼籲業界團結的號角聲再度響起，嘗試統合當時學院，可惜要到三十年後的 1991

25 《華僑日報》，1963 年 4 月 22 日。

中醫中藥地位日高

各國醫家不斷鑽研

最近本港若干中醫藥團體之首腦人物發表，近年來各國醫家對中醫中藥之鑽研，益見努力不懈，特別對針灸及若干疾患之外敷治療，尤感興趣。

舉例而言，各國醫學博士所著之針灸專書，至目前為止，已不下百數十種，書中均附有詳細之穴位圖表，解釋且較中文本更詳明，其中尤以勒斐埃博士所著者，最受學者之崇敬，視為學習針灸者之南針，銷數之廣，遍及歐洲各地。

此外最為各國醫家所注意者，即為「哮喘症」之外敷治療，緣哮喘一症，向被「各國醫家認為無法治愈之頑疾，今眼見美國、英國、新加坡、馬來亞、寮國、越南等地，華人之患此症者，經用各種方法治療未能見效，轉而接受香港中醫夏正儀之外敷治療而獲愈，彼等均認為係不可思議之奇蹟，紛紛訪問患哮喘已獲痊愈之華人，聽取其所述之病程情形，及治療經過，若干人且直接函夏氏購類藥供研究。

夏氏醫室已於本月初開始接受第十一屆外敷治療登記，連日均有異邦患者前往就醫，並深致其本人對此治療法之信心。

‥中醫中藥地位日益重要報道（《華僑日報》，1963 年 7 月 5 日）

中醫中藥業抗英團指出

港英歧視中醫藥

實包含惡毒用心

【本報訊】「中醫中藥業抗英團」前日致函與中醫中藥同業，內容如下：

「英國的殖民主義是中華民族的死敵！英國殖民統治下的香港是典型的[illegible]！

在香港，我們中醫中藥業本身亦是受深重迫害的一羣。由於港英當局有意捧高西醫的身價，歧視中國的醫療傳統，因此立了很多英法例，例如中醫不能叫醫生，要叫做「生草藥使用者」，中藥也受到許多不合理的管制，限制中醫中藥的發展，中醫中藥是我國寶貴的文化遺產之一，有着顯著的醫療效果，今天，在祖國的大力發展下，已受到世界醫學界的重視。港英當局一貫歧視中國人，剝奪中國人用中藥治病的權利，要港九同胞忘記自己是中國人，其居心是非常刻毒的。

今天我們反抗港英迫害，不單是為了中醫中藥業本身的利益，而是要在反抗港英殘暴中國同胞的民族鬥爭中，一併清算新賬舊債！同胞們，在這場轟轟烈烈的民族鬥爭中，我們中醫中藥同業應該團結起來，組織起來，行動起來，有錢出錢，有力出力，奮力向港英鬥爭！鬥爭！鬥爭！反迫害鬥爭的勝利[illegible]

‥中醫最新電子儀（1970 年《中國醫藥學報》）

中醫在港無地位
醫界認爲不公平
必須發揚中醫中藥學術爭回榮譽

（特稿）

香港有三百五十多萬人口，如果單靠經過港府醫務衞生署核准發給開業證書的執業西醫生療診治病，是絕對不够的，我國人一般的習慣，除了延請西醫生治病外，有大部份人還是相信中醫，即使在香港，也不例外，因此，在香港仍有不少以中醫學術爲人治病的中醫師，雖然在法律的地位上中醫不能像西醫生一般的簽發各項有關疾病的證件，但港府當局卻承認有中醫的存在，而且許多香港人患了病，許多時仍然去請教中醫的。在中醫的業務上來說，大致上尚可過得去，那當然是不能一概而論，在執業的中醫中，亦有學術修養湛深與不足的表現，也有行時與不行時的區分。一些著名中醫日診百病的仍然有人，而一兩天不發市的，事實上也有，這就視乎各個中醫的學養與手法。

中國醫藥學術

我國醫藥學術，以陰陽五行等學說作爲立論骨幹，使一般對中醫藥學沒有深澈認識的人認爲玄妙，也覺得道理難通，但經過細心研究的人，便會了解到中醫學術的以陰陽五行作解釋，另有其深奧的道理，中醫藥學的至今仍然不能發揚光大的原因，是沒有一些研究高深中國醫藥學理的學術機構去負責，同時近五十年來，西洋醫藥流入我國，習西醫的人日多，也就也這具有數千年歷史與經驗的中國醫藥學術忽畧了，甚而有人要大聲疾呼要廢除中國醫藥學術。而在香港的中醫界中，學識經驗十分湛深的固然很多，但僅識皮毛便懸壺問世的也不能說沒有，爲的是香港沒有中醫考試制度以劃一一般中醫的學識，因此香港一般的中醫學識經驗如何，便祗有由病者自己去分判。

無地位不公平

記者職務上的關係，曾獲識了不少中醫，而且大多數都是在港的中國醫藥界中知名之士，對於其本身學識與經驗，都是具有相當造詣的，他們一般的意見都認爲香港的中醫沒有地位，是一項頗爲不公平的現象，但他們也覺得，如果要提高香港中醫的地位，必定要從自身的學養着手，同時更要作育人才，同時更要有精通中西文字而具有中國醫藥極豐富的學問與經驗的人才，溝通中西醫藥學術思想，則今後中國醫藥學術才會在國際上獲得地位。這些理論在香港來說，如要實現是頗有困難的，即以在國內來說，大陸中共政府是否做到這一點，記者手頭上沒有這些資料，不敢亂說，以自由中國政府而言，到現在還未還一個高度學術性的機構去做這一類的功夫。

港中醫三千人

香港現在究竟有多少執業中醫？據記者調査所得爲數約有三千人，分屬於幾個不同的中醫社團，而中醫的社團也可分爲職業性與學術性兩種，職業性社團計有：香港中醫師公會，有會員約一千人；九龍中醫師公會，有會員八百五十五人；港九中醫師公會，有會員七百餘人，僑港中醫師公會，有會員百餘人；僑港國醫聯合會，有會員卅餘人；中華國醫師公會，有會員約一百五十人。此外學術性的社團尚有中國醫藥學會，有會員約一百五十人。上述各社團的人數，最多達千名以上，最少者亦有數十人，則估計有三千人的數字是很接近的，但各會會員不少有雙重會籍，甚至有三重會籍的，因各會並不限制會員加入另一同性的團體，故常有同一人士而同時當兩間或兩間以上同類社團的職員。更有一些則任何中醫社團都不加入，祗由同業之間個人感情作聯繫，但這些頗爲少數。

力量不宜分散

「各中醫社團之間是否完全分立？則又並不盡然，若謂爲彼此更誠合作，和衷共濟，以謀中醫學術上的發展，則又爲各立門戶，各行其是。雖在相互競爭之下，相反可以相成，殊途可以同歸，但終有力量分散，而陷於浪費之嫌。」這是在港中醫界一位知名之士所感到今天香港中醫的一般情況。

「不但如此，各會在競爭會務發展的情況下，對會員的徵求難免有不加審擇之處，一萬有不學無術者混入各公會時，此不但會方受到名譽的影響，抑亦爲中醫的聲譽受到影響，爲各中醫社團應加注意的防範。故各會不能祗求會員數量的增加，而忽視質的審査。雖則在港不加入中醫社團亦可開業，然此僅爲其個人的事，甚或政制的問題，但一加入公會則爲中醫界所公認的事，如祗以數的方面求增加，則將忽畧了質的方面的選擇。」數人士作上述感慨的說。

研究風氣低沉

該人士又說：「各中醫社團雖是職業團體，但亦含有學術性於其中，尤以對會員研究學術興趣的提高，實爲責無旁貸，但本港雖有如許的中醫社團，惜經常並無學術通訊一類小册或刊物印發會員，年來雖間有醫林雅集，或驗方交換的倡辦，但亦非各個公會普遍舉行。在今日世界醫藥日新月異中，中醫學術研究風氣之低沉，實爲一危險現象。故中醫社團能注重提高學術研究，不但增加會員之學識，且亦增進人類健康的保障，造福社會實非鮮淺。」

這位中醫界的知名之士語重心長地向記者說出，使記者獲知今天在港的中醫界人士，其中不乏才藝與熱心，相信在港執業的數千中醫，對此總會有同樣的感覺。（從）

‥中醫在港未有合法地位報道（《華僑日報》，1963 年 4 月 16 日）

年，香港大學專業進修學院增設中醫藥進修課程後，中醫學才算正式納入大專的教育體制內。大學正式設立學士學位課程，更是 1998 年後的事了。

◎ 五、繼往開來的發展

中醫業界一直有聲音要醫師提升自身學養，業界需團結一致向政府爭取法定地位，如 1960 年代的報章標題就出現「古哲夫呼籲發揚中醫中藥」、「中醫在港無地位　醫界認為不公平　必須發揚中醫中藥學術爭回榮譽」、「中醫中藥業抗英團指出　港英歧視中醫藥　實包含惡毒用心」、「中醫中藥地位日高　各國醫家不斷鑽研」等。[26] 香港人口眾多，1960 年代達到三百多萬人，政府未有完善的醫療福利系統，僅是醫務衞生署核准的註冊西醫應診治療，難以應付龐大的人口需要，因此社會需要中醫業界彌補政府的不足，可是政府一直不願把中醫納入醫療系統，不願肯定他們的貢獻，而且坊間不時也有批評中醫的言論，公會需發聲明解釋，因此要高速發展仍然需要一段頗長的時間。[27]

另一方面，一位具代表性的趙少鸞醫師早年隨羅浮山僧習醫。1950 年代在港島北角設館行醫，醫事以外亦關心社會及業界發展，歷任趙氏宗親會理事及醫事顧問。1958 年趙醫師在灣仔創辦光華中醫學院，自任院長，專授針灸全科及跌打，後來增聘西醫學者任

---

26 《華僑日報》，1963 年 3 月 17 日；《華僑日報》，1963 年 4 月 16 日；《大公報》，1967 年 8 月 6 日；《華僑日報》，1963 年 7 月 5 日。

27 《香港工商日報》，1970 年 3 月 21 日。

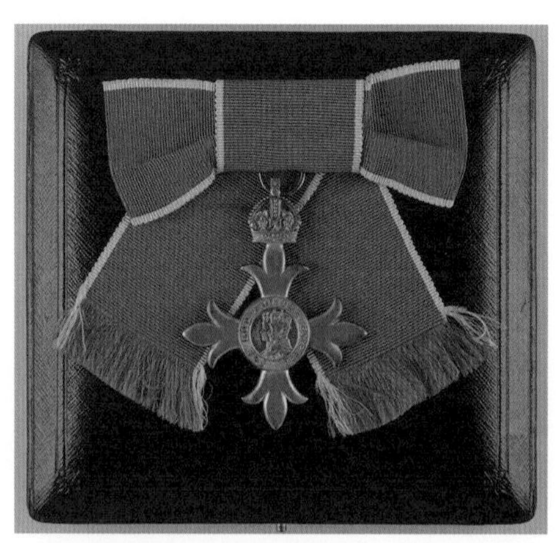

‥趙少鸞醫師 MBE 勳章

港九中醫師公會
宴賀趙少鸞獲勳

【本報訊】港九中醫師公會會長趙少鸞，榮獲英女皇御賜M．B．E勳銜，該會同寅以趙會長為本港中醫界首次榮獲勳銜殊，實有擴大祝賀之必要，乃定於本月十六日下午七時，在九龍尖沙咀金巴利道香檳大廈紅梅閣酒家舉行公宴，席券每位十五元，歡迎該會理監事會員携眷參加。

‥趙少鸞受勳報道

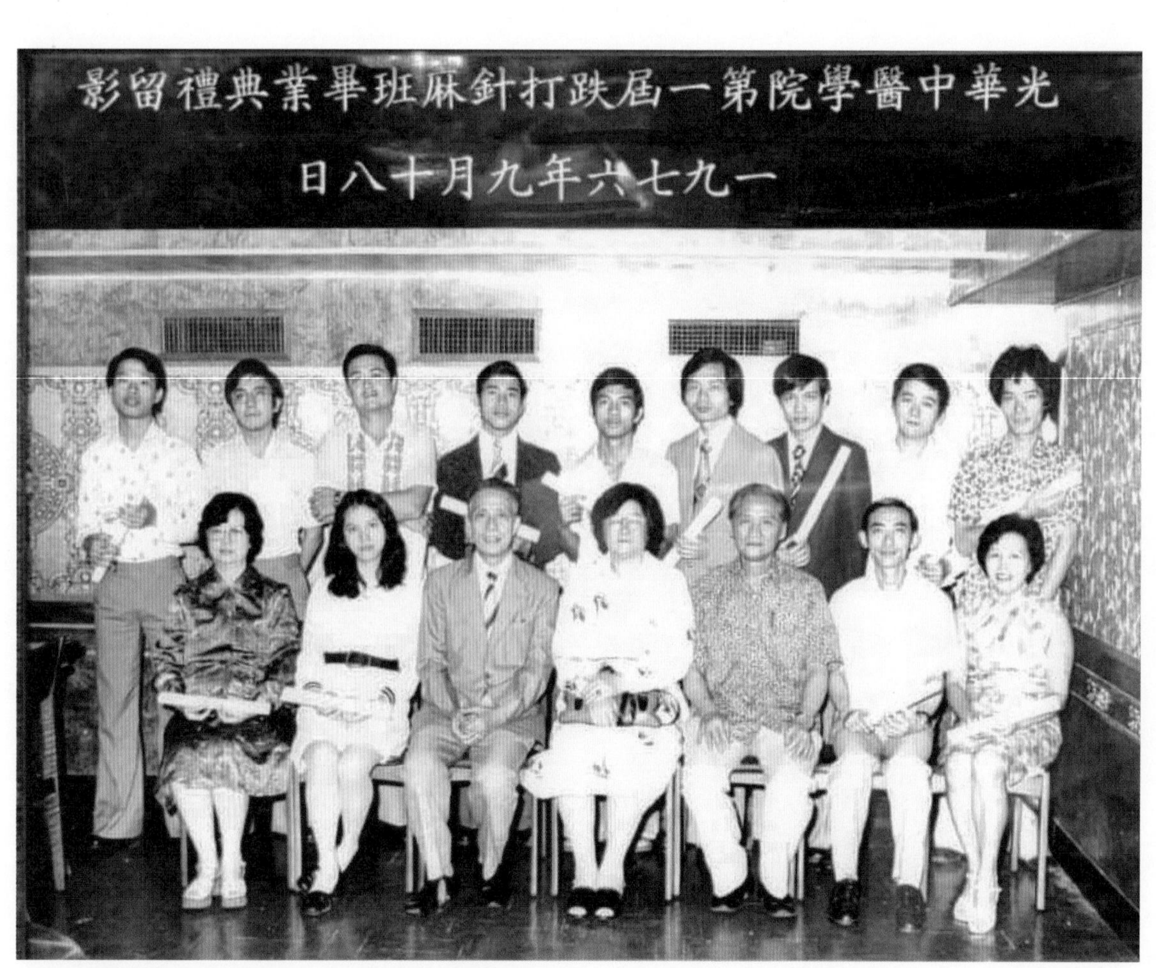

‥光華醫學院首屆畢業生，前排中央為趙少鸞醫師。

教，以英語授課，提供臨床實習。1968 年她當選港九中醫師公會中醫研究所所長。同年，港府以趙氏年來推動本地中醫業界發展，貢獻良多，特頒發英帝國員佐勳章（M.B.E），乃中醫業界之第一人。

◎ 六、中醫戒毒

自開埠至二十世紀七十年代，香港販賣及吸食毒品一直非常活躍。戰前香港既是合法吸食鴉片的地方，更一度為鴉片貿易運往中國大陸的主要口岸。戰後，香港政府雖然禁絕鴉片，但毒品販賣及吸食者卻有增無減，在當時貪污腐敗的黑暗時期，香港政府也難以杜絕這種情況。

1973 年，社會興起一股針灸熱潮，有學者發現針灸有助吸毒者戒毒，效果頗佳。[28] 不久，東華三院院長譚貝齡透露，院方以針灸方法替癮者戒毒，當時接受針灸的吸毒者有四十人，年齡由十七歲至七十九歲，當中三十人吸食鴉片，十人吸食海洛英。她表示，吸毒者接受針灸手術後，大幅減少吸毒意圖，毒癮發作時的癥狀也逐漸減輕，胃口增加、痛楚消失，健康日漸恢復，並指出比起其他方法如心理治療及美沙酮等，針灸戒毒的成效較為理想，因為這種方法連五十八年的毒癮也可戒除。[29] 同年 4 月，東華三院宣佈擴大針灸治療所，不少醫療機構相繼施行針灸戒毒療法，使「中醫界帶來一片空前未有的興旺」。[30] 民間醫師也陸續設立針灸培訓班或針灸治療的廣

---

28 《工商晚報》，1973 年 3 月 26 日。
29 《大公報》，1973 年 4 月 6 日。
30 謝永光：《香港中醫藥史話》，頁 175。

本港一專家發現
用針灸戒毒
仍需進一步研究

【本報訊】本港一位專家發現，針灸能戒毒。醫學研究中心主席陳立僑醫生謂，此項「發現」係「巧合」。

據報，該專家以針灸治療吸毒者，發現彼等事後感覺較佳。

陳醫生謂，如吸毒者之需求因此而消失，則無疑係戒毒之一突破。但渠指出，此祇係初步發現，希望能繼續作適當之研究。

針灸戒毒報道（《工商晚報》，1973 年 3 月 26 日）

國熱學針灸・成績
良者可聘國外講習
針灸速成班
女名醫教學・招男女新生

附屬學院主辦有實習三個月畢業負責教會絕不誤人子弟每星期考試一次。

一月十六日開課人數有限請早報名

報名時間：上午十時至下午四時每星期上課三天每日三班任憑選擇晨八 時至十時午四時至六時晚六時至八時。

報名處：香港中醫醫院劉英傑洽
旺角彌敦道七八二號三樓A座電梯按一字

針灸速成班廣告（《工商日報》，1974 年 1 月 10 日）

東華三院院長譚貝齡透露
三院用針灸戒毒收效
五十八年老癮也戒除
治療過程拍成電影 準備在歐提出報告

【本報訊】繼一位姓溫的醫生發表了用電針爲吸毒者戒除毒癮之術，東華三院院長譚貝齡也表示，東華三院醫生曾先用針灸治療四十名吸毒者，而且取得了頗好的成績。

據譚貝齡說，有關這方面的治療報告，最近已在香港醫學會館會刊上發表，準備發表在世界性的醫學雜誌上。治療過程已拍成電影。一個世界性的治療吸毒會議，不久將在歐洲舉行，東華三院準備在會上提出報告。

據稱，接受針灸治療的吸毒者，包括一名十七歲的外籍少女，一名七十九歲的老翁。其中三十人吸食鴉片，十人吸食海洛英。

這份醫學報告是由兩名醫生撰寫的。報告書說，醫生以針刺入病者耳部穴位達半厘米，用電動儀與針連接，通過低流電激勵和刺激，每次約三十分鐘，全部治療十次約一週時間，如吸毒時間長，所需治療的時間也較長。

據悉治療手術完成之後，病者沒有吸毒的意圖，毒癮發作時的症狀，也逐漸減輕，胃口增加，痛楚消失，健康日漸恢復。

接受治療的吸毒者出院後如毒癮再發作，隨時可回醫院，因爲人體需要六十天時間，才能完全擺脫戒毒引起的症狀。

該報告書說，原來的心理治療方法及以美沙酮藥物代替海洛英，其效果都不及針灸治療戒毒那樣理想。報告書指出一名癮君子吸毒達五十八年之久，結果也將毒癮戒除。

針灸戒毒收效報道（《大公報》，1973 年 4 月 6 日）

告，如「中國熱學針灸。成績優良者可聘國外講習 針灸速成班 男女名醫教學 招男女新生」等。[31] 針灸學熱潮為中醫發展添上色彩。

◎ 七、跌打特色

一般坊眾都認為跌打[32] 就是擦藥酒，敷帖藥膏，沒甚麼原理可言，其實並非如此簡單。作為中醫的一門臨床學科，跌打和中醫理論環環相扣，也需要望、聞、問、切的診斷程序，痛症就要辨明風寒濕熱瘀等，是伴隨着學術發展的。

戰後香港公立醫院資源有限，當時本地工業發展蓬勃，大部分市民從事體力勞動工作，很容易扭傷筋骨或勞損，引起各種痛症，如果要到政府或西醫診所求診，醫療費昂貴，亦花掉很多時間，直接影響生計。中醫跌打在治療骨折傷科具有豐富的臨床經驗，推、拿、按、摩、針、拔和施藥（外敷或服用），省時又見療效，而且診金相對廉宜。故一般市民每有損傷病症都會光顧跌打傷科，造就了當年跌打傷科興盛的局面。

跌打傷科優勢互補，在傷筋、軟組織受傷的臨床方面，跌打的效果良好，運用理筋手法治療，結合中醫的經絡學理論，對軟組織傷科治理可謂甚具特色。部分跌打醫師更引入西醫儀器（如 X 光機）輔

---

31 《工商日報》，1974 年 1 月 10 日。

32 跌打是香港獨有的名稱，即骨傷科。早在 1960-1970 年代，香港流行學習功夫，很容易跌傷打傷，故早期香港的武術家除了傳授武術外，大多兼開跌打醫館。所以，有「未學出拳，先學紮馬；未學功夫，先學跌打」之說。跌打一般分推、拿、按、摩，是四種手法的名稱，明代錢汝明《秘傳推拿妙訣．序》中指出「推拿一道，古曰按摩……以指代針之法也」。

助診斷，精確掌握病灶所在，這亦是本地跌打科的特色。

不過，在某些臨床的應用問題上，即使用最先進的醫療科技，也未必及得上臨床辨症實用，例如手腕裂骨的臨床表現，要具備豐富的臨症經驗來診斷，受傷初期，人體骨胳特點是不會呈現裂紋。所以，此時的科學檢查可能未必找到病因。但如果有經驗的跌打醫師，單從手觸觀察就能判定裂骨情況，及時給予治療，可減輕病者痛苦之餘，更可達到很好的療效。因此在現代的醫療體系中，業界可以抱持更開放的態度去學習。

跌打的手法和針藥的補瀉具有雙向調節作用，只要辨證得當，通過對臟腑功能的調整，使肌體處於良好的功能狀態，有利於激發肌體內的抗病因素，扶正祛邪。清代吳師機的《理瀹駢文》:「外治之理，

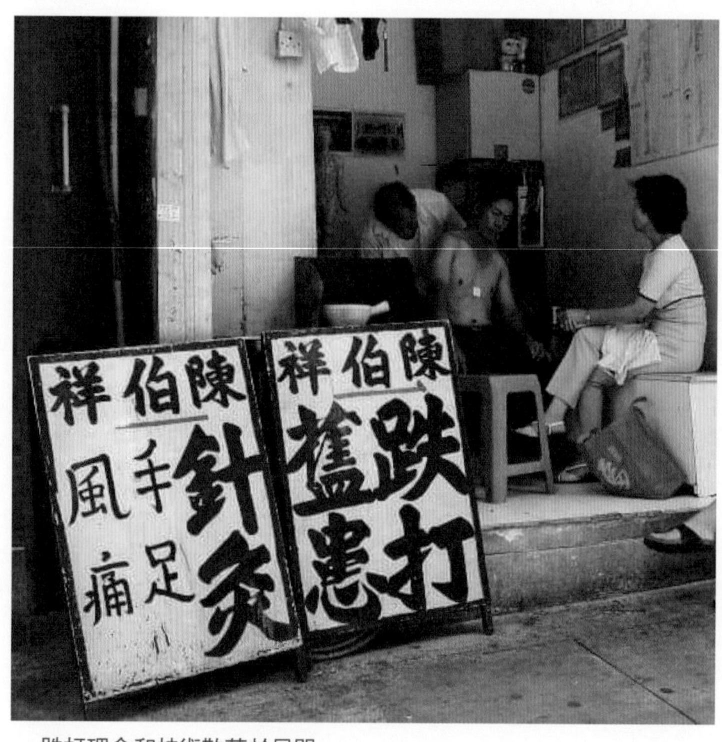

‥跌打理念和技術散落於民間

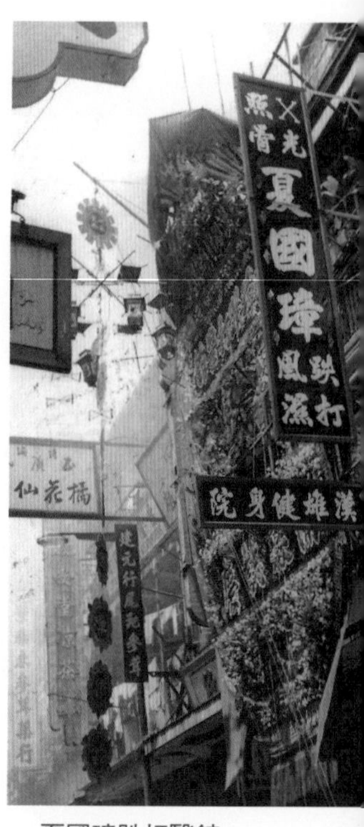

‥夏國璋跌打醫館

即內治之理，外治之藥，即內治之藥，所異者法耳。」1950 年代，許多跌打醫師自行浸製藥酒及膏藥，除日常應診施用，亦有製成散裝跌打酒應市，供市民採購，以備不時之需。直到《中醫藥管理條例》通過後，中藥製造和使用受到監管，許多民間驗方已不能應用。

至於武館與跌打的關係，1960-1970 年代是香港武館的全盛時期，據 1973 年警方的報告指出，傳授中國武術的館社多達 418 間；武館一般位於鬧市的住宅樓宇，所謂天台武館更是香港早年的一大特色。武館兼具傳承武藝和中醫跌打治療的功能，不少師父日間兼理醫務和跌打工作，晚上才授徒，其中如關德興師傅由於電影黃飛鴻而為市民認識，還有龍形的王國祥、白鶴派的陸智夫、蔡莫派的劉標和北少林的龍啟明，都以跌打馳名。

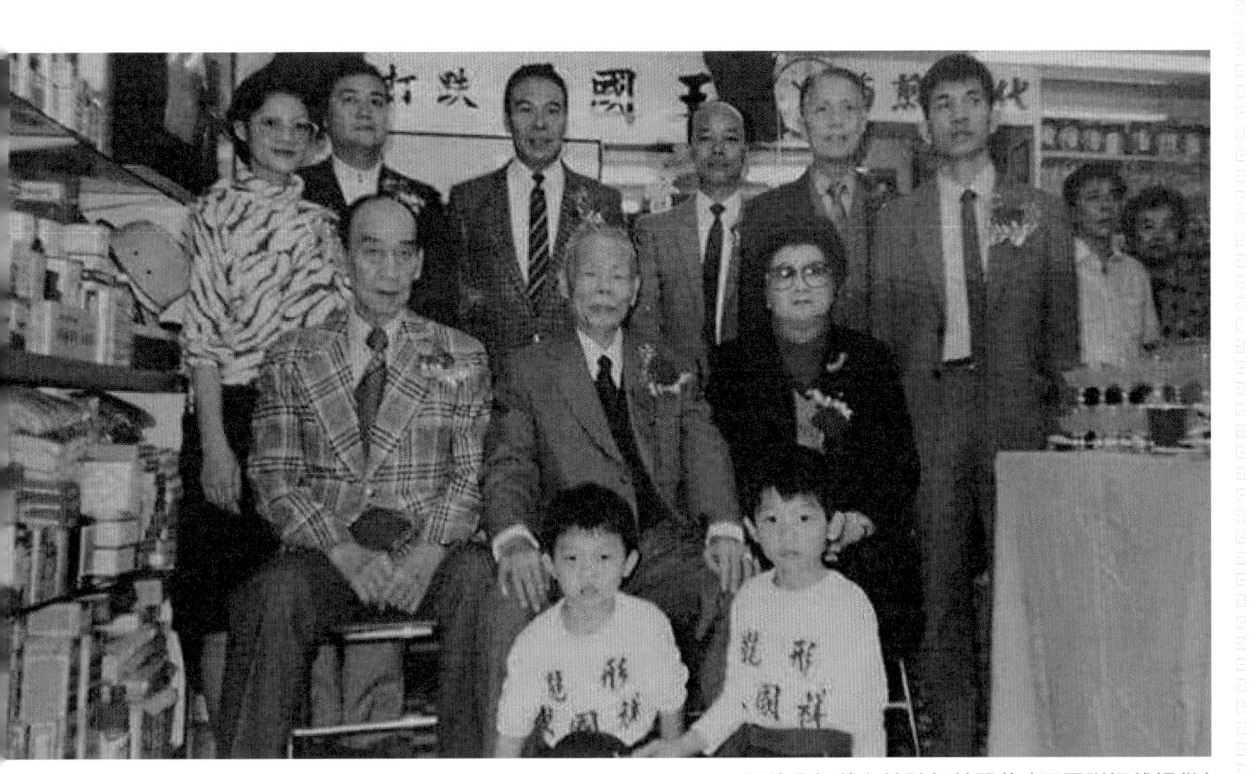

‥關德興師傅主持跌打館開幕（王國祥師傅提供）

中醫用最新電子儀器

最新發明 幫助診斷 增強療效

一、「良導絡測定器」——測知十二經脈臟腑病變。每具港幣二百二十五元。

二、「電針治療機」——電子振盪式。平流、脈動、感應三種輸出，分三組各別調節電量，適用於一切電針適應症。每具港幣二百五十元。

三、「經穴探測器」——測知全身經穴之正確位置。每具港幣三百元。

四、「電子針灸經絡診療機」——電晶體TS—7A精密型，大型手提箱式，內有良導絡，全身經穴及反應點探測（裝置強力訊號放大系統，可供醫師集體會診時用），氣血虛實測定，各式電針治療輸出等。每具港幣六百五十元。

特點：全部採用最新電子元件，效率最佳，易學易用。普通乾電池，安全方便。塑膠機箱，款式華貴。

設計及製作人 陳啓仁中醫師

地址：香港洛克道四八八號A紐約戲院大廈一樓

電話：H七六八弍弍三

‥中醫最新電子儀（1970 年《中國醫藥學報》）

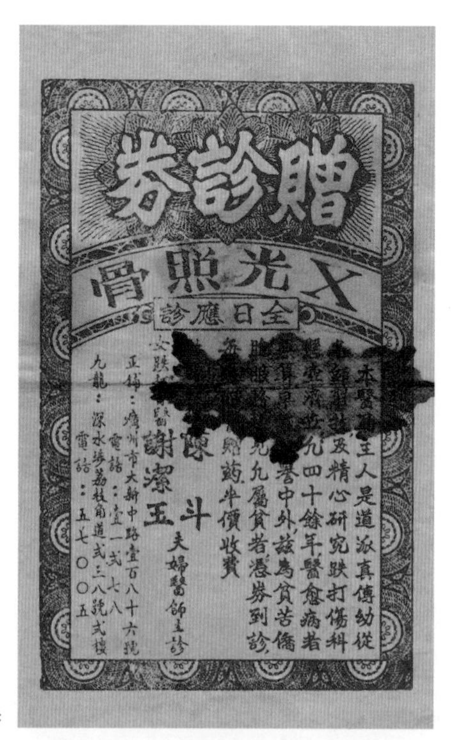

‥贈診券

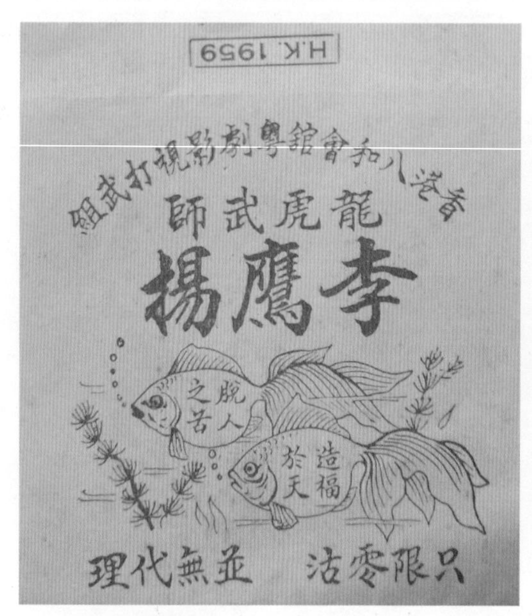

‥八和會口館廣告

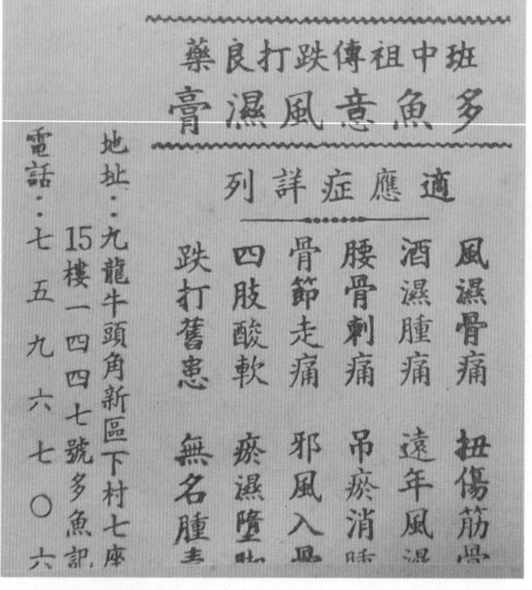

‥跌打良藥廣告

◎ 八、國際交流

自 1950 年代起，香港中醫業界與日本已有頻繁的學術交流。1970 年代更與國際接軌，參與亞洲各國舉行的學術會議。1973 年，每四年一屆的第三屆世界針灸學術大會於韓國漢城（今首爾）舉行，香港中醫業界首次組團參與，代表香港的醫師有 20 餘人，由謝永光為團長，畢澤驥為副團長，吳泰源及陳德光任秘書，另隨團團員有黃木翔博士、陳居霖、楊子波、劉德榮、葉俊璋博士、黃振坤、黃幗賢、關伯誠、何若琦、梁少華、鍾彥文，陳端己及施超群等人。[33] 1977 年，菲律賓針灸協會主辦第四屆世界針灸學術大會，於馬尼拉舉行，本地業界再次組團參與，團長由謝永光及盧明擔任，團員包括曾憲舒、陳國富、李文華、李甯漢、林守耕、吳錫奎、陳端己、司徒植、劉惠連、彭慰倫、鍾哲慈、張秀雲、翁容、周煥珍、宋天維、夏德建及姚偉慈等。[34] 1979 年，由世界衛生組織（WHO）贊助的第一屆「亞洲傳統醫學大會」於澳洲坎培拉舉行，是次會議陣容鼎盛，超過三十多個國家及地區參與，本港參加者包括中文大學中藥研究組江潤祥教授，以及香港大學教授十多人，莊兆祥教授更於大會上發表〈涼茶治效的科學觀〉，以現代醫學觀點闡釋涼茶治效。

33 第一屆於 1965 年在日本東京舉行，第二屆於 1969 年在法國巴黎舉行。參見《華僑日報》，1973 年 9 月 24 日。

34 《大公報》，1977 年 10 月 25 日。

世界針灸學術大會

港代表團昨出發

(特訊)一個由本港針灸醫界組成的代表團，於昨(廿三)日上午十一時乘大韓航空公司六○四班機飛漢城出席第三屆世界針灸學術大會，該代表團由針灸學家謝永光率領，副團長畢澤暉，秘書吳添源、陳微光，團員包括黃木翔博士、陳居恢、楊子波、劉微榮、葉俊璇博士、黃振坤、黃幗賢、關伯誠、何若玲、梁少進、鍾彥文、陳端己、施超凝等。除偕同有關針灸實驗紀錄影片準備在大會放映之外，並將在會上作動物針刺手術示範及耳針、透針法示範。

該團全體團員將於大會閉幕後飛東京訪問，並出席日本針灸醫界在當地舉行之歡迎會。

世界針灸學術大會每四年舉行一次，第一屆係於一九六五年十月在日本東京舉行，第二屆係於一九六九年，在巴黎舉行，今屆會期已定本月廿五、廿六、廿七日一連三天在漢城慶熙大學舉行，預料世界各國與會人士約有三千人之衆。

‥世界針灸學術大會報道（《華僑日報》，1973 年 9 月 24 日）

1980 年代至 1990 年代期間，香港業界除了積極參與各地舉行的學術會議，更有多次機會成為國際學術交流的主辦場地，組織各類型交流會，足見香港中醫業界已有一定的國際地位，受亞洲各地的業界認同。茲整理列表如下：

1980 年代至 1997 年的中醫國際學術交流表

年份	會議	主辦	舉辦地區
1983	第一屆亞細安中醫藥學術大會	東盟五國（新加坡、馬來西亞、泰國、印尼及菲律賓）中醫藥團體	新加坡
	中醫藥學術交流會	香港新華中醫中藥促進會	香港（因應中華全國中醫學會廣州分會代表團到訪）

（續上表）

年份	會議	主辦	舉辦地區
1984	國際中藥研究會議	香港中文大學中藥研究中心	香港
	全國第二屆針灸麻學術研討會		
1985	中國中醫研究院 30 周年院慶	中國中醫研究院	北京
	針灸穴名標準化會議	世界衛生組織	香港
1986	中醫證的研究國際學術討論會	中國中醫研究院	北京
1987	第一屆世界針灸學術大會	世界針灸學會聯合會	北京
1990	湖南中醫學院 30 周年院慶大會	湖南中醫學院	湖南
1991	國際中醫學術研討會	香港中醫學會	香港
	國際傳統醫藥大會	世界衛生組織、中國國家中醫藥管理局聯合主辦	北京
1996	第五屆亞細安中醫藥學術大會	東盟五國（新加坡、馬來西亞、泰國、印尼及菲律賓）中醫藥團體	馬來西亞、吉隆坡
1996	中港首屆中醫骨科學術研討會	香港中醫骨傷學會	香港

◎　九、大型中醫藥展覽

1962 年，各區街坊福利會為了促進市民健康及衛生宣傳，加強市民對醫務衛生的知識，在華民政務司的協助下，與醫務衛生組織合作，成立「港九各區街坊福利會醫務衛生研究組委員會」。此外，在同年 7 月 26 日至 8 月 1 日，福利會於灣仔皇后大道東東華三院第三學校舉辦為期一週的醫務衛生展覽會。展覽自 2 月開始籌備，便在報

醫務衛生展覽會

擬定六月中旬假座大會堂舉行

（特訊）港九各區街坊會，為促進市民健康及衛生宣傳起見，在華民司協助指導下，乃有「港九各區街坊會醫務衛生研究組委員會」之設立，其主旨在於促進市民與政府醫務衛生當局合作，及加強市民對醫務衛生之知識，用意至善。該委會為擴大宣傳衛生之重要起見，決議舉辦「街坊醫務衛生展覽」，俾市民對衛生加深認識，推該會各組主任為籌備委員，並將草案送交街坊研究會通過後，呈請華民司署備案，即可實施，擬定於本年六月中旬，在香港大會堂舉行，會期定為四天，屆時並聘請華民司及醫務總監蒞臨剪綵，並在各大電台合作專題廣播，使市民有系統衛生增加常識。

茲將該委會計劃展覽部門如下：

廿七舉行 常務會議

港九各區街坊會醫務衛生委員會，定本月廿七日下午二時，假華民司署東區聯絡會議室舉行常務委員會議，除促進今後事宜外，對於舉辦街坊醫務衛生展覽會籌備工作，亦將多所討論，該委會業經分函各常務委員，屆時撥冗出席，共策進行云。

展覽部門 共分七室

計劃展覽部門：家庭衛生，共分七室：一、為人體必備之營養品，二、口腔及牙齒之衛生，三、虫鼠之控制，四、家庭之清潔，五、嬰兒之健康，六、生育之計劃。

普通傳染病，亦分七室：一、肺病（防癆扭任）附介紹肺病療養院之各種手續。二、霍亂，三、痢疾，四、白喉，五、傷寒，六、天花，七、痳瘋，應以簡單標貼說明為主，並定出下列分類進行，A病因，B病狀，C家庭護理摘要，D普通治療（分中西醫療法），E預防，F有關病菌標本及各類掛圖（商請有關機關供應）。

特種展覽，共分三類，一、毒品之危害，二、鍼灸，三、中西藥品性能展覽，各區街坊會醫務醫生報導。

葉健泉稱 衛生重要

據西環街坊會醫務衛生代表葉健泉發表意見：

醫藥和衛生與人類是有着一種密切而不可分離的關係，試翻開歷史的記載來看，一些未開化或文化水準落後的民族由於他們醫藥衛生的缺乏和落後，往往會造成疾病叢生，疫症流行，甚至人口的大量死亡，而抵消絕種邊緣，這說明醫藥和衛生的重要。

就我們生活居住地的香港而論，醫藥衛生，顯然存在著不少的問題，這個縱橫不及四十平方里的小島，由於地位特殊，人口激增對於衛生環境方面，因而產生了若干不調協的現象：

（一）木屋寮仔 最成問題

港九區宇供應不敷，以致木屋大量激增，天台寮仔或山邊居民，比比皆是，甚至露宿街頭者亦不在少數，在這些地區裏面，由於經濟、建設、如居住環境種種關係，衛生方面，最成問題。

（二）政府雖聘有大量衛生人員，專責醫藥衛生工作，然對於渠道、山坑、溝渠、天台、廚房、騎樓、等較易藏垢納污的地方，仍未能全面照顧，以致常常滋生蚊蚋，甚至傳染疾病，有礙居民健康。

（三）以前被目為郊區或黑性質味的工業區，現因人口的激增，但環境始終未改變，例如西環的牛骨倉，雖然居民力反對，但迄今仍未遷移似此情形都是以影響居民的健康。

（四）一部份居民缺乏衛生觀念，隨地吐痰，拋棄垃圾、糞溺，甚至動物屍體等現象，時有發生，此類情形，直接間接影響衛生甚大。

（五）基於普通衛生知識的缺乏，一般人對於易見之傳染病如天花、痳疹、肺病、流行性感冒等常加忽視，因而造成了死亡率的增加。

（六）由於醫生、牙醫、護士及醫院病床的數字，追不上人口的增加率，因而往往引致疾病的惡化，甚至造成無辜的死亡。

衛生教育 確屬迫切

從上述幾點，可以看到目前的香港對於醫務衛生教育的需要，實在是急不容緩，因此，港九各街坊會聯合發起一個醫務衛生教育展覽，希望藉此提高一般人的衛生常識，俾能達成城市清潔之目的。（宇）

‥醫務衛生展覽會報道（《華僑日報》，1962 年 2 月 20 日）

本港新聞 4

港九街坊會聯合舉辦

醫務衛生展覽會

招待新聞界報告舉辦目的 定七月下旬一連七天展出

（特訊）港九街坊福利會醫務衛生研究組委員會主辦之「街坊醫務衛生展覽會」，擬定本年七月下旬，假座東華三院第三小學校為展覽場地，一連七天，開放時間，每日由上午十時至下午十時，免費招待各界人士入場參觀，展出包羅萬有，洋洋大觀，該會為使廣大市民增進醫務衛生常識，踴躍入場參觀起見，乃於昨（七）日下午一時，假座德輔道中大金龍酒家三樓，舉行記者招待會，報導舉辦街坊醫務衛生展覽會事宜，是日被邀請蒞臨之中西各報社記者甚眾，由會長吳多泰、黃秀山、主任委員伍卓琪、副主任委員葉健泉、文劍秋、朱乃立、錢海祝、曾席龍、正副總務梁潤江、陳漢城、交際周平山、正副財務姿鑑、岑廷策、凌員陳啟瀾、蔡慧川、管宏參、朱榮基、何學乾、雷勵、香斌、侯界、余淑培、陳厚志等熱誠招待，列席指導者有華民政務司聯絡主任賈其培、容煒、如時開會，首由會長吳多泰致詞（另錄），繼由主任委員伍卓琪報告舉辦展覽會之意義（另錄）。

會長吳多泰致詞：各位文化界先進，各位嘉賓：

今天我們舉行這個招待會，能得到各位先進撥冗光臨，同人等深感榮幸，本席謹代表本會向各位致萬二分謝意，並表示熱烈歡迎。

這次港九各區街坊福利會醫務衛生研究組舉辦之「街坊醫務衛生展覽會」，是為響應起坊衆注重公共衛生和提高對衛生知識之認識自舉辦以來，得各方面反應良好和政府各部門與各團體均予協助及熱烈支持，使工作者深受感動和鼓舞，對工作推進加強了信心，本席相信各位醫務衛生組同人定必盡最大努力，來完成這有意義的展覽會。

茲為使各界人仕能更深一層了解這次展出目的與內容，獲得更多的支持力量起見，本會同人萬二分誠懇的請求，各位文化界和報界先進，給予多多宣揚與指導，俾使這次展出能得到更大的成功。

伍卓琪闡述 展覽會意義

主任委員伍卓琪致詞：各位文化界前輩，這次港九各區街坊福利會醫務衛生組聯合舉辦的「街坊醫務衛生展覽會」，實屬是一個創舉，無論將來展出與否，但我們同人均已盡了最大的力量，希望社會各界人士給予我們支持與指導。

港九各區街坊福利會醫務衛生研究組是在一九五九年五月間成立，當時為着促進坊衆對醫務衛生的認識與醫療工作的發展，及協助政府對各項醫務衛生運動的宣傳與推動，同仁等曾切實為坊衆做了我們最大的努力，二年多來，我們除着實地工作外，更分別舉辦各種醫療衛生的專題講座，及放映無數次的醫療衛生常識教育電影，其目的是為使坊衆更深一層認識醫務衛生對坊衆切身關係的重要性，並且曾經出版「醫務衛生特刊」介紹我們過去的工作。

誠然這次展覽會之目的是試圖將街坊醫務衛生研究組以往從事有關醫務衛生研究的心得，及政府各有關機構所協助舉辦的滿意廣泛地介紹與社會各階層人仕，使他們對醫務衛生有深刻的印象，同時將港九各區街坊福利會歷年來對醫療衛生工作方面的貢獻成績，向社會人士作一個具體的報導，幫助各界人士了解街坊福利會的眞正工作，在另一方面港九各區街坊福利會醫務衛生研究組各委員亦想趁此機會，將過去沉滯工作的成果公開，求取各方意見與批評，藉作今後推進工作的指南。

這次展覽會籌備開始是在本年二月間，得到各有關機構全力合作與支持，雖然是一件嘗試，但是我們對這次展出抱有很大的信心，更蒙東華三院主席的鼎力協助，准借東華三院第三小學校為展覽會場地，並訂於七月下旬一連七天為展出日期，開放時間每日由上午十時至下午十時，免費招待各界人士參觀。

有四大部門 共廿一個室

至於展覽內容有四大部門，共分廿一個室。

一、家庭衛生：（一）人體必備之營養品，（二）口腔及牙齒之衛生，（三）虫鼠之控制，（四）家庭之清潔，（五）救急之需要，（六）嬰兒之健康，（七）生育之計劃，（八）眼睛之保護。

二、普通傳染病：（一）肺病，（二）霍亂，（三）痢疾，（四）傷寒，（五）白喉，（六）天花，（七）痳瘋。

三、特種展品：（一）毒品之危害，（二）鍼灸，（三）普通中西藥品之展出，（四）生草藥之展出。

四、各區街坊福利會醫務衛生工作之報導。

在各展覽室內均有專人負責向觀衆講解表演及指導，而且展覽期內每晚均有醫務衛生教育電影放映，多數的表演或專題講座等，務使這次展覽能收到預期的效果。

為着各階層人士能夠廣泛地對這次展覽會有所認識，我們並擬定了各項輔助活動，關於公開徵文，標句，填色，攝影等各項比賽，並將舉辦街坊家庭之衛生清潔比賽，本會並計劃在電台播出各種有關醫務衛生展覽會的動態，及衛生常識問答等，藉以擴大宣傳，然而，在文字上宣傳，尚要仰仗各位報界及文化界先進鼎力支持，多作廣泛介紹與宣傳，如果這次展覽會能得到預期成功的話，實有賴各位匡助的力量。（宇、濱、明）

‥港九街坊會合辦醫務衛生展覽會報道（《華僑日報》，1962 年 5 月 8 日）

章廣泛宣傳，可見各方對此項活動非常重視。根據報章報道，展覽分為以下各部分：

1962 年第一屆醫務衞生展覽會的展覽內容[35]

家庭衞生室	1. 人體必需之營養品（醫務署及農林署辦） 2. 口腔及牙齒之衞生（醫務署及華人牙醫學會辦） 3. 蟲鼠之控制（市政衞生局辦） 4. 家庭之清潔（市政衞生局辦） 5. 嬰兒之健康（醫務處辦） 6. 生育之計劃（家庭計劃指導會辦） 7. 急救之需要（醫療輔助隊辦） 8. 眼睛的保護
普通傳染室	1. 肺病，附介紹肺病療養院之各種手續 2. 霍亂 3. 痢疾 4. 白喉 5. 傷寒 6. 天花 7. 痲風 並在各種傳染病下清晰標明病因、病狀、家庭護理摘要、普通治療（分中西醫療法）、預防及有關病菌樣本及各項掛圖
特種展覽	1. 毒品之危害（醫務處辦） 2. 針灸（香港針灸學院辦） 3. 中西藥品性能展覽及各區街坊會醫務衞生報道 4. 生草藥
輔助活動	1. 舉辦徵文填句填色比賽 2. 舉辦街坊家庭之衞生清潔比賽 3. 放映有關醫療衞生之電影 4. 急救表演

從展覽內容來看，中醫及西醫兼備，更特設針灸、中藥品性能展覽及生草藥為特種展覽，反映中醫藥對社會的價值相當重要，甚至被

35 《華僑日報》，1962 年 2 月 20 日；《華僑日報》，1962 年 3 月 16 日；《華僑日報》，1962 年 5 月 8 日。

廿八個街坊會定期
舉辦醫務衞生展覽

（特訊）港九廿八區街坊會醫務衞生組定於本年六月間舉辦之「街坊醫務衞生展覽會」，昨經港九街坊研究會決議，表示支持此項有意義運動。

研究會爲與港小組加強聯系起見，委出吳多泰、黃秀山、李還源、陳昆棟、四人代表各首長參加該展覽會籌備事宜。

兹悉：該展覽會籌備主任屠龍，目前與華民署聯絡主任賈其培晉謁醫務總監允予協助，預算展出日期在六月尾至七月初，一連展覽七天，擬假座新大會堂或政府學校舉行。

據悉：展出內容豐富，計有甲，家庭衞生（共分七室）。（一）人體必需之營養品（醫務署及農林署）。（二）口腔及牙齒之衞生（醫務署及業人牙醫學會）。（三）虫鼠之控制（市政衞生局），（四）家庭之清潔，（五）救急之需要（醫療輔助隊），（六）生育之計劃（家庭計劃指導會），（七）嬰兒之健康（醫務處）。

乙、普通傳染病（共分七室）：一、肺病，二、霍亂，三、痢疾，四、傷寒，五、白喉，六、天花，七、痲瘋病，有關各項展覽部門，應有簡單標貼及說明，爲主，分爲病因、病狀、家庭護理、普通治療、預防及病菌之標本及各項掛圖。

丙，特種展品（分三宗）（一）毒品之危害（醫務處）附述入院戒毒之手續，及香港戒毒會之工作。（二）鍼灸（香港鍼灸學院）。（三）普通中西藥品之展出並述其性能。

丁、各區街坊會醫務衞生工作指導，以圖表及照片爲主。

戊、輔助活動（一）舉辦徵文塡句塡色各項比賽。（二）舉辦街坊家庭之衞生清潔比賽。（三）放映有關醫療衞生之電影。茲悉：該籌備小組刻加緊籌備事宜，將來展出對於本港市民定必增加醫藥衞生之常識不少云（宇）

‥定期舉辦衞生展覽報道（《華僑日報》，1962 年 3 月 16 日）

民間視為醫療體系的一部分。直至 1969 年，當局仍然有舉辦醫務衞生展覽會，不過報道篇幅明顯大不如前，並改為巡迴表演的形式進行。[36]

◎ 小結

自 1950 年代起，北方學派在香港出現，為香港的中醫業界開展新一頁。在往後的二十年間，中醫業社群逐漸壯大，成為民間不可缺少的部分。昔日政府資源匱乏，沒有充足的醫療福利時，中醫為貧窮及營養不良的市民大眾提供免費或廉價藥品，部分更成為現今居家必備的良藥，是政府醫療系統以外的重要貢獻。

醫眼事件及陳錦泉醫師事件，既凸顯了政府對中醫業界的漠視，毫不維護中醫的利益，同時反映公會對爭取中醫業界權益的重要性，可惜業界始終難以完全團結，集中資源，統合中醫教育，甚至不少院校還因財政和人事問題而倒閉。政府不讓中醫納入醫療系統，學院無法開辦正規中醫課程，以致出現不少江湖郎中及庸醫誤導市民，如此種種也局限了中醫業的發展。

然而，在沒有官方認可和支持下，中醫業仍然致力醫學及學術交流的發展，尤其針灸療法的熱潮推進本地中醫技術飛躍發展。不少著名醫師到海外出席國際學術會議，與各地中醫業界精英緊密交流，除引起國際關注外，也提高中醫的地位及認受性。1960 年代，趙少鸞醫師榮獲港府頒授英帝國員佐勳章（M.B.E.），是本港首位獲官方嘉許的中醫師，反映當時每位中醫師的努力，均不容忽視。

36《華僑日報》，1969 年 3 月 12 日。

第七章
八十年代以來香港中醫業的巨變（1980-1998）

經歷1960年代的政治經濟矛盾，1970年代港督麥理浩甫上任便對社會進行大刀闊斧的改革，提供多項社會福利，包括醫療、教育、房屋等。社會環境開始轉變，人們經濟水平及衞生意識提高，市民對治療的需求不再停留在有病才求醫的階段，中醫師與時並進，惟發生了連串中醫藥事故，促使1980年代政府再次管制中醫，更成為1998年中醫藥立例的起點。1997年香港回歸後，政府通過《中醫藥條例》，對中醫的發展產生重要影響。政府鋭意發展中醫藥，設立中醫診所及醫院，大專院校也陸續開設中醫學位課程，凡此種種，均對本地中醫藥業發展有巨大的改變。

◎ 一、1970年代的香港社會發展與轉變

1964年，政府公佈首份針對醫療的《香港醫療衞生服務發展白皮書》，為缺乏經濟能力的人士提供資助或免費醫療及個人健康服務。[1] 1970年代起，香港從輕工業向金融業及轉口貿易發展，經濟發

---

1 參見〈健康護理制度〉一文，《健康管理與社會關懷》（香港：香港考試及評核局，2009年），頁9。

展高度蓬勃，成為先進發達地區。1971 年，第 25 任香港總督麥理浩爵士上任後，政府運用了大量資源增建各項公共設施，實施社會醫療及福利的政策，香港醫療體系進入大幅改革的時代。1973 年，政府成立醫務發展諮詢委員會，翌年發表《香港醫療衛生服務的進一步發展》白皮書，進一步「確保市民獲得醫療和個人保健服務對象，特別包括大多數倚靠受資助醫療服務的市民」，建議「須按區域管理醫療及健康服務」，這段期間增建了不少醫院設施。[2] 1970 年代至 1980 年代，房屋委員會和新邨西醫協會（香港西醫工會的前身），在三百多個公共屋邨設立診所，提供廉價診療服務讓基層市民受惠。[3] 另一方面，市民衞生意識提高，新一代兒童從小注射多種預防疫苗，減少出現傳染病的機會，如白喉、卡介苗、痲疹等。西醫在政府政策的推動下急速發展，中醫仍靠民間努力繼續維持，雙方的實力此消彼長，基層更易獲得西醫診療，對中醫來說不能不說是一種衝擊。

另一方面，部分港人工作性質的轉變，從事相對靜態及高薪工作，長期坐在辦公室，經濟能力開始改善，不再在工場或工廠從事廉價的高體力勞動。然而，長期缺乏運動，結果患上各種都市病及心血管疾病等。他們對診治的需求不再是普通疾病，而更着重養生。因此，中醫藥業界也出售一些較為昂貴的藥品及養生食品，如藥酒、燕窩、人參、猴棗散，甚至中醫美容服務，為大眾提供所需，進一步普及中醫藥文化。

---

2 香港臨時立法會秘書處資料研究及圖書館服務部：《長遠醫療政策》，1997 年 12 月 12 日，頁 3；另見〈健康護理制度〉一文，《健康管理與社會關懷》，頁 9。

3 參見〈健康護理制度〉一文，《健康管理與社會關懷》，頁 9。

◎ 二、立法規管中醫藥

殖民政府對華人一直採取放任態度，只要不影響英國的利益或危及殖民管治，一般都不會干預華人事務。1870 年，政府協助成立東華醫院，僅是因為出現「廣福義祠事件」，該處衞生情況已經到達「人間地獄」的階段，政府在無可奈何的情況下才正視華人醫療問題，興建東華醫院算是應付逼切需要，並非對華人醫療有長遠規劃。華人生病會尋求中醫診治，但政府卻一直忽略中醫藥業發展，但只要出現非西醫的醫療事故時，就會將責任歸咎於中醫藥界，如 1958 年的醫眼風波、1960 年的禁制雄黃事件、1966 年管制藥物及毒藥新法案涉及中藥方面事件、1966 年禁制罌粟事件，以及 1989 年的龍膽草事件等。政府聯同西醫業界代表譴責中醫不專業，不能當作正規醫療看待，意圖取替整個行業，或向業界施壓，限制他們採用部分藥物或儀器，禁止中醫醫眼、禁止中醫就診時使用聽筒、注射器及血壓計等，[4] 這其實反映他們對中醫業認識甚為薄弱，經過百年的殖民管治，市民仍然沒有全面放棄中醫診治，因此政府有必要正視中醫業的社會地位。

（一）《中醫藥條例》籌組階段

殖民地管治時代，由於政府沒有對中醫作官方認證，庸醫及「江湖醫生」大行其道，導致容易發生醫療事故，病人需承受極大的風險。政府長期漠視中醫藥的原理與發展，當處理與西醫以外的醫療事

4 謝永光：《香港中醫藥史話》，頁 16。

故或醫藥行騙時，就會歸咎中醫藥業界。1970 年代後期，中國領導人幾乎表明香港將於 1997 年移交主權回歸，港府逐漸委任華人擔任中級至高級政府官員，為未來回歸順利交接。[5] 相對昔日全是外國人的管治時代，華人官員對中醫藥的認識有一定基礎，較容易接受中醫藥業界。1989 年的龍膽草中毒事件，再度引起各界關注，同年 8 月，政府衛生福利司委任「中醫藥工作小組」，為政府研究中醫藥的情況，為管理提出建議。

「中醫藥工作小組」的工作範圍包括：

- 檢討目前在香港主要傳統中醫藥的執業情況，包括草藥、針灸、跌打及中醫接受的訓練；
- 研究傳統中醫藥是否被廣泛濫用，以致對市民健康造成重大威脅，並就防止濫用中醫藥的可行措施提供意見；
- 就促進正確使用中醫藥應採取的措施提供意見。

至於「中醫藥工作小組」的成立目的，包括：

- 確保病人安全和保障消費者權益；
- 推廣正確使用傳統中醫藥和提高行業的執業水平；
- 承認傳統中醫藥在健康醫護體系中的地位；及
- 協助傳統中醫進一步發展。

5 例如中醫藥工作小組成立期間（1989-1994）的衛生署署長為李紹鴻，其繼任人為陳馮富珍；當時的衛生福利司（相當於今食物及衛生局局長）為周德熙（1988-1990 在任）及黃錢其濂（1990-1994 在任）；而 1963 年麥敬時卸任醫務衛生總監後，已由華人擔任此職。

1989 年成立中醫藥工作小組成員名單表

職位	姓名（括號內為任期）	公職／所屬團體／職業
主席	薛明（1989 年 8 月 14 日至 1990 年 7 月 17 日）	副衞生福利司
	余黎青萍（1990 年 7 月 18 日至 1993 年 2 月 14 日）	
	劉李麗娟（1993 年 2 月 15 日起）	
委員	唐能教授（1989 年 8 月 14 日至 1990 年 10 月 18 日）	香港中文大學醫院社會及家庭醫學學系
	黃子惠醫生	香港中文大學醫學院社會及家庭醫學學系
	楊美博博士	香港大學醫學院生理學系
	楊顯榮博士	香港中文大學理學院生物化學系
	彭國雄醫生（1989 年 8 月 14 日至 1991 年 6 月 24 日）	衞生署副署長
	陳馮富珍醫生（1991 年 6 月 25 日起）	
	李烱儀（1989 年 8 月 14 日至 1993 年 2 月 6 日）	總藥劑師
	陳永健（1993 年 2 月 7 日起）	
	高永文醫生	醫院管理局高級行政經理（醫務）
	伍靜文（1989 年 8 月 14 日至 1990 年 10 月 14 日）	政務總署首席助理政務司（社區資訊）
	華陳真妮（1990 年 10 月 15 日至 1993 年 8 月 24 日）	
	麥敬時（1993 年 8 月 25 日起）	前醫務衞生總監
	林鄭月娥（1989 年 8 月 14 日至 1990 年 12 月 22 日）	首席助理衞生福利司
	劉嫣華（1990 年 12 月 23 日至 1991 年 8 月 11 日）	

（續上表）

職位	姓名（括號內為任期）	公職／所屬團體／職業
委員	葉淑嫻（1991 年 8 月 12 日至 1991 年 12 月 11 日）	
	吳漢榮（1991 年 12 月 12 日至 1994 年 3 月 20 日）	
	狄敬誠（1994 年 3 月 21 日起）	
	來自香港中文大學中藥研究中心研究小組的增補委員	
	畢培曦博士	香港中文大學理學院生物學系
秘書	陳貴春（1989 年 8 月 14 日至 1990 年 10 月 23 日）	助理衞生福利司
	郭仲佳（1990 年 10 月 24 日至 1992 年 8 月 23 日）	
	阮慧賢（1992 年 8 月 24 日至 1994 年 7 月 23 日）	
	林植廷（1994 年 7 月 4 日起）	

翌年 5 月，成立專業諮詢委員會，透過中醫師加入委員會，吸納業界意見。除了工作小組部分成員外，醫師成員有陳建邦中醫師、張大釗中醫師、范兆津中醫師、江一葦中醫師、關之義中醫師、談靈鈞中醫師、張慧沖及蘇繼濤。

另一方面，專業諮詢委員會職權範圍包括：

· 向中醫藥工作小組反映業內人士所關注的事項；

· 就達致防止濫用傳統中醫藥、提高傳統中醫藥業的水平的方法，向中醫藥工作小組提供意見。

政府成立中醫藥工作小組，這是官方對中醫的一種承認。整個合作團隊不乏政府官員、相關專業的學者及中醫師，以「繼承不泥古，創新不離宗」為目標，探討香港發展中醫藥的方法，為未來承認中醫藥合法地位鋪路。小組不像昔日只以行政手段處理醫療事故，而是真誠促進改善，解決當前問題。他們以五年時間搜集及調查當時香港中醫資料，包括中醫師執業、中醫師培訓、中藥炮製及中藥銷售，說明中醫師也包括跌打醫師、針灸師及其他類別的醫師（如氣功師、推拿師及指壓師），並向政府提交工作報告，當中可以選取兩項重點，證明中醫已被政府納入醫療體系，承認了他們的專業地位。

報告第三章建議政府要為中醫藥成立法定組織，「讓各有關行業根據業內人士及消費者的利益，促進、發展和規管本身的行業。」[6] 成為法定架構以前，先成立一個由業內人士組成，並由衞生署輔助的籌備委員會，負責領導及推行工作小組的建議，亦須對未來以法例規範中醫中藥提出意見，就有關法例成立法定組織。待該例通過後便取代籌備委員會，成為代表中醫藥業界的法定組織。這項建議顯然提升了中醫的地位，不再是早期政認為的民間習俗，而是以行業並需專業規管來處理。

此外，報告建議為執業中醫師註冊，保障消費者利益。隨着1970 年代政府成立消費者委員會，香港形成了保障消費者權益的概念及風氣。1986 年通過《食物及藥劑（成分及標紙）（修訂）規例》，對藥物的消費者權益更有保障。因應大量江湖醫生行醫，註冊可以有效抑制藉醫行騙的人，減低影響病人的風險，同時保障中醫師的執業權益。根據報告所載：「這亦是承認傳統中醫藥在健康醫護體系中發揮重要作用的必要程式。」[7] 然而，有九個中醫藥團體發表聯合聲明，反對執業醫師註冊。他們認為自開埠以來，按照中國的律例和習慣，傳統中醫藥不受管制，假若規定執業者註冊，將會對執業者的運

6 《中醫藥工作小組工作報告》，第三章〈自律精神〉。
7 《中醫藥工作小組工作報告》，第四章〈執業中醫的註冊事宜〉。

作加以限制。小組卻認為規管是承認傳統中醫藥的專業地位，以消費者的角度出發，保障執業者與消費者權益，強調政府需要「確認中藥及執業中醫在健康醫護體系內的重要性。」[8] 至於如何界定怎樣通過註冊的中醫師，也是一個難題，因為香港醫師大多透過學徒制、中醫學院及內地的學院畢業，均並非政府認可的中醫教育機構，難以有統一指標審查承認醫師的資格，因此報告認為「大多數人亦贊成日後讓沒有接受正式訓練或並沒有正式資歷但經驗豐富的中醫，或『祖父輩』中醫，透過註冊而得到確認。」[9]

（二）《中醫藥條例》的要點

1995 年 4 月，政府按小組工作報告建議，成立中醫藥發展籌備委員會，負責執行小組建議，並對中醫中藥業界作出更全面的調查。1999 年 2 月，政府按籌委會諮詢期間收集的意見及建議，由食物及衞生局草擬《中醫藥條例草案》，草案呈交立法會後，於同年 7 月通過。[10] 根據《中醫藥條例》，1999 年成立中醫藥管理委員會（管委會）一法定組織，管委會的職能如下：

1. 確保中醫的專業執業及專業操守方面達到足夠的水平；
2. 促進中醫的專業教育；
3. 確保中藥業在執業及操守方面達到足夠的水平；
4. 促進和確保——

8　同上注。

9　同上注。

10　有關《中醫藥條例》的詳細內容，可參考《電子版香港法例》網站：elegislation.gov.hk

（1）適當使用中藥材；

（2）中成藥的安全、品質及成效；

5. 統籌和監管各組的活動；及

6. 執行其根據本條例獲給予的任何其他職能。[11]

管委會成員共 19 人，其中衞生署署長為當然成員，另外 18 位成員由行政長官委任，包括一名主席、兩名公職人員、五名中醫、五名來自中藥業的人士、兩名來自香港教育或科研機構的人士及三名業外人士。管委會下分有中醫組及中藥組兩組，中醫組有 14 名成員，均由食物及衞生局局長委任，當中包括一名主席（本身是管委會成員）、兩名公職人員、六名中醫（其中兩名本身是管委會成員）、一名來自中藥業人士、一名來自香港教育或科研機構人士及三名業外人士。中醫組下設有註冊事務小組、考試小組及紀律小組，後增設中醫學位課程評審小組、道德事務小組、健康事務小組及表列中醫健康事務小組。

小組報告建議設立中醫師名冊，記錄執業中醫人數及專科，註冊期間需要考慮執業醫師的水平及資格。中醫藥籌備委員會登記的中醫師有 6,890 人，登記後成為「表列中醫」，[12] 當中 63% 為全科醫師，30% 為骨傷科（跌打），餘下約 7% 是針灸科。根據梁挺雄教授的口述訪問，時任衞生署署長陳馮富珍提出「舊人舊辦法，新人新辦法」的處理方法，昔日香港行醫者眾多，水平參差，在缺乏制度規管的情況下為醫師註冊，成為管委會需要解決的歷史問題。因此，管委會採

---

11 《中醫藥條例》第 II 部，第 11 條。

12 「表列中醫」（listed Chinese medicine practitioner）指姓名已記入中醫組，根據《中醫藥條例》第 90 條的備存名單，屬過渡性安排，表示未成為註冊中醫的執業中醫師。

取先登記後註冊，先確認資深中醫師的資格，透過他們考核新血，包括定下考核範圍、標準及培訓計劃等。當時為醫師註冊的工作量相當繁複，醫師需先提交學歷證明，連續執業十五年或以上者，在確認學歷資格後可免試註冊。管委會要為醫師審查學歷，他們有的從香港的中醫學院畢業，有的從內地畢業後來港執業，因此審查醫師是否從該院校畢業及院校的認受性，需要花大量時間。當完成資深中醫師審查後，便需制訂考核未來中醫師的方法。當時邀請不同範疇的專家制訂考試題目，並規定出題、審題及批改試卷必需由不同人士負責，逐漸建立一個中醫專屬的考試制度及評分標準。

然而，社會接受中醫作為官方醫療體系，政府也需要有考量的地方。首先是醫師為病人簽發病假紙的問題。有僱主代表擔心中醫病假紙被濫用，因為中醫有「治未病」的概念，市民可以為調理身體而求診中醫，他們希望在制訂相關勞工法例前，可以有多些客觀清晰的指引。因此，中醫主要是簽發短期的病假紙，例如斷骨，病假期限為兩星期，此外病人確有病症才可以發病假紙，以防病人只為調理身體求診中醫而要求發病假紙。[13]

其次，由表列中醫成為政府認可的註冊中醫師，過程必須嚴格處理。由表列中醫成為註冊中醫，可循直接註冊、註冊審核或執業資格試三個途徑處理，詳見下表：

13 梁挺雄教授訪問。

成為註冊中醫的三個途徑

過渡安排若 2000 年 1 月 3 日前，一名表列中醫連續在香港作全職執業中醫：	
・滿 15 年 ・超過 10 年但不足 15 年，具備可接受的學歷	可直接註冊
・超過 10 年但不足 15 年 ・不足 10 年，但具備可接受的學歷	須通過註冊審核
・不足 10 年	須參加執業資格試

政府為當時的執業中醫師以行醫年期劃分為三類，包括執業十年或以上者、執業十至十五年者及執業少於十年者。可是，醫師執業時間長短與符合認可的中醫全科學歷並無必然關係，只是前者臨床經驗相對豐富，後者更有學術理論基礎而已。如醫師未能通過註冊，仍可在法例規管下有限度執業，稱為「有限制註冊醫師」、「表列醫師」，即需接受培訓達至專業水平。這樣，政府的處理相對有彈性，讓醫師及病人都更有保障。

中醫師成功註冊後，不會稱為醫生及 Doctor，而是全稱「香港中醫藥管理委員會註冊中醫」或「香港中醫藥管理委員會註冊中醫師」（Registered Chinese medicine practitioner of the Chinese Medicine Council of Hong Kong），簡稱「註冊中醫」或「註冊中醫師」（Registered Chinese medicine practitioner），尚可以加稱執業科別，包括全科（general practice）、針灸（acupuncture）及骨傷（bone-setting）。以下為香港中醫師註冊人數簡表，以見三類醫師在 2005 年到 2019 年的情況。

香港中醫師註冊人數簡表

年份 / 類型	註冊中醫	表列中醫	有限制註冊中醫	總數
2005	5012	2988	58	8058
2008	5554	2843	88	8485
2011	6243	2763	71	9077
2016	7261	2647	49	9957
2019	7581	2559	33	10173

（三）爭取中醫地位納入《基本法》條文

1979 年，港督麥理浩到北京訪問提出香港的前途問題。1982 年，中國與英國正式展開香港前途談判。1984 年簽訂《中英聯合聲明》，隨後由香港及內地人士組成的基本法起草委員會負責起草《中華人民共和國香港特別行政區基本法》。《基本法》是 1997 年香港回歸中國後的憲制文件，為香港未來制訂發展藍圖。[14] 1985 年成立基本法諮詢委員會，成員全為香港人士，他們來自不同界別，負責徵求公眾對《基本法》草案的意見。[15]

當時，香港中醫藥界積極爭取在《基本法》草稿中加入保障業界的條文，且獲得接納，故初稿有列明「要發展中西醫藥」的段落。然而，在 1988 年 11 月《基本法》定稿前夕，有消息指將會取消「促進

14　香港政府新聞處：〈基本法〉，《香港便覽》，2015 年 12 月，瀏覽日期：2021 年 7 月 21 日。網址：https://www.gov.hk/tc/about/abouthk/factsheets/docs/basic_law.pdf

15　香港政府新聞處：〈基本法〉，《香港便覽》，2015 年 12 月，瀏覽日期：2021 年 7 月 12 日。網址：https://www.gov.hk/tc/about/abouthk/factsheets/docs/basic_law.pdf

中西醫藥發展的條文」。[16] 當時諮詢委員會成員談靈鈞醫師認為事態嚴重，遂在報章發表評論文章，強烈反對刪除相關條文。他指出，單靠中醫業界的力量不足以應付，還要團結中藥商，包括香港中藥聯商會及以義堂商會，聯合提出抗議。王志強醫師也發起中醫聯署，獲三百名醫師響應並呈交起草委員會。本港中醫師代表李甯漢教授更率領一眾中醫師前往廣州請願，獲廣州中醫學院迎接，國醫鄧鐵濤教授對此事表示支持，並引領會見起草委員會委員錢偉長及馬臨以爭取支持。後來，九名委員（包括錢偉長、許崇德、釋覺光、劉皇發、霍英東、鄔維庸、鄺廣傑、司徒華、毛鈞年）在會議上提議應將中醫藥發展納入《基本法》內。議案最終獲得 45 票贊成，6 票反對。從此中醫藥業受《基本法》第 138 條保障，確立長遠發展的根基。

《香港特別行政區基本法》第 138 條表明，「香港特別行政區政府自行制訂發展中西醫藥和促進醫療衛生服務的政策。社會團體和私人可依法提供各種醫療衛生服務。」自《中醫藥條例》實施後，中醫完成認學學歷課程並獲確認註冊中醫資格後，中醫師始可執業，並為病人簽發病假紙。此外，根據《中醫藥條例》第 75 條，〈註冊中醫及表列中醫的特權〉享有以下權利：

1. 除第 76 條另有規定外，[17] 每名註冊中醫及表列中醫均有權作中醫執業和在任何法院追討——
   (a) 在專業協助、諮詢及出診方面的合理收費；及
   (b) 該註冊中醫或表列中醫供應予其病人的或他為其病人而製

16 靈蘭閣中醫藥文化有限公司：〈捍衛中醫藥的現代李時珍 —— 李甯漢〉，Youtube，2014 年 4 月 6 日，瀏覽日期：2021 年 7 月 21 日。網址：https://www.youtube.com/watch?v=jtfvBvHZsV4&t=255s

17 第 76 條為〈無執業證明書的註冊中醫不得執業〉。

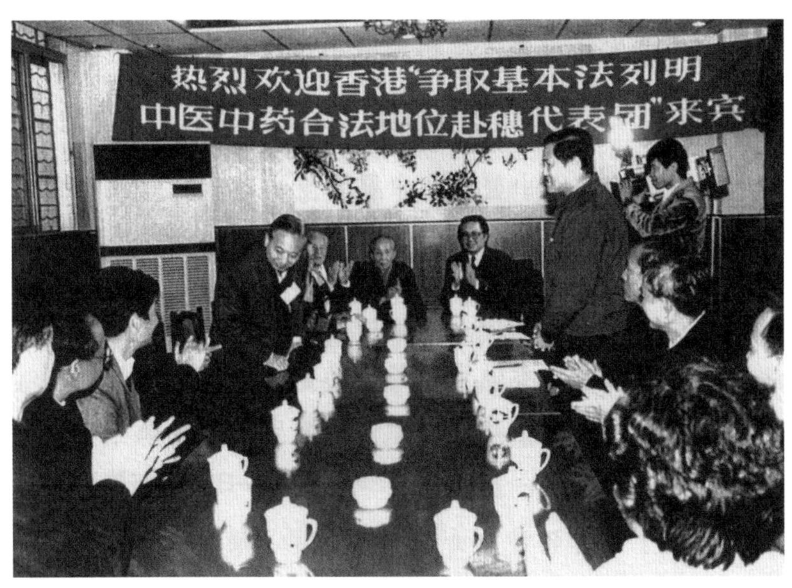

‥1989 年 1 月 13 及 14 日，中醫藥界同業赴穗代表團，爭取基本法重列「發展中西醫藥」條文。

1995年3月10日 （乙亥年二月初十） 星期三

文匯報

議論台

關於香港中醫藥的若干問題

莊永競

（一）香港中醫中藥問題存在的歷史因素

一八四二年，香港淪爲英國殖民地。從此，香港的醫療保健體系，爲英聯邦西醫所壟斷和統治。非英聯邦醫生的資格，一概不承認。而中醫中藥，港英政府採取不管、不理、不扶持、不發展的歧視政策；對中醫藥及中成藥，僅以商業運作方式，容忍其存在；中醫執業，政府通常給予的執照職稱是「草藥販賣者」（HERBALIST），而且沒有中醫專業資格審查。所以，任何華人都可以掛牌執業中醫。在此長達百多年的政治歷史因素影響下，香港的中醫中藥，存在不少問題，因而長期得不到發展。

（二）香港中醫中藥存在的幾個主要問題

1、香港政府沒有中醫中藥的管理機構，沒有管理中醫中藥事業的法規。

2、香港政府沒有把中醫中藥納入香港的醫療保健體系。沒有政府中醫院，而現時的政府醫院亦沒有設立中醫門診部及中醫病房。

3、香港政府沒有承認及開辦中醫藥院校，沒有界定執業中醫的專業進則，導致執業中醫，良莠不齊。

目前香港執業中醫的出身（學歷）大概有以下幾種：

一、在國內或台灣受過中醫高等或中等專科教育並持有畢業文憑者；

二、在香港受過中醫專科業餘教育並持有文憑者；

三、沒有任何學歷文憑，只憑師承、祖傳或自學者。

現時香港究竟有多少執業中醫，相信政府沒有具體統計數字。但較多資料估計，執業中醫約四千至一萬人，中藥從業員約三、四萬人。

4、中醫中藥界在香港沒有政治地位。香港立法局有多個專業性的功能團體參政議政，有自己行業的代言人。而中醫中藥界至今還沒有成爲功能團體，沒有代表該行業的代言人。

5、港英政府不但沒有確認中醫的專業地位，而且對中醫的學術發展，諸多限制。例如：禁制執業中醫使用現代醫學科技成果；禁制中醫師使用血壓計、體溫計、聽診器及輔助醫學化驗檢查等。

6、香港中成藥生產及進出口貿易，對香港的經濟發展及市民的醫藥保健，起了極大作用，但由於缺乏政府的扶持，香港中成藥製造業，處於日漸式微之境。

（三）發展香港中醫藥的重要性

中醫中藥是中華民族的文化瑰寶，對中華民族的醫療保健、繁衍昌盛起着十分重要的作用，近四十多年來，由於國內政府執行了促進中醫藥發展的政策，使中醫中藥事業突飛猛進，有了長足的發展，中醫藥的科學性和實用性日益爲全人類所認同。

香港中醫中藥源流中國大陸，爲香港市民的醫療保健，作出了卓越貢獻，與香港市民息息相關，不可或缺。據香港中醫藥工作小組（中期報告）調查，至今香港市民有病，尚有百分之六十以上看中醫，服食中藥。但香港政府執行了限制中醫藥發展的政策，使香港中醫藥事業，停滯不前。逆水行舟，不進則退。在現代科學技術的發展時代，香港中醫藥事業已經落伍了。

發展香港中醫中藥，是時代的需要，是發揚國粹的需要，是香港市民的需要。香港是國際之窗，香港中醫藥的發展，對推動國際中醫藥事業的發展，尤其重要。（上）

（作者爲全國政協委員、國際中醫中藥總會首席會長、香港一洲集團有限公司董事局主席兼行政總裁）

‥香港中醫藥的若干問題報道（上）（《文匯報》，1995 年 3 月 10 日）

文匯報 1995年3月11日（乙亥年二月十一） 星期六

關於香港中醫藥的若干問題

莊永競

（四）《基本法》與港英政府的兩份《报告》

《基本法》第一三八條規定：「香港特別行政區政府自行制定發展中西醫藥，促進醫療衛生服務政策」。

毫無疑問，《基本法》的規定，爲香港人及香港中醫藥界提供了希望和信心。但如何制定促進香港中醫藥事業發展的政策及靠誰來制定政策，這是香港市民及中醫藥界十分關注的問題。

近年來，港英政府發表了兩份關於管制中醫藥的《報告》，《報告》的建議與《基本法》的規定，相距甚遠，對發展香港中醫中藥，無補於事。

1、《基本法》公佈之後，值得關注的是：百多年來對中醫中藥，一直採取不管、不理、不扶持、不發展的港英政府，開始把中醫中藥問題擺在議事日程上了。

一九八九年八月，香港政府委任了一個沒有中醫藥業內人士參與的「中醫藥工作小組」，「檢討有關傳統中醫藥在香港的使用及該行業的有關事宜」。

一九九〇年五月，又委任了一個有部分中醫藥業內人士組成的「專業諮詢委員會」。

一九九一年十月，港英政府發表了中醫藥工作小組《中期報告》，其消極管制意向，不能令人接受，所以《中期報告》發表之後，遭到社會輿論及中醫藥界的猛烈批評。

一九九四年十月，港英政府又發表了第二個《中醫藥工作小組報告》（《末期報告》）。兩份《報告》都提出了「管制中醫藥」的具體建議。從兩份《報告》的有關建議，可以看出香港末期殖民地政府處理中醫藥問題的政策觀點和政策取向。

2、從兩份《報告》的編寫過程及其提出的建議，可以看出港府意圖趕在九七年之前，制定一套消極管制中醫藥的政策，通過立法，使其既成事實，過渡九七，强加於特區政府。

3、《末期報告》第十二章「建議撮要」的九章十九條，對中醫中藥僅僅提出了某些管制性的建議，欠缺發展中醫藥的方針性和政策性建議。即使全部執行該等建議，亦不能改變香港中醫藥的現狀。更談不上促進中醫藥事業的發展。該等建議，未符合《基本法》的規定。

（五）必須制定有利於香港中醫中藥發展的方針和政策

本人根據調查、觀察及與香港中醫藥界人士商討後，提出如下十一條建議，供中國政府有關部門、香港特區籌委會及香港政府有關當局考慮。

1、香港政府應該實行「中西醫並存，中西醫並重，中西醫並舉」的方針。

2、香港政府應該設立以中醫藥專業人士爲主的中醫藥管理機構，選拔香港中醫藥界賢能之士，出任該機構的首長，招聘香港中醫藥界的賢能之士，參與機構的運作，避免外行管內行。

3、香港政府應該把中醫中藥納入香港的醫療保健體系。開辦政府中醫院，政府醫院首先增設中醫門診部。

4、香港政府應該開辦全日制高等中醫藥院校，培訓高等中醫藥人材；開設中醫進修課程，招收執業中醫進修學習，以提高專業水平。

5、香港政府應該確認中醫的專業地位，對現在執業的中醫，先登記，後註冊。由中醫藥管理機構提出註册中醫的條件及法規。逐步要求每個執業中醫，都達到專業水準，確保市民的醫療質素。

6、香港政府應該給予中醫中藥界應有的政治地位，將中醫中藥界作爲獨立的專業功能團體，參政議政，在政府的政治架構內，有中醫藥界自己的代言人。

7、香港政府應該開辦中醫藥研究所，開展中醫藥的科學研究工作，把研究成果，用於人類的醫療保健事業。

8、香港政府應該根據《中國藥典》（中藥部分）的規範，作爲制定中草藥管理法規的依據，以保障中醫師及市民安全使用中草藥。

9、香港政府應該制定促進中成藥製造業的管理法規，保證港產中成藥的質量，促進國際貿易。

10、香港政府應該進行中藥從業人員的培訓工作。確保中藥從業員，都能具備專業知識。使中藥從業員熟練掌握中藥的加工、炮製方法。確保市民用藥安全。

11、應該廢除限制中醫藥發展的有關法例。容許執業中醫適當使用血壓計、體溫計等現代醫療器械及化驗檢查設備，以提高中醫的診療水平。

一九九五年
二月十八日

‥香港中醫藥的若干問題報道（下）（《文匯報》，1995 年 3 月 11 日）

造的任何中藥材、中成藥或任何中醫醫療裝置的價值。

2. 任何人除非在有關收費產生的日期已是一名註冊中醫或表列中醫，否則無權在任何法院追討第 1. 款所提述的任何該等收費。

這項規條保障了中醫的專業價值，政府決心杜絕庸醫及江湖醫生再次出現，減少市民受到健康風險及金錢損失的機會。直至 2002 年 11 月 29 日，中醫藥管理委員會主席謝志偉博士公佈，有 2,384 名表列中醫獲接納為註冊中醫。

◎ 三、中醫學習納入高等院校教育體制

一直以來，香港中醫培訓有三種方法，包括報讀私人或團體設立的中醫學院、向老醫師拜師學藝進行師徒式培訓，及自行學習醫術。他們自然形成了一種循環，內地各派的權威醫師從不同時代南移香港，他們本身擁有深厚的學術基礎，除醫治病人，還開班授徒，承傳中醫專業。中醫業界嘗試從各種管道向政府爭取合法地位及納入正式教育體制，可是一直未得到任何回應。1960 年代，香港中文大學草創期間，趙冰博士曾向組織中文大學的富爾頓委員會建議設立中醫學院。雖然未能成功，但在 1970 年代，中文大學成立中藥研究中心（最初稱作中藥研究小組），主要是以科學方法研究中藥的真偽、療效及藥（毒）性等，研究成果匯集為資料庫，對中醫藥納入政府醫療體系有一定的參考價值。直到 1990 年代，中醫藥工作小組成立，方引起官方正視中醫學位。

小組成員肯定以往的中醫培訓，經過一輪諮詢後，大多意見支持成立正式的全日制中醫培訓學院。小組及後來的中醫藥發展籌備委員

會曾多次往內地實地考察，例如北京、上海、南京、四川及廣州等中醫學院，汲取各地教學經驗，嘗試研究適用於香港兼具權威的中醫學院。考察後的調查報告指出：「雖然中國現時共有 30 多間學院及 60 多間中等程度院校，提供有系統的中醫訓練課程，但早於一九五六年成立的北京中醫學院，直至一九九三年才獲得升格為大學，即現今的北京中醫藥大學。此外，上海、南京、四川及廣州的中醫教育工作，有許多地方值得借鏡。至於哪一種培訓方法是好的，其實並無定論，而我們有很多機會，向不同地區人士學習。」[18] 當時提出的一種方法，是在香港的高等教育院校研究開辦有關的訓練課程，此舉得到廣泛支持。1991 年，香港大學專業進修學院開辦中醫藥進修課程，另在 1996 年開辦針灸進修文憑課程。1998 年，香港浸會大學得到大學教育資助委員會（教資會）資助開辦中醫藥本科課程，成為首間開辦本科的公立大學。1990 年代至 2000 年代初，中醫學在大專院校的發展，詳見以下年表：

1990 年代至 2000 年代初香港中醫藥學在大專院校發展年表

年份	月份	事件	備註
1991	6	香港中文大學舉辦「香港中醫藥的現狀和前瞻」公開講座	
	9	香港大學專業進修學院開辦一年制中醫藥進修課程	
1995	3	香港中文大學與四川省成都中醫藥大學合辦《傳統中醫藥學》證書課程，以及《中藥實用知識及技術課程》	

18 《中醫藥工作小組報告》，第八章〈培訓及研究〉。

（續上表）

年份	月份	事件	備註
1997	10	時任行政長官董建華在首份施政報告中表示：「為保障公眾健康，我們計劃在下一個立法年度提交條例草案，設立法定架構，以評核和監管中醫師的執業水平、承認中醫師的專業資格，以及規管中藥的使用、製造和銷售。一套完善的規管系統，會為中醫和中藥在香港醫療體系內的發展奠定良好基礎。我深信香港具備足夠條件，能夠逐步成為一個國際中醫中藥中心，在中藥的生產、貿易、研究、資訊和中醫人才培訓方面都取得成就，使這種醫療方法得到進一步發展和推廣。」	資料來源：衞生署中醫藥事務部
1998	—	浸會大學開辦由教資會資助的中醫學學士及生物醫學理學士（榮譽）雙學位課程	
	—	香港大學中醫藥學院成立。開辦兼讀制教育為主的中醫證書及文憑課程	
	—	香港中文大學中醫學院成立	
1999	—	浸會大學中醫藥學院成立	
2001	—	浸會大學中醫藥學院開辦中藥學學士（榮譽）學位課程	
2002	—	香港大學中醫藥學院重組，在校內設立院址，開辦全日制中醫全科學士課程	

現時，中醫學也不限於本科課程，多所大學中醫學院設立研究院，開設碩士和博士課程，着重理論、臨床醫療及科研的發展，與昔日私人開辦的中醫學院相比，現今課程更具系統與規模，一些私人學院認為中醫已進入教育學制，任務已完成，因此都相繼退下火線。

◎ 四、中西醫結合治療

香港中醫及西醫一直以競爭與對抗方式發展，每當中醫出現醫療事故時，西醫便質疑其治療能力，1890 年代的鼠疫與 1950 年代的醫眼事件，成為雙方價值觀之爭。不過，從市民的角度，不論前往中醫或西醫就診，只要治癒就可以。中醫更強調「治未病」，即使市民毫無疾病，間中也會到中醫把脈調理。因此百多年來，即使政府沒有給予中醫任何資源，他們仍可持續發展。當 1998 年成立《中醫藥條例》後，業界便開始研究中醫及西醫結合治療的可能性，當時東華三院已有中西醫結合治療的做法，茲以表列如下：[19]

初期中西醫結合治療的醫院及做法

醫院	專科／疾病類別	做法
陳漢賢伉儷現代中醫治療研究中心	中醫治療研究中心	1. 由香港浸會大學中醫藥學院、伊利沙伯醫院及醫院管理局合作設立。 2. 是香港首間設於醫管局聯網「急症全科醫院」內，同時擁有「中、西醫全職駐診」的中醫治療研究中心。 3. 以中醫為主，配以西醫共同會診，同時展開中醫與中、西醫協作的醫療教學與研究工作。
東華醫院	中風、肝癌	1. 為中風及肝癌病人設有分別的病房，推行中西醫結合，本於醫院管理局成立（1990）前已有中醫診所，後來醫管局提議東華醫院接受資助，合作推行中西醫結合。 2. 肝癌外科病房每天都有中西醫巡視。
廣華醫院	內科、外科、婦科及骨科	1. 前東華三院主席王定一每年出資百多萬元，邀請內地不同的中醫學院院長來港，並決定東華三院所有關於中醫事務，均由廣華醫院牽頭。 2. 由秘尿外科葉維晉醫生擔任廣華中西醫結合委員會召集人。 3. 編定應診流程：先詢問病人是否願意以中醫就診，如願意即以中醫應診，保留病歷紀錄。
黃大仙醫院	寧養	1. 2007 年起設預設醫療指引（Advance care plan），讓病人安寧接受服侍。 2. 設有浸大中醫診所，可按病人意願以中醫應診。

19 黃譚智媛醫生（前醫管局行政總裁/ 香港中西醫結合學會榮譽顧問）訪問。

（續上表）

醫院	專科／疾病類別	做法
東華東院	糖尿	2008 年起主力做東區的療養服務。以三項原則決定以何種醫術診治： 1. 哪裏疾病最多？ 2. 哪種疾病西醫無法診治？ 3. 哪種疾病依據中醫經驗和文獻是有機會治好的？
東華三院三澤森上醫館		2009 年起以「中醫治未病預防保健」為宗旨。

中醫及西醫來自不同的醫療系統，雙方結合必然面對困難和阻力。首先，診治病症時，他們都有各自的看法，合作期間難免有所爭拗，例如治療期間會有難以預料的風險，因此不會對治好疾病有絕對把握。再者，市民通常遇上急病或嚴重疾病時，均先往西醫診治，直至西醫主動提出無藥可治時，才轉介中醫，或最後一刻方以中醫診治。當病人返魂乏術，其死亡率卻計算在中醫療法內，故對中醫而言極不公平。

不過，中西醫結合也是良好嘗試，雙方透過理解、互動合作及共同研究，才可以互補長短，共同建立未來的醫療發展，例如 2001 年 7 月 25 日成立的香港中西醫結合醫學會，目的是促進中、西醫學交流，互相補充，結合運用及發展中西醫結合臨床應用，促進健康。為協助政府汲取有關中西醫協作和中醫住院服務營運方面的經驗，醫管局獲政府委託推出「中西醫協作項目」先導計劃，分三階段進行。先導計劃的第一階段在醫管局轄下的東華醫院、屯門醫院及東區尤德夫人那打素醫院推行，分別就中風治療、癌症紓緩治療、肌肉及骨骼痛症治療（下腰痛）三個選定病種為醫管局的住院病人提供中西醫協作治療。2015 年 12 月進行第二階段，延續首階段並將計劃擴展至七間醫院，包括第一階段的三間醫院，另加威爾斯親王醫院、沙田醫院、廣華醫院、瑪嘉烈醫院，維持同樣的治療服務。2018 年 4 月推行第三階段，延續第一、二階段的先導計劃，並於東區尤德夫人那打素醫院新增肌肉及骨骼痛症治療（肩頸痛）服務。先導計劃推行後，獲得學術界及醫學界認可，時任香港大學醫學院院長梁卓偉教授指出：「傳統醫學和西醫互補的成果已處處可見：在痛症、癌病，以至養生、治未病等領域借鑑傳統醫學之處尤為顯著；而中醫藥的智慧，經由西方的科學論證和臨牀實驗，加以規範化整理，得以發揚光大的示範也層出不窮⋯⋯從調理全人健康的長遠角度對症下藥，固本培元，不也是對西方理念注重個體還原的補遺？」[20] 梁教授的說法，足見西醫業界已經普遍認同中醫在香港醫療的地位。

◎ 五、建立社區診所與中醫醫院

踏入二十世紀，政府全面發展中醫藥及門診服務，食物及衞生局、醫管局先後在全港 18 區設立中醫教研中心，為居民提供中醫服務。中醫教研中心由醫管局、非政府機構和本地大學三方以夥伴協作的模式，由非政府機構負責中心的日常運作及營運。單是 2017 年，18 間中醫教研中心總求診人次約為 120 萬，反映市民對中醫的需求甚為殷切。

此外，中醫業界也積極提倡興建中醫院，開拓中醫專科發展，培育未來人才。梁挺雄教授認為，中醫院可以提供空間，由資深中醫

20 梁卓偉（時任香港大學醫學院院長）、唐明（特約作者）：〈大醫精誠：穿越時間共建醫學專業〉，《明報》，2017 年 9 月 25 日。

帶領即將畢業的中醫學生實習，在教與學的環境裏集中研究單一病症，使中醫院成為培養中醫藥科研人才、臨床及實習的基地。[21] 2014 年行政長官《施政報告》提出預留將軍澳百勝角一幅土地發展本港首間中醫醫院，2016 年《施政報告》再次提及並同時刊憲，邀請志願非牟利團體提交發展中醫院的意向書。根據時任食物及衞生局局長高永文指出，中醫院將以中西醫協作模式運作，以中醫為主導，西醫負責影像檢測及化驗室服務等協助性質，興建成本較急症全科醫院為低。2021 年，政府啟動中醫醫院籌備儀式，宣佈更具體的計劃內容。由政府斥資興建的中醫院預計於 2025 年落成啟用，浸會大學承辦營運服務契約。醫院提供 400 張床位，包括 90 張日間病床和 40 張兒科病床等。住院和門診服務涵蓋內科、外科、婦科、兒科、骨傷科、針灸科、專病服務及復康服務，但不包括急症室、全身麻醉手術、深切治療和分娩服務，醫院採用以中醫為主的中西醫結合醫療護理方案，治療特定類別疾病。除了醫療服務，也成為三所本地大學中醫教學和臨床實習的地方，以及執業中醫師的培訓平台。同時，醫院將與香港、內地和海外大學及教育機構進行實證臨床科研，並設置臨床試驗及研究中心，有助研發新藥和擴闊現有中成藥的治療效用。[22]

《中醫藥條例》是一道雙面刃，雖然政府最終認可中醫資格，可是立例規管中醫師窒礙了一直以來業界的自由發展空間，正如立例前已有中醫業團體批評「若然規定執業者註冊，將會對執業者的運作加以限制」。首先是中醫將分為兩大派別，分別是大專院校畢業的

---

21 梁挺雄教授訪問。

22 政府新聞網：〈中醫醫院料 2025 年第二季啟用〉，《社區與健康》，2021 年 6 月 28 日，瀏覽日期：2021 年 7 月 12 日。網址：https://www.news.gov.hk/chi/2021/06/20210628/20210628_160808_705.html

學院派中醫，以及執業多年的資深醫師。雖然兩者都以成為認可中醫師為目標，但基於法規只可按評級分為註冊中醫及表列中醫。法例訂明成為註冊中醫的三個途徑，對部分資深醫師不公平。表列中醫的身份本來只屬過渡階段，他們大多擁有一定資歷，只因當年沒有領取商業登記牌照，無法定文獻證明其行醫年資。雖然政府表明他們只需通過考核，即可成為註冊中醫，但對年長中醫師而言，既不熟悉現今的考試制度，且本身懸壺濟世多年，自無意欲參與培訓計劃和考試。此外，政府也沒有解釋清楚「滿十五年便可直接註冊」的衡量理據，加上以商業登記作為中醫資歷證明亦不合理。這些措施對一直自由執業的中醫師而言，是措手不及的衝擊，同時反映政府實際上以「個體戶商業單位」來看中醫師。

香港的大學設立中醫學士課程，目的正為保障香港中醫師及醫事服務的質與量。根據政府數據顯示，每年由本地大學中醫課程畢業的人數約 80 人（內），但近年申請執業資格試並取得註冊的人數，每年平均是 204 人。換言之，香港中醫業已持續出現人力過盛的情況，當中直接影響中醫就業生態（如工時、收入、病人數目），實在不容忽視。另外，從政府行政架構層級而言，中醫藥委員會設於食物及衛生局轄下醫務衛生署之分支單位，一則若與內地、台灣及東亞地區的中醫管理架構相比較，其層級限制了行業的發展空間；二則中醫藥處在香港公共衛生服務的一個選項，中醫藥難與其他醫療體系融合協作（如牙科、產科、人體器官移植、防疫等），長期處於輔助醫療的位置，頗窒礙中醫藥的發展。

◎ 六、香港中醫教育單位沿革

中醫傳承數千年，其醫理與技術實蘊含獨到見解，是對人體機理與自然氣候週期之關係累積長期經驗的總結，可謂博大精深。然而，自古以來卻無專門機構培訓醫士，除少數被選入官方特定的太醫院外，均為民間師徒相授，他們均從生活實踐中累積診療經驗。

香港位處華南沿海地區，若以醫理而論歸於嶺南系統，診療技術當以南方醫藥為主。自 1841 年香港開埠以後，因港府施行「尊重華人傳統」的政策，儘管政府從不認可中醫為正式醫療技術，加上民初時期，國民政府主張廢除國醫（中醫），對中港業界引起重大回響，然而本地中醫藥運作未受太大影響，其診療技術基本得以延續，自由發揮。

二戰前後，許多內地中醫師移居香港行醫，他們來自大江南北，既有家族祖傳的醫師，也有內地新式大學完成中醫專科課程的醫師，他們遠道來港，使香港持續匯聚全國各個中醫流派的專家和診療技術，豐富本地中醫藥業的發展。部分具遠見及資源的醫師更在本地興辦醫療訓練班或組織中醫學院，培育後進。本節從各種書刊、報章資料整理出香港開埠以來曾興辦並公開招生的中醫藥學院，按創立先後列表，簡述其沿革，以窺探本地中醫藥教育的發展。

以下為中醫藥學院及沿革表，讀者可一窺香港中醫教育單位沿革的發展。

創立年份	中醫藥學院及沿革
1880	東華醫院（院設醫士訓練） 東華醫院於同治十一年（1872）開院，是香港首間認可提供留院治療的中醫院，內設中藥庫和煎藥房等設施。1880 年，東華醫院招收學徒十人在院內培訓，是本港首次由中醫院開設中醫藥教學。
1914	香港丹峰中醫學校 由雷丹峰醫師創辦，採四年制教學。門下弟子有盧覺非等人。教學餘事待詳。
1917	慶保中醫夜校 由番禺名醫陳慶保醫師主辦，是混合師徒制與學校模式的夜間學校，並以自家所著《傷寒類編》為教材，門下弟子包括鄧夢覺等。餘事待詳。
1924	伯壇中醫專校 1924 年，陳伯壇醫師南來香港定居並開診，設館於文咸東街文華里 47 號，創辦「伯壇中醫專校」，以工餘時間傳授傷寒學派醫理，並以其所撰《讀過傷寒論》及《讀過金匱》（在香港撰成）為教材。門人甚眾，有謝端甫、謝子健、何勵予、黎景芳、羅世民等，各有專精。餘事待詳。
1929	求新中醫學校 何佩瑜醫趙師創立，設址廣東道 866 號。餘事待詳。
1931 以前	廣東中醫研究社 1931 年初，詹保黎醫師掛診於中環大馬路 83 號三樓。同年有粵省趙樂琴醫師到港講授醫學。幾年後遷校址於皇后大道中 72 號二樓繼續招生，採兩年制教學，收生約三十人。後來向國民政府教育部登記為中醫藥學校，趙鶴琴任校長。
約 1931	王道國醫實習所（王道中醫學院） 陳濟民醫師主辦的王道國醫實習所位於永樂街，香港徐子真醫師為該院第三屆畢業生。該所於戰時毀壞，戰後遷至大道西 116 號二樓復課，陳濟民任院長。1940 年代末再遷往威靈頓街 24 號，易名王道中醫學院，經辦逾二十多年。餘事待詳。
1932	香港針灸治療醫學院 鄧昆明醫師成立於 1932 年 9 月 1 日，購備日本新式針灸儀器，教學集中日古今名家之長，注重臨床實習。日本投降後復辦，設址太子道 107 號二樓。
1935	中國針灸學研究社香港分社 本地盧覺愚醫師精通中西醫學，尤擅針灸，早於 1934 年成立實用針灸學社，主張中西醫並重，並經常發表針灸研究論文。翌年，與內地的中國針灸學研究社取得聯繫，在香港成立分會，是本地最早的針灸學術團體。研究社曾出版《針灸醫學》會刊，又開設針灸專修班。1979 年，該社改名香港中國針灸協會。

（續上表）

創立年份	中醫藥學院及沿革
約 1935	健民國醫學院（健民國醫研究院） 由拳師潘茂容醫師創辦的健民國醫學院，約於 1935 年創立，初期教學已無所考。戰後，該院先後設址在深水埗南昌街 57 號、長沙灣道 237 號三樓及鴨寮街 153 號三樓，設面授及函授，專研《金匱》、跌打等科，另每月舉辦醫學專題討論會。關於該院教學運作尚待查證，現僅知 1955 年秋舉行第十一屆結業禮，畢業者達五十人。餘事待詳。
1938	香港光大國醫學院 由阮君實醫師成立香港光大國醫學院，至 1941 年香港淪陷結束。餘事待詳。
	香港南國新中醫學校 由鄧鐵濤、康北海兩醫師開辦，至 1941 年香港淪陷結束。餘事待詳。
	科學針灸醫學院 蘇州名醫承淡安門人曾天治，原於廣州中醫學院任教針灸學，曾辦科學針灸治療講習所，結合西醫理論，亦醫亦教，推廣針灸學。1937 年內地抗戰事起，曾氏轉居香港，翌年重設醫社，名為科學針灸醫學院，設址皇后大道中 44 號三樓，招收面授及函授課程。
1938	中國醫藥研究院 1935 年，廣東醫學士何仲陶創辦於廣州，初名科學醫藥研究院，主張以科學方法整理中醫中藥及培育高等人材，及後取得教育部立案，易名中國醫藥研究院，採大學研究院制度辦學。1937 年因抗戰事起而遷至香港，至香港淪陷時停辦。1946 年，於跑馬地源遠街 3 號復辦。餘事待詳。
1939	華南國醫學院 由粵省名醫黃焯南創辦於廣州，後因廣州淪陷，員生避走香港，遂於 1939 年初在港重組，改以私辦形式復課，黃氏自任院長。另聘管季耀、管霈民為教授。院址設灣仔馬師道德明中學內。
	香港廣東中醫藥專門學校 · 1924 年，廣州成立廣東中醫藥專門學校，乃近代首批政府立案中醫學校之一。旋獲粵港中醫藥團體支持，長期為粵港澳及南洋各地培育中醫專才。 · 1938 年，廣州淪陷，日軍佔領大德路校舍，學員紛紛避居港澳。翌年，香港中藥聯商會以該校校務停歇甚為可惜，乃慷概負擔經費，租用跑馬地禮頓山道 37 號，於是年 3 月在港復課，邀請本港醫師伍耀廷任校長，周仲房任教務主任。學校附設函授課程，又出版《香港廣東中醫藥學校刊》，附學校招生章程、入學指導、校友通訊錄、教職員工一覽表，頗能反映當年辦學情況。 · 香港淪陷時期，「中醫專」再次暫停，輾轉遷至韶關籌組復課，擬定於 1944 年秋復課，然以戰事攻陷韶關，結果功虧一簣。光復後，由校方籌謀接收原有校舍，經年奔走，逐步在廣州復課，後改名為廣州醫藥大學。

（續上表）

創立年份	中醫藥學院及沿革
1940 或以前	肺科研究函授院 廣州李天白醫師專治肺科，在港島威靈頓街 29 號二樓（後遷大道中 61 號二樓）及九龍通菜街廣生堂應診，並創立肺科研究函授院，編定科學化系統教材，設儀器供學員臨症。餘事待詳。
1941	中華國醫學會附設醫師研究所 由盧覺愚創辦兼任院長，邀請本港知名醫師任教，招收在職中醫師進修，以半年為期，設全科生及選科生。首屆於 1941 年 4 月 1 日開課，同年 9 月畢業，合計有 65 人畢業。未幾因香港淪陷而停辦。至 1946 年中華國醫學會恢復會務及教學，請蘇二天醫師為所長，重新招生授課，每期半年，共 40 名學員畢業。後來，中華國醫學會改為香港中醫師公會，保留中醫師研究所，然以習醫學者已不限於職業醫師，乃正名為中醫藥研究所，並修訂組織規模。
戰後	華僑跌打外科學院 翻查名錄而得知，詳情待考。
1947	香港中國國醫學院 ・1947 年，譚寶鈞醫師創立中國國醫學院，以自己捐出的尖沙咀山林道住宅為校舍。譚寶鈞自任院長，邀伍卓琪為教務長，楊日超、李雨亭、賴永和、莊兆祥等醫師為教授。 ・學校採夜間授課，以實用中醫藥配合西方醫學理論為核心。課程以兩年為期，首年專習「基礎學科」，包括醫史學、藥物學、病理學、生理學、解剖學、診斷學、方劑學等；第二學年習「應用學科」，如內科學、兒科學、婦科學、外科學、生藥學、針灸學、眼耳鼻喉學、皮膚花柳學等。修業期滿，成績合格發給畢業證書。及後擴充為本科班三年制、研究班四年制之中醫學學士課程。 ・1948 年，學院增設一年制函授班，需修習藥物學、病理學、診斷學、方劑學、內科學、外科學、兒科學、婦科學、眼耳鼻喉學等。當學員繳交學費後，課程講義將郵寄予學生，各科講義均附有習題。學生自行修習，並答覆習題，於每週末寄回學校，由教師負責詳細批覆。及至 1959 年，函授班擴展為中國國醫函授學院。 ・該院接受年滿十八歲人士報名學習，完成課業可報讀進修，修畢所有科目即頒發文憑。 ・中國國醫學院延請本地及內地中醫名家為教授，數十年來為本地以至海外培育許多中醫藥人材，影響深遠。1998 年，譚寶鈞有鑒於政府修訂政策，於浸會大學開辦中醫藥學生課程，乃宣佈退休，結束中國國醫學院校務，正式完成歷史任務。
約 1948	東華醫學研究所 唐天寶醫師乃廣東名醫傅星垣高足，畢業於上海中醫大學。戰後在港行醫，復於銅鑼灣怡和街 58 號一樓開診。約 1948 年開辦東華醫學研究所，每晚講授醫學，並辦深造班。

（續上表）

創立年份	中醫藥學院及沿革
約 1948	香港針灸專科學院 由蘇天佑醫師創辦香港針灸專科學院，自任院長。校務待詳。 1960 年代，蘇醫師經常到海外交流，推廣針灸學。1966 年榮獲美國加里福尼亞省國際大學物理治療學榮譽博士。1975 年在美國開辦紐英倫針灸學校並任教授。1986 年榮獲美國麻省針灸學會頒贈「美國針灸之父」獎狀。著有《針灸醫學全科》。
1950 年代	中國新醫藥研究院 · 中國新醫藥研究院由廣州中山大學醫學士張公讓創辦。查知張氏於 1950 年代到港定居，其創立研究院的時間及具體教務尚待考證，僅知一度停辦。 · 1971 年復辦課程，以彌敦道 567 號六樓為院址。請李沃波為教務主任兼講師，任勉芝為院務主任，另聘莊兆祥、陳鬱、謝禮卿、陳濟民等醫師為教授。課程內容包括中西藥物比較、生草藥學、中醫史、外婦兒科、金匱學、生理學、病理學、針灸治療學等。該院亦與香港大學醫學院合辦針灸班。另該院發行《中國新醫藥雜誌》，由張公讓主編。
	嶺南國醫藥專門學院 由馬麗江醫師主辦，設址於界限街 38 號 A 二樓。馬醫師自篇教材，亦附設函授教學。餘事待詳。
	華僑中醫學院 由骨科醫師弘守仁任院長，日間在波斯富街 75 號二樓應診。後遷旺角彌敦道 735 號六樓應診兼教授醫學，包括針灸、指壓、傷科、筋骨痛症等科。該院辦學逾二十年。
	香港上海中醫學院 由朱鶴皋醫師主辦。餘事待詳。
	漢菁中醫院 馮少如醫師創辦兼任院長，日間於油麻地廟街一號樂濟堂應診。教學餘事待詳。
1950	漢興中醫學院 · 漢興中醫學院原為 1934 年在廣州立案之中醫職業學校。戰時分遷粵北及澳門。1950 年秋，由校長方德華在港復辦，設址於佐敦偉晴街 34 號三樓，邀澳門的鄧炳煌醫師為副院長。該校設兩年制本科班，高級研究班及針灸班，另設深造組及函授課程，延請著名醫師尹民、陳友仁、張公讓、方佗等任教。發展經年，校務不斷擴充，更設有短期的外科班、針灸班、婦兒專班，每晚八至十時上課。 · 1950 年代，先後在九龍砵蘭街 29 號及廟街 93 號增設贈醫站。 · 1960 年代，先後遷址四方街 41 號五樓、彌敦道平安大廈六樓上課。又聘古哲夫、胡景賢為副院長。

（續上表）

創立年份	中醫藥學院及沿革
1950	香港針灸醫藥學院 香港針灸醫藥學院由徐建中醫師創辦，設址於九龍亞皆老街 112 號七樓。設有針灸班、針灸藥物綜合治療班、專科針灸研究及針灸函授課程。該院辦學超過二十年。餘事待詳。
	東方中醫學院 ・羅世民醫師於 1930 年代在香港深水埗行醫。1950 年創辦東方中醫學院，教授醫學，翌年取得註冊。學院設於港島德輔道中 157 號 2 樓，課程以兩年為期，首屆有五人畢業，由名譽院長桂玷太史授憑。1952 年招收第二屆學員，上課期間因院址樓宇結構問題而停課，最終將學員轉與漢興中醫學院以完成課業，此後未再復辦。 ・羅氏撰有《中醫氣化論》，引起業界在報章筆戰。
	港九中醫師公會附設會立港九中醫研究院 ・1949 年，有賴小魂醫師以本港中醫會社繁多，各掌門戶，無助中醫業界發展，乃號召組織能統一全港中醫會之團體，由當時五大中醫師公會合組為港九中醫師公會，會址設於灣仔告士打道 119 號，並向華民政府司註冊及國民政府僑務委員會備案。 ・1950 年 9 月，為弘揚國粹，培育中醫人才起見，創立港九中醫研究院，延請醫林名宿為導師。起初由潘詩憲為所長，第五屆起由伍卓琪為所長。學院以一年為期，設有診斷、傷寒、溫病、婦科、兒科、藥物、方劑、傷科、外科、金匱、解剖、生藥等，五屆累計結業生達 167 人。第五屆起增設高級研究班，供畢業同學進修內婦兒專科。至第六屆，因人事問題停辦一年。及後恢復辦學至今，在香港培育無數中醫藥界人才。 ・1998 年以後，仍然提供認可的中醫進修培訓。
	津滬國醫診所電療研究學院 由內地移居香港之趙勁柏及張震醫師成立，其在內地行醫時期曾辦國醫學校，故來港後於九龍自設中醫學校及中醫院。餘事待詳。
1951	香港中醫學院 梁翰芝醫師主辦的香港中醫學院，設址軒尼詩道 192 號，梁氏任院長。該院設本科班、高級研究班、函授班等課程，分日班與夜班上課，內容除中醫藥學，亦有西醫生理學、解剖學等。餘事待詳。
1952	僑港中醫師公會會立附屬中醫學院 ・僑港中醫師公會成立於 1929 年，是香港歷史最悠久的中醫會社。 ・1952 年設立附屬「中醫學院」，歷年培養不少中醫人才。 ・自 1998 年後，僑港中醫師公會亦是香港中醫藥管理委員會認可行政機構及提供項目進修的機構，至今仍不時提供專題式中醫藥學課程。
	廣中中醫學院（廣中中醫藥研究社） 由鄧悟隱醫師主辦廣中中醫學院，辦學超過二十年。餘事待詳。

（續上表）

創立年份	中醫藥學院及沿革
1952	僑港中醫學院 徐漢屏醫師創辦，設址於九龍窩打老道 1 號 B。除中醫課程外，亦有暑期補習班。餘事待詳。
	香港中國醫藥研究學院 · 1947 年，由譚寶鈞、李雨亭、陳濟民三位醫師創立中國醫藥研究社，設址於九龍尖沙咀山林道 17 號二樓。1952 年，改名中國醫藥學會，主旨為集中志同道合之中醫界人士，研究及發揚中國醫藥學術。 · 該會定期舉辦「醫學臨床講習班」，學員報名後按時出席講習班，完成指定時數可獲發結業證書。該會亦定期出版《中醫中藥學報》。 · 後遷址灣仔洛克道 293 號五樓。1974 年開辦針灸班，每週上課兩晚，內容包括針灸理論、電針學、耳針學、針刺麻醉學等。餘事待詳。
1953	香港菁華中醫學院 · 菁華中醫學院成立於 1953 年，院址位於銅鑼灣軒尼詩道 539 號。由名醫師范兆津發起，深感「中醫學術若不改進，則無以圖存」，遂集合黎錦鏞、林君溥、梁永亨等醫師創辦一所全科中醫學院，取名「菁華」，取去蕪存菁之意，以「培育菁華，復興國醫」為宗旨。 · 建院初期教師陣容鼎盛，延請滬粵港名醫任教。范國金擔任榮譽院長，前中央國醫館副館長陳郁擔任講座主任，莊兆祥、朱鶴皋、李雨亭、方佗、蘇天佑擔任專職教授，陳存仁、何仲陶、張公讓、陳濟民、陳養吾、梁覺玄擔任特約教授。 · 學院採中醫全科三年制夜校方式，課程以《內經》為基本理論根據，內科以疾病研究為主，辨證施治為原則，與《傷寒論》、《金匱要略》、《溫病條辨》等互為經緯，互相印證。首年習醫學通論、解剖生理學、病原學、細菌學、藥物學、診斷學、方劑學及急救學；第二年習內科、外科、婦科、兒科、耳鼻喉科、皮膚花柳及針灸學；第三年為臨床實習、醫案研究診、療技術、名家學説研究、療法研究等，允稱全面。 · 1955 年增設夜間贈診室，應診以外亦作為三年級臨床實習，一舉兩得。1961 年，增設一年制研究院課程，學員需撰寫論文及臨床實習，經導師評定合格頒發結業文憑。1963 年，增設討論課程。
	梁氏高級針灸研究院 梁覺玄醫師創辦於 1953 年，自任院長。設址香港永吉街四號三樓。初期因為海外中醫來港拜師求學針灸，及後人數漸多，遂改為學校，採小班教學方式，半教半習，又於香港及九龍設醫療所作針灸實習。從學者必須具備醫學常識及針灸基礎。
	中華痔瘺專科學院 · 藍杏春醫師主辦，設址紅磡蕪湖街 139 號二樓。1958 年增設診所於英皇道 393 號、1959 年再於上環摩利臣街 10 號設第三診所。 · 著有《痔瘺之治療與預防》。教學餘事待詳。

（續上表）

創立年份	中醫藥學院及沿革
約 1953	香港現代中醫藥學院 廣州陳居霖醫師僑港行醫，以業界缺乏專材，乃主辦現代中醫藥學院，設址銅鑼灣伊榮街 15 號二樓，採三年面授教學，主張中醫藥科學化。1958 年舉辦第三屆，擴充院址至禮頓道禮信大廈二樓開課，邀請潘仲瑜為副院長、蘇二天為教務主任、胡雲綽為訓育主任，另聘多名教授任教。夏季辦贈藥義診以指導學員臨床實習，並採用新穎之中藥濃縮劑液。另學院定期發行《現代中醫藥》月刊。教學餘事待詳。
1954 前	崇德中醫學院 翻查名錄而得知，詳情待考。
1954	香港中國針灸學院 香港中國針灸學院由著名滬派醫師陳存仁博士成立，院址位銅鑼灣怡和街 80 號二樓，創立成員包括何仲陶醫生、莊兆祥醫生、盧覺愚醫師、鄧悟隱醫師、蘇天佑醫師、鄧昆明醫師、梁覺玄醫師等。該院邀請王緝菴任院長，由著名醫師任教授，每屆課程為學習與實習各六個月。報讀該院者多為在職中醫師，因師資優良，學院為本地培養了不少針灸專才。後來，由學院歷屆畢業生為基礎，組織了香港中國針灸學會。
	僑港國醫聯合會會立九龍中醫學院 ・港九中醫師黃北海、梁潤霖、呂哲公、洪冠洲、楊伯舫、趙子雲、鍾貫之、林繼枝、黎鏡湖、潘孫海、江松石、莊一新、黃景熙、林澤彝、蕭燥殊、梁永年等醫師以業界積弊深久，形同散沙，乃組辦僑港國醫聯合會，發揚國醫國術。該會於 1931 年 10 月 10 日成立，會址設在威靈頓街 128 號 2 樓前座。 ・內地抗戰時期，「僑港會」領導勸捐國債，組織救傷隊等。有鑒於國醫「藥食同源」的特性，妙藥隨地叢生，理應善用發揚，特別倡辦「國醫國藥傷科速成班」，由黎鏡湖任校長、潘海孫、莊一新、盧覺憲、趙子雲等分任教師，又編印《國醫國藥傷科速成學》為教材。1938 年，首屆速成班結業，邀得國民政府主席林森派遣蔣國光、顏德璋兩將軍到港致訓及頒發證書，可見會務及教學備受重視。 ・香港淪陷，會務停頓。日本投降後隨即申請復會，襄借深水埗基隆街龍慶佛堂為籌辦處。翌年，向國民政府行政院呈請，准許增加「香港九龍中醫師公會」為名稱，同時又獲承認為「中央國醫館香港分館」，由於得到中國政府和香港政府認可，使香港中醫發展得到擴充。惜人事關係，未及兩年以會務乏人領導而未能將本地中醫與中國聯繫掛鈎，僅局限於本地發展。 ・1954 年，九龍中醫師公會以新填地街 377 號三樓為會址，並籌組成立中醫藥研究院。1957 年，於晚間開辦會屬「九龍中醫學院」，課程採四年制之「融合古今中醫學」及「辨證施治診療學」為核心，課程包含《傷寒論》、《金匱》、方劑、溫病、婦兒科、內科、針灸、骨傷、中藥炮製等。另外，學院提供兩年制「帶教」式臨床實習。

（續上表）

創立年份	中醫藥學院及沿革
1954	中醫針灸研究學院 江蘇籍醫師王緝菴專擅針灸及推拿，1940 年代末來港，1951 年在中環德輔道西 412 號三樓應診。1954 年為培養業界人材，乃創辦中醫針灸研究學院，設址怡和街 86 號二樓。教學餘事待詳。
1955	九龍中醫公會設立中國跌打傷科研究院 位深水埗基隆街 166 號，由薛桌聖任院長。因該區工廠林立，造就工廠有跌打傷科知識，為便救治工友起見乃設院授課。學院課程以一年為期，須學習生理解剖、傷科藥物、傷科方劑、物理診斷、傷科概論、醫學通論、傷科診斷、正骨、裹紮、生物診斷等十一門課。首屆共十五人畢業。
1956 前	中國醫學院研究院 1956 年招收痔瘺專科生，為期九個月。索章於皇后大道東 187 號。餘事待考。
1956	嶺南傷科研究院 師承武術名家林世榮之梁永亨醫師，於 1932 年在九龍開設嶺南國術社授拳，兼開班教導跌打傷科，後因戰亂停歇。戰後於上環皇后街 20 號三樓重新開診。晚上兼任各中醫學院教席。1956 年，於德輔道中 151 號三樓重辦傷科班，創辦嶺南傷科研究院，採取小班教學，每班收生九人，一週上課兩晚，每期共開三班，後以資源因素停歇。至 1969 年復辦。夏季辦贈醫施藥。
1957	中華中醫學院 內地著名國醫陳太羲醫師歷任中央國醫館秘書長、首都中醫院主任醫師、上海中國醫學院教授。後來港定居，1957 年創辦中華中醫學院，以半年為一屆，每年春季及秋季開課。課程設有十三專科，如針灸科、痔瘺科、跌打科等，各班獨立延請中醫專家任教。1950 年代末擴充規模，在深水埗大角咀道 147 號設贈診所兼學院院址，延請周治平為院長。 1960 年再遷址彌敦道平安大廈五樓，又增辦「臨症專題研究組」，由陳太羲醫師主持教導，僅限中醫學院畢業或行醫三年者報讀。
	香港鍼灸治療醫學院（鄧昆明針灸學院） 鄧昆明醫師創辦。鄧氏畢業於日本神戶竹內鍼灸專門學校，回港專任針灸治療。1957 年於太子道開辦針灸學院，以課堂形式教授針灸學。餘事待詳。
	華南中醫學院（華南痔瘺專科學院） 陳復生任院長。設址佐敦道 37 號一樓。課程設痔瘺科、針灸科、內科、婦科、兒科等專修班，均以一年為期，由學院自編教材。查 1959 第三屆，共 15 人畢業。1961 年更名華南痔瘺專科學院，另請李英球醫師為主任，教務餘事待詳。

（續上表）

創立年份	中醫藥學院及沿革
1958	香港傷科學院 由陳存仁、阮逸雄任院長，設址於怡和街 80 號二樓，延請梁永亨、陸智夫、徐子真、夏國璋、趙醒楠、胡雲飛、陳門、莊兆祥、伍卓琪等醫師分任教授。學院課程以一年為期，因師資雄厚，故就學者眾，首屆已逾百人畢業。此後教務持續發展。學院又定期舉辦行山採藥活動，俾使學員認識生草藥。餘事待詳。
	光華中醫學院 由針灸家趙少鸞女醫師創辦，王達人任副院長，專習針灸全科，招收在習醫師作晚間進修，院址位於灣仔莊士敦道 170 號二樓。設初級班研習診斷，另聘中外醫師任教耳穴、電針療法等。1973 年增辦研究班聘西醫學者任教，以英語授課，附臨床實習。1968 年，趙少鸞當選港九中醫師公會中醫研究所所長。同年，港府以趙氏年來推動本地中醫業界發展，貢獻良多，特頒英帝國員佐勳章（MBE），乃業界之第一人。
1959	香港外科中醫學院 由陳建邦、盧健榮、區海天等醫師創辦於 1959 年，設址皇后大道西 322 號二樓。約半年一屆，最初每屆收生約二十人。為增加學院實習經驗，另於九龍李鄭屋村設平民診所，由醫師及學員輪席應診，惠及百姓。學院發展迅速，嘗增辦外科班、針灸班、針麻班等，從學者眾。1970 年代，院址位於九龍佐敦道 42 號聯德大廈三樓。
	復旦中醫學院 謝濟民、謝禮卿醫師開辦復旦中醫學院，設址佐敦統一大廈二樓。自 1959 年開辦即由謝禮卿任院長、雷英華任副院長。課程採三年學制，以傳授純古純新之醫學、傳授仲景法度、臨床妙技為教學方針。學院附設診所供學員作臨床實習。首屆畢業逾二十人。本科班外，又增辦針灸班、函授班等。
	香港中醫師公會會立中醫藥研究院 ・1946 年，由中華國醫學會和香港國醫公會合併成香港中醫師公會，依法在香港華民政務司立案，同時獲國民政府批准之國醫團體。 ・1959 年，於灣仔莊士頓大廈增辦設會所，同時將原來由中華國醫學會主辦的中醫師研究所正名為中醫藥研究院，並延長課期為兩年，招收各界士女研習中醫藥，培養人材。
	仲景國醫學院 ・吳肇鍾、龐孍南等本地著名醫師創立，本着張仲景《傷寒論》、《金匱要略》為核心，創立仲景國醫學院發揚溫病學理。該院設址永吉街 25 號二樓，由龐孍南醫師任院長。課程包括溫病學、婦兒科、針灸、診斷、藥物。1960 年於九龍增辦分院。教務餘事待詳。 ・每年暑假另辦短期中醫學講座，推廣醫學。
1960 以前	光漢中醫學院 沿革待考，疑為戰前廣州光漢中醫專科學校之延續。僅知 1960 年借用中環夏漢雄健身院作教室開辦針灸班。

（續上表）

創立年份	中醫藥學院及沿革
1960	神州針灸學院（中醫針灸醫學院） 由中醫師嚴君行創辦，設址港島軒尼詩道 299 號二樓。每屆以六個月為期，課程包括診斷、病理、治療結合等內容。約 1970 年代，改名中醫針灸醫學院。餘事待詳。
1960	香港國醫藥研究學院 李業勳醫師，原在港島行醫，受聘為港九多間社團之醫事顧問。1960 年，自設香港國醫藥研究學院，培育後進。查該學院經辦十餘年，頗有活動紀錄。餘事待詳。
1961	謝永光針灸醫學院 謝永光醫師乃江蘇名醫承淡安高足，專擅針灸，於長沙灣道 127 號設館診症，1954 年成立國際針灸研究所，推揚針灸並廣作海外醫學交流。1961 年，成立謝永光針灸醫學院，除教授針灸學外，亦兼設「內經專訓班」等。1970 年代遷彌敦道 565 號六樓 A 室。教學餘事待詳。
1964	真元中醫藥研究院 創立於 1964 年，由本港中醫師林雨、區海天、何煜林、胡雲綽、羅少如、廖木良、陳麗生、彭幹、曾昭明、蔡雖濤、陳太羲、陳祖曦等倡辦，主張以新舊並重之教學法，尤注重醫學源流、醫經研究、病理認識，務使學生得到謀生技能，以醫術救人。教學餘事待詳。
	蔚文中醫學院 香港中文大學校董趙冰大律師以香港政府輕視中華文化，尤以中醫最受歧視，倡議籌備成立中醫學院，弘揚傳統醫學，並聯繫本地及海外醫學教授支持。惜趙氏忽然離世，蔚文中醫學院未能實現。
1965 前	東方醫藥研究所 陳太羲醫師任所長，教學餘事待詳。
1966 前	展雲跌打健身學院 設址馬頭圍道 288 號二樓。設太極、健身、武術等課程外，亦設有跌打（學徒）班，專習跌打、風濕、刀傷、續筋駁骨等。
1966	元培書院附設中醫藥研究所 位於九龍青山道 88 號二樓，以弘揚中國文化為宗旨之學府，該校監督歐陽鍾及校董會以中醫藥與華夏文化關係密切，遂設中醫藥研究所，邀甄雄為所長、葉有成及鄧劍琴為副所長，另聘請著名中醫師任教。課程分設內外全科、針灸、跌打、藥劑、皮膚、風濕、哮喘等專修班，為一年制課程。每週三及五晚上課，每月學費二十元，講義費十元。
1967 前	中國外科醫學院 設於深水埗，由南拳蔡李佛門人杜深醫師開辦，專門傳授武術跌打醫學，課程分基礎醫學、應用醫學、實用醫學、臨床醫學四大門類，學習期一年。1976 年遷長沙灣道 205B 號二樓擴充，餘事待詳。

（續上表）

創立年份	中醫藥學院及沿革
1969	香港中國醫學研究所 1969 年，香港中國醫學研究所成立。設址於灣仔莊士敦道 212 號二樓。該會注重草藥研究，長年編輯中草藥專書，曾出版《中國本草圖錄》、《香港中草藥》、《香港中草藥大全》等鉅著。又經常舉辦香港草藥展覽等，向市民介紹草藥知識。另研究所定期辦有草藥班，至今未輟。
1970	靈樞針灸研究院 該院約於 1965 年創辦，校址於灣仔莊士敦道 129 號東興大廈六樓 A，由陳乙燊醫師任院長。每年夏季舉辦為期兩個月之贈醫贈藥活動。1970 年開辦針灸課程，設研究生班及本科班。教務餘事待詳。
1970 年代初	中國針灸醫學院 白展雲醫師創辦，自任院長、聘黎宗深、江念娟為副院長。設址上海街 374 號。教學餘事待詳。僅知 1974 年度畢業學員逾二十人。
1972 前	中國針灸研究院 陳啟仁醫師創辦，設址波斯富街 22 號二樓。1972 年增設九龍尖沙咀碧仙桃路 4 號三樓分院。招收針灸班基礎班、進修班及臨床實習，於晚間上課。1973 年，教務擴充，設高級研究班、實習班及本科班。
1973 前	守一精神修養學院 湯漢中醫師創立，主授內功及針灸，配合磁、術、藥作綜合治療。
1973 或前	東方針灸研究院 由中醫師關根創辦，邀請針灸名家梁伴仍醫師為榮譽院長，關根自任院長，設址於九龍長沙灣道 164 號一樓，招日班學員，以自編的《新針療法講義》為教材，餘事待詳。惟知該校常有海外醫事人員來港追隨研習，而所發之文憑獲美國紐約州承認，發出執業針灸師證明。
	王炳勛針灸函授學院 設址九龍彌敦道美麗都大廈十三樓 1B 室。餘事待詳。
1973	曾鏂洋中醫學院 中醫師曾鏂洋於內地行醫多時，後移居香港應診。1973 年聯同朱晏輝醫師自設中醫學院，設址官涌街 48 號三樓，後遷九龍彌敦道 644 號閣樓，招收男女學徒，培養實用人材，以一年為一屆。及後增辦分院，曾鏂洋任院長、曾憲明、譚明任副院長、錢俊生任主任。
1974 前	中國醫藥出版社附設中國醫藥針灸研究中心 中國醫藥出版社成立於 1954 年，由著名醫師譚述渠創立兼任社長，馮忠效、蔡逢甲副主任，設址於彌敦道 322 號三樓 A 座。1974 年，該社附設研究中心培育人材提供現代中醫新法針灸及傳統針灸結合之臨床研究及相關教學，設針灸日夜班、中醫研究班。餘事待考。
1974 前	麥氏針灸學院 麥堅盛醫師任院長，設址旺角新填地街 323 號 2 樓。

（續上表）

創立年份	中醫藥學院及沿革
約 1974	漢生針灸學院 設址於九龍彌敦道 242 號三樓 I 座。學院專授針灸科，分日間及晚間課程，並有實習。餘事待考。
1975 前	中國針灸草藥學院 院址設於北角蜆殼街四號，院長陳瑞霖、劉金池、羅威強任副院長。
1975 或前	佛教福慧針灸中醫學院 由元果法師創辦，自任院長，另請吳賜福為教務主任。院址附設於北角英皇道 275 號南天大廈 24 樓報恩蓮社。課程包括基礎醫學、針灸學、中藥物築、病因病理學、臨床各科常見疾病診斷與施治等，逢週一、三、五晚七時上課，以半年為一屆。凡僧尼報讀，有學費優惠。
1975	國際中醫中藥總會會立國際中醫藥研究學院 1974 年，香港中醫藥業界發起成立國際中醫中藥總會，並於海外設立分會。翌年，為培養業界人材，方便執業中醫師進修，特設會立國際中醫藥研究學院，以窩打老道寶寧大廈四樓為院址，由江濟時任院長、江一葦任副院長。學院設有全科、內科、針灸、兒科臨床、中藥及函授班。
1976	新華中醫中藥促進會會立新華中醫學院 · 1976 年，由中藥業界等支持成立新華中醫中藥促進會，設址於彌敦道 563 號四樓。宗旨是推進、提高、調查及研究一切有關中醫中藥的學問、技術及醫學應用等，並聯絡本地及世界各地之中醫藥交流。為推動業界發展，特設會立新華中醫學院，開設針灸班、草藥班、傷科跌打班。教學餘事待詳。 · 1999 年，因應政策修訂中醫藥管理政策，會方為配合中醫審核註冊工作，舉辦中醫全科速成班、臨床科面試培訓班、各類專題課程及講座。2005 年，更獲香港中醫藥管理委員會批准成為認可的行政機構和「提供項目進修機構」。
1976	中國新醫針灸院 吳賜福任院長，藍冬青任副院長、吳什昌任教務長，設址於莊士敦道 25 至 33 號長康大廈四樓。由內地來港醫師任教，每屆為期四個月。課程包括針刺試範及臨床實習，結業授予文憑。
1977 前	中華新醫學院 設址於太子道 108 號康齡大廈三樓，林維康任院長、陳炳忠副院長、陳錦洪任教務長。學院設針灸班、傷科班、中醫全科等課程。餘事待詳。
1977	彌敦道旺角道口八珍樓十樓 B。設針灸班、新醫班、中草藥班、指壓班等。餘事待詳。
	中國針灸手力治療學院 由司徒植醫師創辦並任院長。學院設址於軒尼詩道 29 號六樓，定期開辦課程，每年一屆。餘事待詳。

（續上表）

創立年份	中醫藥學院及沿革
1978 或前	中華中醫藥學院 由許仁生任院長、江一葦、李潔梅任副院長。設全科班、針灸班、醫師臨床班。教學餘事待詳。
1978 前	中國推拿學院 設址於北角新都城大廈 C 座四樓。設有推拿課程，每週上課三節，內容包括中醫辨證分型、中草藥驗方治療、針灸推拿降壓、氣功療法及治療高血壓專科等。餘事待詳。
約 1978	港九中華藥業商會元朗分會會立元朗中醫藥學院 位於元朗大馬路二號保安樓。曾世餤任中醫學院院長、陳保生任中藥學院院長。設六年級分班，教學餘事待詳。
	海外神農華藥醫學研究院 院長為陳建、副院長為林惠賢。校址設於九龍奶路臣街十五號八樓 C，設函授。
1980 前	香港針灸學會主辦針灸研究院 設址於九龍彌敦道 589 號廣東省銀行大廈十樓。課程以經絡穴位學、針灸基礎理論為主，包含電療機運用，結合臨床經驗教授。每週上課三次，分下午及晚上兩班。
1980 年代	中國針灸專科學院 賴永和任院長，院址位於九龍彌敦道 242 號四樓 E。餘事待詳。
1980	中國新醫學院 由陳豐桂任院長、黃鴻波任副院長，設址於九龍新蒲崗景福街 73 號。餘事待詳。
1983	佛教華夏中醫學院 佛教華夏中醫學院由永惺法師創辦，最初借用北角電器道 254 號華夏書院上課。學院依台北教育部中醫及中藥標準，採四年制，修業期滿可獲與內地大學畢業之同等資格。除本科課程，另設針灸班、食療班等。該院持續發展，先後在港九各處增辦分校。歷屆畢業生達三千多人，分佈香港及世界各地。
1984 前	中國醫藥針灸研究院 由聶保永任院長，設址於九龍彌敦道 242 號立信大廈十樓 B 室。學院設有針灸班、跌打班、診斷學、脈理學痔痛班、指壓班、物理治療班、氣功班、皮膚冷凍班、護士班等，晚上授課，三個月速成可得證書。
1985 前	盧氏中國針灸學院 由盧子龍醫師創立，設址於九龍彌敦道 543 號寶寧大廈 C 座 715 室。設有針灸全科及研究文憑班。
1987 前	北京中醫針灸院 設於北角英皇道 357 號七樓 B，自設文憑班，請北京之臨床中醫師任教，旨在訓練學員達到執業水平。餘事待詳。

（續上表）

創立年份	中醫藥學院及沿革
1989	現代中醫進修學院 現代中醫進修學院由蘇元元醫師成立於 1989 年，自任院長。學院採四年制分科教學，完成中醫理論學習及臨床實習，考試及格，頒發證書。該院於 1990 年起安排學員到內地市級醫院作臨床實習。時至 1995 年，該院於香港教育司署註冊。2005 年，學院成為註冊中醫持續進修培訓機構，設有針灸、骨傷及整脊推拿等專科進修文憑或證書課程。
1991 前	香港針灸中醫學院 盧錦堃醫師任院長，餘事待詳。
1991	Hong Kong College of Chinese Herbal-Medicine（Distance Learning Institute） 1989 年德明書院向政府教育署申請開辦中醫藥課程，並於 1991 年獲准註冊，是本地首間獲中醫藥課程註冊之學院。1996 年，該校與中國醫藥學會合辦「中國傳統醫藥課程」，在本地授課及考核，並保送參加中國國家中醫藥考試中心及中國國際針灸考試中心之考試，以獲取國家級專業認證。學院分為中醫基礎理論課程、中醫臨床醫學理論課程及中醫針灸課程三大項，共十五門課。
1993	香港中醫學會會立中醫學院 香港中醫學會成立於 1990，由內地畢業後移居香港的中醫師生，以及本港部分知名中醫師組成的中醫專業團體。1993 年為提高同業水平，必須加強中醫教育，故成立「會立中醫學院」。先後與廣州中醫藥大學合辦本科課程，並與福建中醫藥大學合辦碩、博士課程，歷來已培養逾近千名學員。
	香港中醫專業學院 1993 年 7 月，佛教法住學會設立香港中醫專業學院，是本地首間與廣州暨南大學合辦全日制中醫課程，並由暨南大學附屬醫院院長張大釗教授為學院院長。餘事待詳。
約 1995	港九中華藥業商會中醫研究院。餘事待詳。
1996 前	惠玲中醫針灸美容學院 鄧惠玲醫師創辦，設址於德輔道西 52-58 號永勝大廈 5 樓 G 座。教學餘事待詳。
1997	香港中醫骨傷學院 香港中國治脊學會於 1984 年成立，並於 1995 年易名香港中醫骨傷學會，重點研究骨傷科學術。為提升質素，自設香港中醫骨傷學院，設址於上環文咸東街金閣大廈一樓。學院開辦學位課程，並與內地多間大學合辦認可中醫藥學歷課程。
1998	香港中文大學中醫學院 以培育高等中醫藥人才為宗旨，注重醫、教、研三方面的基礎與發展。學院提供修課式中醫學士、碩士及博士學位課程，業已培育逾千名畢業生。

（續上表）

創立年份	中醫藥學院及沿革
1998	香港大學中醫藥學院 香港大學中醫藥學院成立於 1998 年，最初提供兼讀制中醫文憑、證書課程。2002 年，增辦中醫全科學士學位課程。
1999	香港浸會大學中醫藥學院 1999 年成立，是本港首間獲政府資助開辦的中醫及中藥本科課程。該院提供本科及碩士學位課程，另有各類文憑及證書課程。現時，學院開辦中醫學、生物醫學及中藥學學士學位課程。
	香港新中醫學院 設址於九龍彌敦道 508 號十樓。教學餘事待詳。
	香港針灸學會會立香港針灸醫學院 設址於九龍砵蘭街 280 號商業大廈十七樓。乃政府認可進修機構。
2003	香港註冊中醫學會會立中醫學院 由本地十一個中醫學會合組成香港註冊中醫學會，及後附設會立中醫學院，並獲香港中醫藥管理委員會認可「註冊中醫進修中醫藥學」之行政機構及培訓機構，可為會員提供專業進修機會。

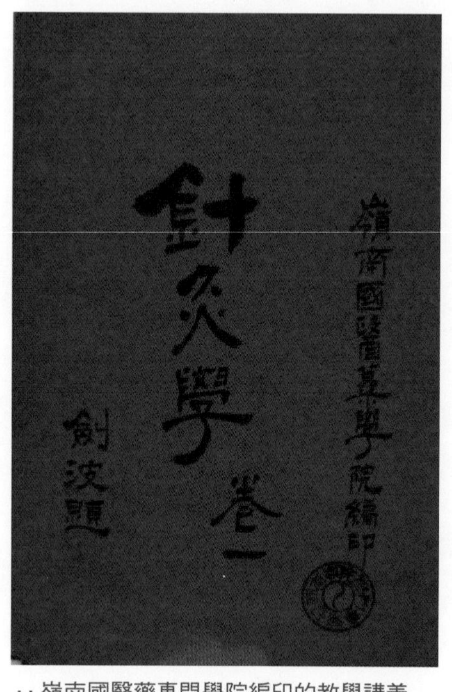

‥嶺南國醫藥專門學院編印的教學講義

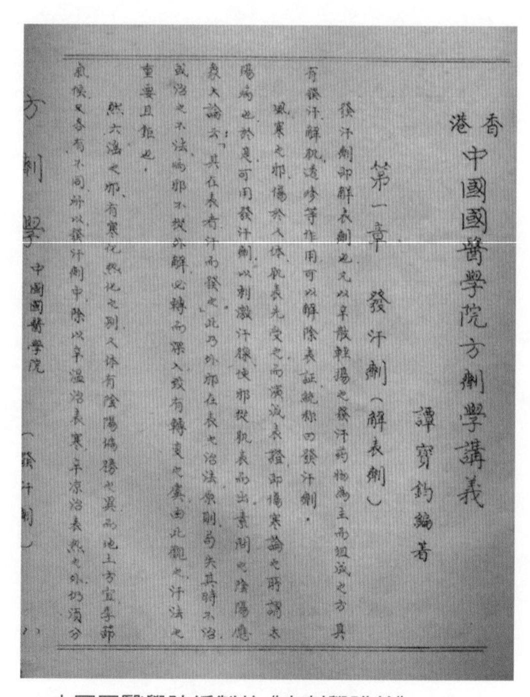

香港中國國醫學院方劑學講義

譚寶鈞編著

第一章 發汗劑（解表劑）

發汗劑即解表劑也，凡以辛散輕揚之發汗藥物為主而組成之方，具有發汗解肌透疹等作用，可以解除表証，統稱曰發汗劑。

風寒之邪，傷於人体，肌表先受之，而演成表證，即傷寒論之所謂太陽病也，於是可用發汗劑，以刺激汗腺，使邪從肌表而出，素問陰陽應象大論云：「其在表者，汗而發之」，此乃外邪在表之治法原則，苟失其時不治，或治之不法，病邪不從外解，必轉而深入，致有轉变之虞，由此觀之，汗法之重要且鉅也。

然六淫之邪，有寒化熱化之別，人体有陰陽偏勝之異，而地土方宜，季節氣候，又各有不同，所以發汗劑中，除以辛溫治表寒，辛涼治表熱之外，仍須分

方劑學 中國國醫學院 （發汗劑）

‥中國國醫學院編製的《方劑學講義》

香港中醫學院

招收男女學員

··五十至六十年代本地中醫學院的招生廣告

華南痔瘻專科學院招生

由痔瘻基本理論教起注重實習秘方秘法特抓新法均有教授三個月畢業保証成功四月十日開課報名從速院址佐頓道87L二樓電話六〇五二二九

院長：陳復生

主任：李英球

··五十至六十年代本地中醫學院的招生廣告

··中國醫藥針灸研究院畢業證書（王國祥醫師提供）

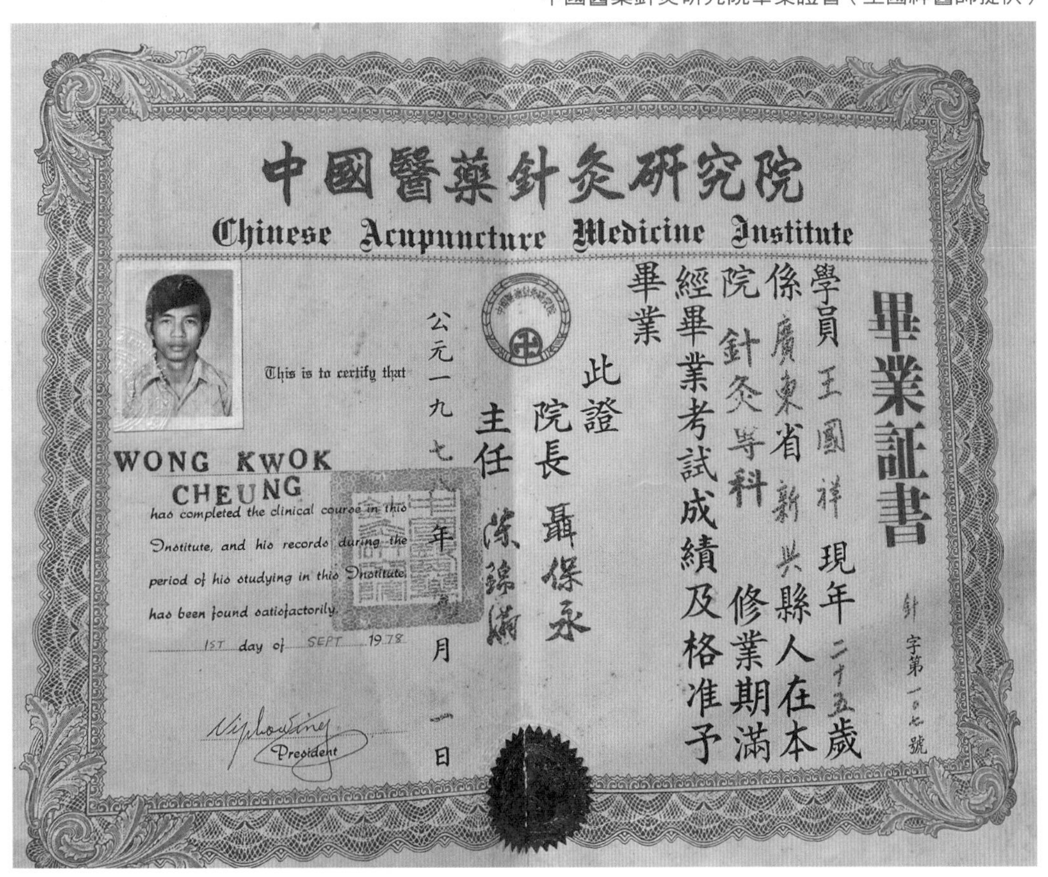

◎ 小結

二十世紀，香港中醫師或團體開辦的中醫教育單位接近一百間，尤以 1950 年代新興之中醫學院多逾 34 間，這明顯與內地政權易幟，大量人口湧入香港之歷史背景有密切關係。當中有不少是內地著名中醫師，他們帶來各地各派之醫療技術，藉着應診與教學，豐富了本地中醫藥業之發展。在香港政府就《中醫管理條例》立法前，投身中醫藥學習均以執業為目的（並不包括科研），一般採私人學習制度，總括而言有三種模式：

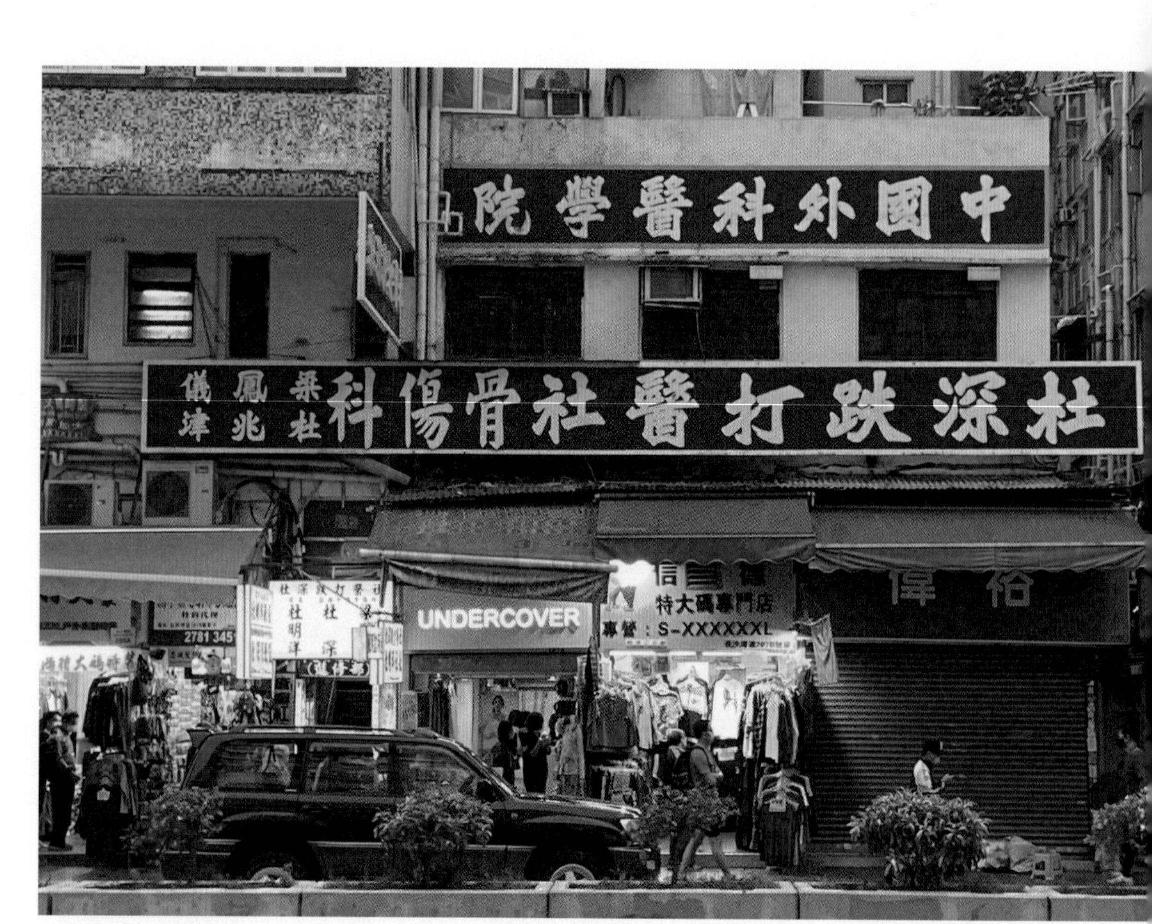

‥中國外科醫學院

- 執業中醫師自設中醫學院，採傳統師徒形式教學。教學內容、資源與學習運作取決於創辦者，局限性極大，成效及進度無法保證，教學及學院發展往往因主事者離港或逝世後而無法接續。
- 中醫藥團體自設中醫學院，採課程進修形式教學。經團體統籌，師資與課程相對較能持續，然而課程未經監管及評核，學員即使完成課業獲得畢業證書，僅屬「業界通認證書」，但在官方教育單位及考評政策層面，只視為增進中醫中藥學問的「興趣班」，並非官方認可的專業學習及資格。
- 團體與境外大學單位合辦認可學歷課程，按大學標準或職業學歷水平在香港提供教學課程，並安排學員到內地醫療機構進行實習。完成課程後，除獲得專業文憑或學位外，另安排參加當地政府認可之專業資格考試，通過後獲取中醫專業資格。惟該學歷未獲香港政府認可，只供執業者向求診者提供信心之用。

1998 年，香港政府正式規管本地中醫藥，包括在大學設立專門的中醫培訓機構及課程。後來，因香港與內地簽訂學歷互認協議，凡由大陸地區之大學（也包括海外及台灣之大學）頒發的中醫藥學位，可獲香港政府認可，直接參與中醫註冊考評。換言之，隨着執業中醫師培訓與大學教育掛鈎，並且是唯一獲得註冊資格的途徑，這意味着本地已不再容許以傳統師徒制形式培訓中醫，影響所及，由中醫藥團體自行開辦的課程亦大幅萎縮，僅得少部分團體經衞生署評核後獲發「認可進修機構」，提供個別專題課程讓中醫業界人士進修。

附錄：

中醫團體簡史

◎ 一、中醫團體成立年表

1869	華陀醫院
1870	東華醫院
1880	樂善堂
1911	廣華醫院
1917	慶保中醫夜校
1919	博愛醫院
1921	集善醫所
1924	廣東中醫藥專門學校
1924	伯壇中醫學校
1928	東華東院
1929	僑港中醫師公會（會立中醫學院）
1930	中華國醫學會
1931	中央國醫館
1931	僑港國醫聯合會
1934	華佗針灸治療講習所
1934	實用針灸學社
1935	中國針灸學研究社香港分社
1936	中國國醫館香港分館
1938	香港中華醫師會
1938	香港光大國醫學院
1938	香港南國新中醫學校
1938	科學針灸醫學院

（續上表）

1939	香港廣東中醫藥專門學校
1942	總督部香港中醫學會
1945	香港九龍中醫師公會
1946	九龍中醫師公會（會立九龍中醫學院）
1947	香港中醫師公會
1947	香港中國國醫學院
1947	中國醫藥研究社
1949	港九中醫師公會
1949	夏漢雄體育會
1950	港九中醫師公會會立港九中醫研究院
1952	中國醫藥學會
1952	廣中中醫藥研究社
1953	香港菁華中醫學院
1954	國際針灸研究所
1954	香港中國針灸學院
1954	中國醫藥出版社
1954	光華針灸醫學院
1954	華僑中醫學院
1956	香港中國針灸學會
1964	真元中醫藥研究院
1964	蔚文中醫學院
1969	香港中國醫學研究所
1970	香港佛教醫院
1972	中國醫藥文化協會
1973	香港針灸協會
1974	國際中醫中藥總會
1974	中醫藥針灸研究中心
1974	香港中文大學成立中醫研究小組及中藥研究中心
1975	香港中醫藥國術學會
1976	新華中醫中藥促進會（會立新華中醫學院）
1978	香港國醫藥研究會
1978	中華中醫師公會

（續上表）

1980	香港中醫藥界醫藥研究會
1982	佛教華夏中醫學院
1984	香港中國治脊學會
1984	國際自然療能研究學會
1985	福建中醫學院旅港校友會暨福建旅港中醫藥學會
1988	廣州中醫學院香港校友會
1988	中醫學術促進會
1989	現代中醫進修學院
1989	中醫藥工作小組
1990	香港中醫學會
1990	全港中醫師公會聯合會
1993	香港中華中醫學會
1993	香港大學專業進修學院中醫同學會
1993	香港中醫專業學院
1994	香港針灸醫師學會
1995	香港經絡醫學會
1995	香港中醫骨傷學會（會立香港中醫骨傷學院）
1995	香港中醫藥發展籌備委員會
1996	世界中醫藥學會
1996	廣州中醫藥大學香港校友會
1998	國際中醫風濕與骨病研究學會
1998	香港華夏醫藥學會
1998	香港浸會大學中醫藥學院
1998	香港中文大學中醫學院
1998	香港大學中醫藥學院
1998	香港浸會大學中醫藥學會
1999	香港新中醫學院
1999	香港表列中醫協會
1999	香港針灸學會（會立香港針灸醫學院）
1999	香港中醫藥管理委員會

（續上表）

2000	現代化中醫藥國際協會
2002	國際藥膳食療學會
2002	名醫名方研究會
2002	香港中華經筋醫學研究會
2003	香港註冊中醫學會（會立中醫學院）
2003	香港中醫師權益總工會
2003	中醫教研中心
2003	首次中醫執業資格試的筆試及臨床考試
2004	香港中醫藥膳專業學會
2004	香港專業註冊中醫協會
2004	香港浸會大學中藥學會
2007	香港廣東汕尾市同鄉總會中醫協會
2007	香港中醫整脊學會
2008	南方醫科大學香港校友會
2008	國際中醫藥膳自療學會
2009	中華國際傳統醫藥學會
2010	香港中華經筋治療師學會
2010	福建中醫藥大學香港校友會
2010	中華古醫術治療學會
2013	香港中醫臨床醫學會
2013	國際中醫暨綜合自然療法學會
2013	香港中醫藥業聯合會
2014	香港前線中醫聯盟
2015	香港頭針醫學會
2016	中華經筋醫學院
2017	香港汕尾中醫協會
2017	香港本草醫藥學會
2018	國際中醫針灸解剖學會
2018	香港臨床中醫學會
2018	醫道惠民醫館

◎ 二、中醫團體概況

(1) 華陀醫院

華陀醫院，位於灣仔石水渠街，同治六年（1867 年）由華人開辦，為附近居民提供中醫服務。華陀醫院內供奉「醫藥之神」華佗，門口有一副對聯：「譙縣表良醫名高東漢，香江崇永祀意及南天」，意指華佗醫術惠及南方香港。豬肉行每年資助聘請醫師銀一百二十圓，燒臘行每年亦贊助醫藥之費用，在當時可謂是天文數字，側面反映診所開支龐大，可見當年求醫不在少數。[1]

1872 年，華陀醫院曾要求與東華醫院合併遭到拒絕，直到 1886 年結束營運。由於遺下的華佗像仍不時有街坊參拜，故搖身變成華佗廟，1922 年被改建成「藍屋」。[2]

來札　啟者本醫院請醫師以神爲主前蒙猪肉行每年助醫師銀一百二十大圓燒臘行每年亦助醫藥之費今定於正月二十日十二點鐘復在本院　先師神前當衆杯卜凡有醫師欲卜杯者請如期到院先登姓名里居掛號不論何處均可卜杯惟要能通醫理及勝杯多者方得入選送關恭請此是爲救人疾病起見不得不爲謹慎願諸君祈爲見諒謹此預聞壬午年正月初五日香港灣仔華陀醫院謹啟〇川省貿易近耗　上海晉源新報云有從四川遞到信息得悉去歲川省各行生意甚形冷淡雖有起色蓋因華商多有倒盤以致貿易場中頗多窒碍也〇請建電線續聞　閱日本官報有謂俄國駐華公使曾於去歲移咨總理衙門請轉奏中朝許其在沿邊建電線以直達於蒙古地方以便傳遞信息茲聞中朝以殊多窒碍不允所

‥醫院卜杯報道（《循環日報》，1882 年 2 月 27 日）

1　《循環日報》，1882 年 2 月 27 日。

2　這是少數餘下有露台建築的唐樓，位於灣仔石水渠街 72 號至 74A 號雙數門牌，被列為一級歷史建築。其中 72 號、72 號 A 及 74 號三幢外牆被塗上藍色，因而被稱為「藍屋」。72 號地下為華佗廟。50 年代期間，林祖（黃飛鴻徒弟林世榮姪兒）開設武館取代。至 60 年代，武館再改為林鎮顯醫館（林祖兒子）。72 號一樓曾開辦專為街坊子弟提供免費教育的鏡涵義學，二樓及三樓則是戰前灣仔唯一英文學校「一中書院」。72 號 A 地下是廣和號雜貨店和 74 號地下是聯興酒莊。74 號二樓及三樓曾經是鮮魚商會，戰後改為住宅。

（2）東華醫院

東華自 1870 年成立以來，由東華醫院，擴張至廣華醫院，及東華東院，直至三院合併，管理人均屬當時的精英份子，包括梁雲漢、韋玉、伍廷芳[3]、劉鑄伯、顏成坤等人。

位於上環普仁街的東華醫院正門石匾上刻有「東華醫院」四字，出自清末番禺名士陳璞。根據清末學者王韜在〈創建東華醫院序〉記載：「醫院落成，錫名『東華』，其命意固有顯然可見者。況以東也者，生氣之所發；華也者，萬物之極盛。」暗喻生命如旭日東昇，充滿生氣， 含「慈善為人帶來希望」的願景。

東華醫院教醫告白

啟者本院敦請 陳蓮孫先生
庠名譽寵在院監修醫案教習
醫學擬收門徒十人凡修金膳
用書籍歸本院供足其人自二
十歲以上文理通順性情端靜
由殷實人保薦方爲合式凡有
志欲學者請即到院閱看規條
以便註册訪查面試收錄謹此
佈聞 光緒六年四月初一日
東華醫院謹啟

‥東華醫院教醫廣告（《循環日報》，1880 年 6 月 8 日）

3 1878 年，伍廷芳被委任成為首位華人太平紳士。1880 年，伍廷芳更被委任定例局（立法會前身）首位華人議員。伍廷芳議員向港督提出，希望認可中醫的地位，中西醫的證明具有同等效力。

1869 年，廣福義祠被揭衛生情況惡劣，患病者與死者同處一室，輿論嘩然，當時港督麥當奴同意興建一所華人使用的中醫院。1870 年，港府批出上環上邊墳地作院址，另撥一萬五千元賭稅資助建院。同年又頒佈《倡建東華醫院總例》，正式創辦香港第一所華人中醫院。醫院尚未落成，創院的華人領袖已在院址附近開設臨時贈醫所為貧病者提供服務。

1872 年 2 月 14 日，東華醫院開幕，是香港首間以中醫藥治療疾病的留醫中醫院，院內設有中藥庫和煎藥房。發展至 1940 年，東華醫院聘用 16 名中醫師，每日義診 3 小時，並贈藥予病人。

1880 年，東華醫院陳蓮孫先生擬收門徒十人，這是醫方設立學徒制培訓醫士的紀錄。[4] 1882 年，衛生工程顧問翟維克（Osbert Chadwick）向政府提交報告，指華人社區情況足以在未來引發疫症，必須採取果斷措施。1883 年，政府因應翟維克報告，成立潔淨局（Sanitary Board，市政局前身），繼有《衛生修正條例》加強管制衛生情況。

1894 年，核疫（鼠疫）襲港，5 至 10 月，超過 2000 人喪生，三分之一人口逃離香港，太平山街一帶一個月內已有 450 多人去世。港英政府將患者留在躉船隔離治療，封閉太平山街。華人拒絕往政府躉船，紛紛前往東華醫院求醫，引起西醫和洋人不滿，要求解散東華醫院，將之改為公立平民醫院，使用西法治病。1896 年，東華醫院被指防疫工作不足，政府發佈《調查東華醫院委員會報告書》，建議東華引入西醫服務，並由政府派代表監督醫務事宜，從此醫院失卻中醫的主導權。

---

4 《循環日報》，1880 年 6 月 8 日。

1907 年，港英政府同意在九龍增辦廣華醫院，並撥出官地及建院基金。1911 年 10 月 9 日，廣華醫院開幕，成為九龍及新界地區最重要的醫院。1922 年，廣華醫院增設中醫服務。有一隱名女士前後捐贈 50,580 元，促請廣華醫院辦理施贈中藥。東華總理深感其誠，遂續籌募七萬餘元，辦理施贈中藥。[5]

1910 年，東華醫院派出中醫駐診東華痘局。[6] 1921 年，下環集善醫所（院）批准開辦。[7] 集善醫院敘會，商討併入東華醫院。1927 年 7 月，集善醫所收歸東華醫院管理[8]，籌建東華東院。1928 年 1 月 3 日，東華東院成立。[9]

1931 年，東華為加強三間醫院的行政管理及資源分配，決定由一個董事局統一管理三間醫院，合稱東華三院。1940 年，受日本侵華影響，大量中內地地難民湧入，香港人口超過 150 萬，香港中醫藥業巔峰時期，當時東華醫院駐院中醫 16 人，每日贈診街症 3 小時，每天數以萬計病人。為了應付繁重工作，當時東院主席李耀祥在報章發表《改進中醫藥方宣言》，倡議把藥方編成《驗方集》，將藥方編成固定號碼，其次將藥劑改為研磨成粉末，病人不用煎藥，改用

5 東華三院網頁 / 關於我們 / 歷史 / 發展史簡表：http://www.tungwah.org.hk/about/milestones/

6 東華痘局於 1901 年 11 月 18 日奠基，由當時港督卜力（Henry Arthur Blake，1898-1903 年間為第 12 任港督）主持，原為政府管理的防疫診所。1907 年，政府將其交給東華醫院專門作為防治天花之用。東華痘局於 1910 年正式啟用，在卑路乍街與域多利道的交界立一拱門，其紀念石匾上刻有“TUNG WAH SMALLPOX HOSPITAL, A.D. 1910”英文字樣。痘局當時主要以中醫藥治理天花病人和接種牛痘。1918 年 10 月 15 日，潔淨局議決通過准許天花病患者在家醫理條例，染痘症者可延中醫調治。

7 《華字日報》，1921 年 7 月 26 日。

8 《華字日報》，1927 年 7 月 11 日。

9 《香港工商日報》，1928 年 1 月 3 日。

東華東院成立後
集善醫院仍存在
（本報特訊）

‥集善醫院於東華醫院成立後仍然存在（《香港工商日報》，1928 年 1 月 3 日）

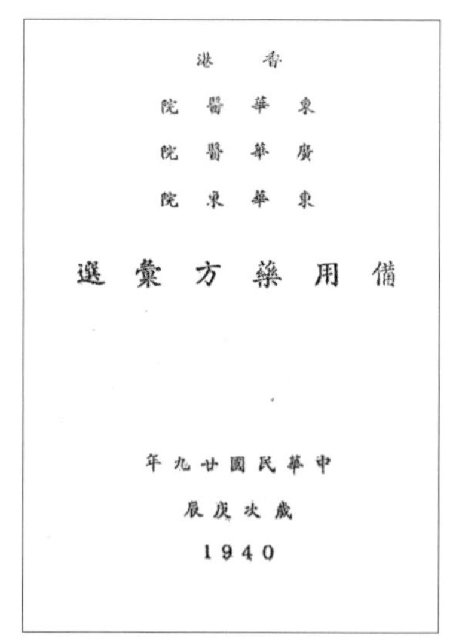

香港
東華醫院
廣華醫院
東華東院

備用藥方彙選

中華民國廿九年
歲次庚辰
1940

‥《備用藥方彙選》

藥散吞服。由於藥末所需分量比煎藥少，可節省醫院開支。

1941 年，東華東院先後被英軍及日軍徵用為陸軍醫院，東華醫院及廣華醫院提供有限度服務。1944 年淪陷後期，東華三院經費緊絀，只能提供有限度醫療服務。主席致函西區區役所所長，要求勸令東華租客繳付欠租，從而可繼續維持民生服務，紓民解困。面對財困，東華三院董事局一度商討停辦問題。至 12 月東華三院董事局決定停止中醫贈醫施藥。1945 年 2 月 27 日，何品楷主席於坊眾會議上宣佈東華醫院及廣華醫院繼續辦理。

1991 年，東華三院屬下五間醫院加入醫院管理局。[10] 2001 年，東華三院開辦第一所中醫藥科研中心：廣華醫院－香港中文大學中

---

10 《醫院管理局條例》於 1990 年成立，醫院管理局正式運作，負責管理香港公立醫院及診所，執行政府的公共醫療政策。自 1991 年 12 月起，醫院管理局負責管理全港公立醫院及相關的醫療服務。

醫藥臨床研究服務中心。2003 年，東華醫院－香港大學中醫藥臨床教研中心接受醫院管理局資助，成為醫院管理局屬下首間公營中醫門診。

2009 年，東華三院成立首間以「中醫治未病預防保健」為宗旨的東華三院王澤森上醫館。2013 年，東華醫院王澤森中醫日間服務中心成立「名老中醫傳承工作室」，由國家名老中醫實行專科專病臨床教學，藉此栽培中醫臨床人才。

（3）九龍樂善堂

樂善堂源於九龍寨城龍津石橋，石橋附近有一市集，市民及貨商交易。[11] 同治十二年（1872 年），九龍汛衙門在於寨城外設龍津石橋海關，後來清朝官員將海關的責任與營運，交予九龍各鄉之殷商管理。

1880 年，樂善堂修建正式會址，堂址位於九龍寨城打鐵街 23 號，定名為九龍樂善堂，聯合九龍、西貢、荃灣等各鄉籌辦義診、義學等，多年來一直以「救災紓困、贈醫施藥、興學育才、安老培幼」為宗旨。根據文獻，可以確定樂善堂在 1880 年之前已經從事慈善活動，但一般以 1880 年作為其歷史的開端。九龍城寨中的敬惜字紙亭亦為樂善堂所興建，並籌創九龍區第一所女子義學。

1892 年，樂善堂集資，在龍津橋南端擴建一座長約 80 米的木碼

11 龍津石橋建於 1873 年，1875 年落成，為九龍寨城東門與海岸連接的登岸碼頭，龍津橋在靠岸一端築有接官亭，以迎接派駐九龍寨城衙門的官員，亭內原置光緒二年（1875 年）的《龍津石橋碑》記載修建碼頭之緣起，石橋建成後亦成為大鵬協左營兵船停泊處，亦是新安縣九龍巡檢和大鵬協副將舉行履任和卸任儀式的地方。

頭，樂善堂於此徵收碼頭使用費作為慈善用途。當時樂善堂設置公秤，貨物在碼頭交收時，須秤量繳費，所得款項則全數用作贈醫、施藥、助殮之用。鄰近的馬頭圍，亦因碼頭而得名。

戰前及香港日本投降之初，樂善堂堂務猶如九龍城區的鄉事中心，但亦因此未能成為港英政府認可的慈善團體。1946 年，當局勅令東華三院協助九龍城中商人重組樂善堂，並由戰前的總理譚傑生、陳祖澤、顧超文等人組成具法律效力的常務總理會主理慈善業務。[12] 1965 年，首總理改稱主席，副首總理改稱副主席並增至四人，同時置總監督一人、副總監督二人監察堂務。樂善堂創辦初期已有贈醫服

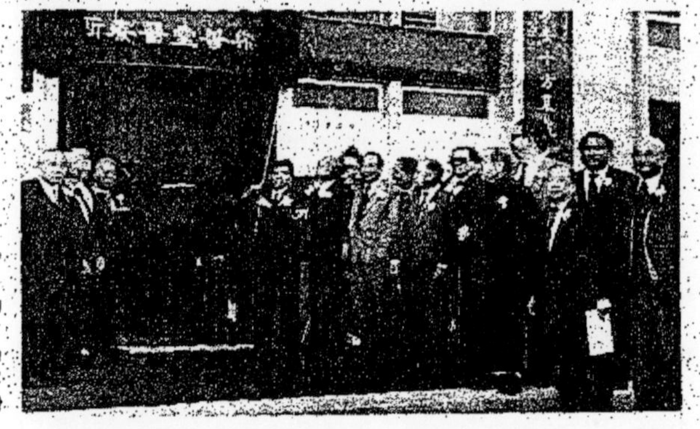

九龍城樂善堂

醫療所重修開幕

主席劉德主持揭幕禮

（特訊）九龍樂善堂九龍城龍崗道六十一號醫療所，服務街坊貧病廿多年。為適應時代之需求，將之重修，本月十二日下午三時舉行開幕禮，主席劉德主持揭幕，觀禮嘉賓有：社團首長：街坊領袖，坊衆及總理數百人。

代醫務主任黎民悅致詞稱：本堂創於一八八〇年，創辦之初有贈醫服務，僅限於中醫。一九五二年租福佬村道二十號二樓開設中、西醫贈診所；每日上午中醫贈診，下午西醫主診，不收診金，僅收藥費。一九五七年冬，本堂在龍崗道自建新廈落後，醫務得以擴展，將整座二樓設留產所，樓下爲設備完善之中、西醫贈診所；一九五九年增設牙醫服務，一九七六年晚上增設西醫夜診。

擴展醫療服務乃本堂八六年度工作重點，在大埔墟朱定昌頤養院增設物理治療部及醫療所，龍崗道原有之醫療所，環境與設備予以整頓，以應時代需求，今日醫療所內外煥然一新，醫療設備亦從新購置。

本堂推行醫療服務以來，在歷屆前賢悉心計劃，加以坊衆支持，始有今日之規模，陳立永遠顧問自一九五五年以還，在本堂醫務萌芽時期，歷任七屆醫務主任，出錢出力，事必躬親，居功至偉。本人致以由衷之感謝。

主席劉德主持揭幕後致詞，強調在多元化之各項堂務中，盡可能做到平衡發展，學務已是一枝獨秀，希望醫務之擴展與學務得以並駕齊驅。

劉德主席致送紀念品與資深員工：陳自強醫生服務十八年，范兆恒中醫師服務十四年，衞貫熙牙醫服務十年，劉翠娣女士服務廿八年，廖榮芳女士服務廿五年，許嬌娜女士服務十五年及周玉蓮女士服務十六年。

名譽總理梁添劍醫生將購車捐贈樂善堂朱定昌頤養院之十八萬三千三百一十元支票致送劉德主席。開幕禮後，酒會，喜氣洋溢（天）

九龍樂善堂醫療所重修開幕，主席劉德揭幕。

∙∙九龍城樂善堂重修開幕報道（《華僑日報》，1987 年 1 月 15 日）

12 常務總理會由一名首總理及兩名副首總理，及不多於二十五名的常務總理所組成，由 1946 年至 1960 年的樂善堂首總理均兼任東華三院的副首總理。

務，但僅限於中醫。直到 1952 年，租用福佬村道 20 號 2 樓，開始中、西醫贈診所服務，每日上午中醫贈診，下午西醫註冊，不收診金，僅收回藥費成本。1957 年冬，樂善堂在龍崗道自建新廈落成，醫療服務得以擴展。新廈二樓設置留產所，樓下為設備完善之中、西醫贈診所。1959 年，增設牙醫服務。1976 年，再增設西醫夜診。

（4）慶保中醫夜校

1917 年，香港出現了第一所業餘性質的中醫學校慶保中醫夜校，由番禺名醫陳慶保主辦。

陳慶保，嶺南傷寒名醫，窮其一生，潛心鑽研《傷寒論》，參考《難經》的傷寒定義編撰《傷寒類編》。陳氏提倡修訂傷寒例之非，對王叔和《傷寒論》的序作了考證，取《千金方》及《外台秘要》作對照，刪除了運氣圖解、辨脈法、平脈法及傷寒例。該書遵從張仲景的傷寒有五之說，以六經為綱、五種傷寒為目，從新整理論說系統，使傷寒病證的概念更趨清楚明晰，更貼近臨床辨證論治思維，開闢了研究《傷寒論》的新途徑，以便後人研讀。陳慶保編著《傷寒類編》作為講義授徒。嶺南溫病學名醫鄧夢覺（鄧鐵濤父親[13]）就是陳慶保門生。

13　鄧鐵濤，出身溫病醫師世家，將嶺南鄧氏內科學術流派發揚光大，為國家級非物質文化遺產傳統醫藥「中醫診法」項目廣東唯一代表繼承人。1916 年出生於廣東開平，祖父鄧耀潮，從事中藥業，參股廣州天福堂藥材行；父親鄧夢覺，更是近代嶺南溫病名醫。鄧鐵濤 16 歲入讀廣東中醫藥專門學校。1938 年，日軍轟炸廣州，鄧鐵濤前往香港避難，與同學 4 人在文威東街南北藥材行會址，合辦南國新中醫學院，並於九龍芝蘭堂藥店與父親鄧夢覺坐堂應診。

(5) 博愛醫院

1919 年，博愛醫院成立，秉承「博思濟眾，慈善仁愛」之精神服務市民。當時元朗為鄉村市集，缺乏醫院，居民求醫無門。由當地熱心人士發起籌建醫院，為貧病者提供免費醫療及賑濟服務。

自創立之初，已為市民提供中醫診療服務。至 2004 年，因應政府推動中醫及社會之殷切需求，院方設立綜合中醫專科診所。博愛醫院至今在香港、離島及新界合共設有 6 間綜合中醫專科診所，提供普通科、針灸科、骨傷科及中藥房服務。

2006 年，開辦流動醫療車服務，先後增設 19 部中醫流動醫療車，每週六天巡行全港不同地點，為市民大眾提供流動中醫診療服務。2006 年及 2009 年，博愛醫院與香港中文大學及醫院管理局三方合作營運兩間中醫臨床教研中心。又與香港浸會大學合作，於伊利沙伯醫院設立中醫臨床教研中心，以循證醫學為本，配備「中醫醫療資訊系統連接部件 CMIS On-ramp」[14] 的支援，進行教學及科研工作。三間教研中心並為市民提供中醫診療服務，服務包括普通科、針灸科、骨傷科及中藥房。

2010 年，博愛醫院與衞生署控煙辦公室、中國中醫科學院合作

14 隨着中醫服務日益普遍，中醫藥在香港醫療體系中所發揮的角色愈加重要。電子健康紀錄互通系統（互通系統）第二階段發展的其中一項主要工作，就是將中醫藥資料納入系統的可互通範圍。為了鼓勵及推動中醫業界電腦化及互通電子健康紀錄，互通系統發展當中包括開發一套「中醫醫療資訊系統連接部件」(CMIS On-ramp)。CMIS On-ramp 是一站式的中醫臨床管理系統，旨在為中醫業界提供一個低投資成本的選擇，一如現時供西醫使用的「臨床醫療管理系統連接部件」(CMS On-ramp)，它不單可支援日常診所的行政和臨床管理（包括求診者登記和預約、中醫診症、處方和配藥等），還同時配備與互通系統進行連接及互通的功能。

昔日東方

2010年3月30日(二)

醫健：針灸加藥貼 戒煙一年見效

【本報訊】博愛醫院和衞生署首創免費中醫戒煙服務，安排十輛中醫流動醫療車到港九新界，為十八歲以上煙民提供針灸及輔導服務，服務為期兩年。博愛醫院預計每年有一千二百名煙民受惠、成功率達兩成，市民可於即日起致電預約免費中醫戒煙服務。

博愛醫院昨起為吸煙人士提供免費中醫戒煙服務，服務結合針灸及輔導服務，中醫師會提供十次針灸服務及四次輔導服務。羅永煦醫師指，針灸治療有體針及耳穴治療兩部分，體針治療是在接受戒煙人士的頭、手及腳八個穴位施針，並留針二十分鐘，達到疏通經絡、調節肺氣之效。之後醫師會施行耳穴治療，在戒煙者耳朵穴位貼上中藥「王不留行子」三天，戒煙者可自行按壓，紓緩失眠、專注力不足等退癮症狀。

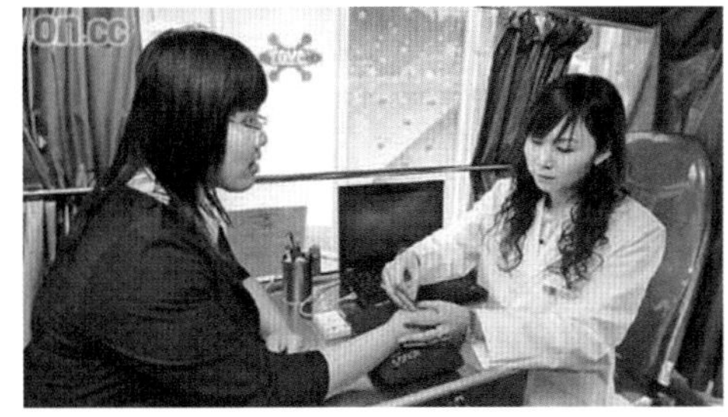

博愛醫院中醫師為戒煙人士提供針灸戒煙服務。

十輛流動醫療車服務

戒煙治療首月須完成六次針灸，其餘四次的頻率則按個別需要而定。另外中醫師更會提供四次免費輔導服務，跟進吸煙人士戒煙後的身體狀況。孕婦及正服食凝血藥的人士不宜接受針灸。

博愛醫院董事局主席潘兆文指，是次服務投入六百萬元，該院有三十位中醫師參與，十輛中醫流動醫療車投入服務，年底更增至十七輛，每日每輛醫療車可幫助約五位戒煙人士，預計兩成吸煙人士可在一年後戒除煙癮。

中醫流動醫療車停泊全港九新界，在星期一至六提供服務，而星期三及六更提供夜診服務。十八歲以上，不論煙齡的煙民，即使曾戒煙後再吸煙，亦可參加。中醫戒煙熱線二六〇七 一二二二，可供預約服務。

‥針灸加藥貼戒煙一年見效（《東方日報》，2010 年 3 月 30 日）

開展「中醫針灸戒煙計劃」[15]，其後戒煙服務拓展至 37 間中醫診所，累計為逾萬名煙民者提供免費中醫針灸戒煙服務。[16]

15 針灸戒煙能調整吸煙者的整體機能，宣通肺氣、鎮靜安神，改善戒煙初期因身體對尼古丁的依賴而產生的短暫不適，如頭暈、煩躁、精神不集中等，從而提高成功戒煙的機會。戒煙者平時可配合穴位及耳穴按摩以加強療效，並能加強抑制治療期間之煙癮反應。作者採集了 2012 年 4 月至 2013 年 3 月參與中醫針灸戒煙計劃之戒煙者數據進行分析，結果顯示參與計劃的 1149 人中，完成基本針灸戒煙療程後 26 週之戒煙成功率為 41.6%，52 週為 34.4%。此外，即使未能成功戒煙，達 90% 戒煙者在接受療程後，有效將每日吸煙量減少一半。

16 〈中式戒煙 針灸治療〉，參見「明醫網」2012 年 5 月 2 日：www.mingpaocanada.com/healthnet/content.php?artid=620

2012 年 9 月，博愛醫院獲世界針灸學會聯合會[17]支持，合辦博愛醫院中醫針灸專科中心，聘請三位中醫教授主持針灸服務及大學教學工作，可見博愛醫院大力發展中醫服務及臨床研究工作。

(6) 廣東中醫藥專門學校

1924 年，廣東中醫藥專門學校創立，為近代第一批創辦的中醫學校之一。由於得到多個藥業團體支持，包括香港參茸藥材寶壽堂商會、香港中藥聯商會，辦學規模較大，一直延續到新中國初期，為廣州中醫藥大學前身。

廣東中醫藥專門學校辦學時間長，教育體系完整，學生數量多且成材率高，為兩廣、港澳，以至南洋各地華僑等培養了大批知名中醫，著名中醫藥專家如鄧鐵濤、羅元愷、黃耀燊、李國橋、靳瑞等均為該校校友。

廣東中醫藥專門學校當時匯聚一批廣東中醫界名醫，因應教學需要，合力編撰了一系列中醫藥教材，這是近代中醫學界首次創舉，可與上海等地的中醫教育互相輝映。民國時期得到全國醫藥團體聯合總會和中央國醫館等機構讚譽，是近代廣東中醫理論與臨床學術成就的代表。這些講義系統性和規範性強，至今仍具中醫藥學術價值。

---

17 世界針灸學會聯合會（World Federation of Acupuncture-Moxibustion Societies）簡稱「世界針聯」，由針灸界醫師、學者及機構組成的非政府組織（NGO），在世界衛生組織（World Health Organization）指導以下，於 1987 年 11 月在北京成立，總部設於北京。

中醫界大團結

成立「中醫師公會」

‥香港成立中醫師公會報道（《香港工商日報》，1947 年 2 月 1 日）

（7）伯壇中醫學校

1924 年，陳伯壇醫師在文咸東街文華里 47 號創辦的伯壇中醫學校[18]，傳授長沙之學，[19] 課程採用自編的《讀過傷寒論》及在香港撰寫的《讀過金匱》作教材。

（8）僑港中醫師公會（會立中醫學院）

1929 年，僑港中醫師公會成立，是本港最悠久的中醫團體，後來為培養中醫業界人才自辦會立中醫學院。歷來為維護業界傳統及應有權益，先後參與創辦全港中醫師公會聯合會、香港註冊中醫學會

18 陳伯壇，名文煒，字英畦，榜名伯壇，舉人出身，新會外海（今屬江門市）人，清末民初傷寒學派著名醫師著有《讀過傷寒論》、《讀過金匱卷十九》。1909 年，應聘為廣東陸軍軍醫學堂總教習，又為中醫夜學館主任。1924 年遷港懸壺，開辦伯壇中醫學校。

19 張仲景（150－219 年），名機，字仲景，東漢南陽涅陽縣人（今河南省）。東漢末年著名醫學家，後位尊為「醫聖」。張仲景廣泛收集醫方，著有《傷寒雜病論》。因為張仲景曾任長沙太守，故稱其醫學為「長沙之學」。

等。[20]

僑港中醫師公會現今是香港中醫藥管理委員會認可行政機構及可提供項目進修的機構，延續近百年貢獻社會和業界的精神。

（9）中華國醫學會

1929 年 2 月，國民政府第一屆中央衞生委員會議，通過了余雲岫提出的「廢止舊醫以掃除醫藥衞生之障礙案」，引起全國中醫及社會各界關注。香港的中醫師尤烈發起組織中華國醫學會，捍衞中醫藥行業的合法地位和利益，參與者有何佩瑜、黎琴石、盧梓登、盧覺非、陳濟民、梁朝浦、李翰芬、林繼枝、陳秩雲、石媿生、廖孟培、弘耀南等十二人，假梁朝浦醫館為籌備處，公推尤列為幹事長，何佩瑜為學術主任，盧覺非起草會章，何佩瑜、梁朝浦、黎琴石、李翰芬四人經辦呈請註冊事宜。1930 年，獲華民政務司核准成立，會員 30 餘人。

1931 年，中華國醫學會出版本地首本中醫期刊《國醫雜誌》。[21] 1932 年 8 月 2 日，學會提出本地醫師及藥店應向中央國醫館登記註冊[22]，以維護業界自身利益。[23]

1933 年 12 月 15 日，立法院通過《中醫條例》，學會同仁發現該條例版本與中央國醫館原訂版本被刪逾半，導致國醫資格、給發

20 《香港工商日報》，1947 年 2 月 1 日。

21 《香港工商日報》，1931 年 4 月 1 日。

22 《工商晚報》，1932 年 8 月 8 日。

23 1936 年 7 月，中醫請求解釋，國民代表大會選舉法其附表內，關於自由職業團體、醫師藥劑師八人之規定，有關中西醫法律地位平等事項。參見《華字日報》，1936 年 7 月 12 日。

執照、管理醫藥權等權利被限刪奪，故發起中央國醫館爭取一切權限。[24]

1936 年 3 月 16 日，廣東省國醫分館委託中華國醫學會為廣東省國醫分館香港代理事務處，處理本地醫師及藥店向中央登記事務。中華國醫學會遂於 3 月 21 日，改名為中國國醫館香港分館。

（10）中央國醫館

民國時期，中醫藥界為爭取醫療、教育等權利，進行持續抗爭，要求把中醫納入教育系統，促使政府成立中央國醫館，制訂《中醫條例》，通過《中醫學校通則》並舉行中醫師檢定考試。同時中醫藥界積極創辦學校，以新式教育方法培養中醫人才。據統計，全國各地興辦的中醫院校、講習所和學社共計有八十多所。

1931 年 3 月 15 日，中華國醫學會宣佈中央國醫館舉行籌備成立會。[25] 五個月後，中央國醫館正式成立。第二屆理事選舉，香港中醫藥界有三人當選，包括中華國醫學會的何佩瑜、香港中藥聯商會的劉麗堂、香港參茸藥材商會的伍耀廷。1935 年 12 月，中央國醫館設立處方鑑定會，以便對應法院遇有發生處方訴訟案件。

24 《香港工商日報》，1933 年 12 月 31 日。

25 中央國醫館，見《華字日報》1931 年 3 月 9 日。

（11）僑港國醫聯合會（香港九龍中醫公會）

僑港國醫聯合會，鑒於中醫積習，抱道自高，形同散沙，至今內訌外侮，滿目瘡痍，違背先聖醫藥，活國活人之旨，爰擬糾合同志，由黃北海、梁潤霖、呂哲公、洪冠洲、楊伯舫、趙子雲、鍾貫之、林繼枝、黎鏡湖、潘孫海、江松石、莊一新、黃景熙、林澤彝、蕭燥殊、梁永年等中醫師組織而成。以中醫固有道義，聯絡同業感情，提倡國醫國術，不分派別，以在醫言醫為宗旨。公推呂哲公為永遠會長，黃北海、梁潤霖為副會長，負責向香港華民政務司署依法備案（第 580 號），作為國醫職業學術團體，於 1931 年 10 月 10 日正式成立，以威靈頓街 128 號 2 樓前座為會址。中醫名宿如梁如識、潘伯、李定祥、盧覺愚、盧鏡波、何輝鎧等紛紛參加，會務蒸蒸日上。

1937 年，中日戰事爆發，僑港國醫聯合會以國家興亡，匹夫有責，由理事領導勸募國債，並組織救傷隊支援抗戰。抗戰時期，西藥供不應求，而中醫藥隨地叢生，俯拾即得，故發起業界善用中醫藥，救國濟群。於是迅速成立國醫國藥傷科速成班，編印《國醫國藥傷科速成學》一書，得到果菜行工會支持，借會場招生開課，公推呂哲公為總監，黎鏡湖任校長、潘海孫、莊一新、盧覺憲、趙子雲等分任教師。

1938 年，國醫國藥傷科速成班第一屆學員畢業時，假座先施百貨公司天台舉行畢業典禮，獲國民政府主席林森派遣蔣國光、顏德璋兩位將軍為代表致訓辭及頒發證書。事後，海內外醫團紛紛致函索取《國醫國藥傷科速成學》一書，足見其貢獻之巨大。廣東軍政領導，亦特別委任呂哲公為僑港國醫聯合會救傷隊隊長，領導同仁為後方服務。

當時，華人代表羅旭和、羅文錦爵士領導成立僑港六十二僑團聯合大會，僑港國醫聯合會膺任七位主席之一，盡力為地方服務。直到1941年底，香港淪陷，會中因財物文件盡失，會務暫停。[26]

1945年，呂公哲呈報各主管機關依法復會。翌年，獲行政院批准加「香港九龍中醫師公會」名字。南京中央國醫館特別委任呂哲公為中央國醫館香港分館館長，一時中醫名碩相率參加，又得到國民政府及香港華民司之支持，會務蒸蒸日上。及後以人事與權力關係，呂公哲辭任會務，香港國醫分館會務發展大不如前。

（12）實用針灸學社

1934年5月，盧覺愚開辦的實用針灸學社成立[27]，盧氏主持的針灸講座主張中西醫並重。1934年2月，盧覺愚發表〈突眼性甲狀腺腫病針效之研究〉，刊於江蘇《針灸雜誌》，這是香港針灸界公開發表的第一篇學術論文。

（13）中國針灸學研究社香港分社

1935年，盧覺愚再成立中國針灸學研究社香港分社，自任社長。

---

26 1940年，僑港國醫聯合會是本地最早依據國民政府法令向僑務委員會備案的僑港醫團，並獲准為法定職業學術團體。翌年，復呈准中央衛生署署長金寶善、廣東省政府主席李漢魂、以及中央國醫館館長焦易堂一致備案。

27 1926年，盧覺愚就任東華醫院首任中醫長，1941年任中華國醫學會（香港中醫師公會前身）會長。盧氏精通中、英文，學貫中、西醫學。盧氏著有《針灸問答》、《實用針灸學講義》和《臨床針灸要訣》等，應用現代醫學知識來解説針灸的功用。1934年，盧氏發表《關於針灸學術之經穴神經表解》，對經穴與神經系統的關係進行分析。

1954 年，蘇州的中國針灸學研究社總社停辦，於 1970 年代初，在香港重組中國針灸學研究社，盧覺愚任名譽社長，謝永光任社長。[28] 研究社曾出版《針灸醫學》會刊，又開設針灸專修班。1979 年，該社改名為香港中國針灸協會。

（14）中國國醫館香港分館

1936 年 3 月 16 日，廣東省國醫分館委託中華國醫學會為廣東省國醫分館香港代理事務處，處理香港本地醫師及藥店向中央登記事務。3 月 21 日，中華國醫學會改名中國國醫館香港分館。

（15）香港中華醫師會

1938 年，香港中華醫師會成立，黎健公為會長，雷仲鳴為副會長，以研究學術，發揚中醫文化，團結互助，共謀社會福利為宗旨。

1941 年冬，香港淪陷，香港中華醫師會急召會議，決定不為敵用，暫停會務。日軍深恨醫師會不為所用，為免醫師會文件、名冊給日軍搜獲，危及同仁，故全部焚毀。[29]

香港日本投降，會務亦隨之恢復。1946 年冬，國民代表大會開幕，廣東中醫師公會理事長賴少魂先生發起全國中醫界請願團，欲北上南京向中央要求於衛生部增設中醫署、教育部加設中醫機構。香港

---

28 謝永光（1928-1998 年），香港知名針灸醫師，謝永光早年師從江陰針灸名醫承淡安學習，有學者認為他是澄江針灸學派嶺南傳承人。

29 如區雲軒醫師為日軍所拘禁，被虐打致死，其後事由會員樂助，國民政府發放恩恤金。

賴少魂醫師抵港報道（《香港工商日報》，1947 年 2 月 1 日）

中華醫師會極力贊同，發動同仁募捐，資助全國中醫界請願團。[30]

1948 年秋，賴少魂先生來港，得知港九之內竟有五個醫會，與內地情況殊異。經賴先生奔波調停，各會社負責人亦同意統一，隨即成立整委會，後改稱港九中醫師公會，借中華醫師會會址為籌備處。經中華醫師會會長黎健公呼籲，領導中華醫師會會員響應入會，促成港九中醫師公會的創立。

（16）科學針灸醫學院

1930 年 5 月，內地針灸名家承淡安[31] 在無錫創辦中國第一所針

30 《香港工商日報》，1947 年 2 月 1 日。

31 承淡安（1899-1957），江蘇江陰人，近代著名針灸學家。平生撰有醫書十二本，主要著作有《中國針灸治療學》、《中國針灸學》、《針灸治療實驗集》、《校注十四經發揮》、《銅人經穴圖考》、《針灸精華》、《傷寒論新注》等。

灸學術團體中國針灸學研究社[32]，香港的盧覺愚、曾天治、謝永光等人先後前往學習。至 1938 年，曾天治在影響開辦科學針灸醫學院，將針灸的實踐套上西醫理論。[33]

(17) 香港廣東中醫藥專門學校

1938 年 11 月，廣州淪陷。日軍佔據廣東中醫藥專門學校，驅逐駐院人員，院內師生避難港澳。翌年，香港中藥聯商會同仁，感到廣東中醫專門學校被佔，師生停止課業甚為可惜，慷概負擔經費，租用跑馬地禮頓山道 37 號，供中醫專復課之用。由伍耀廷出任校長、周仲房任教務主任，附設函授，曾出版數期校刊。[34]

1941 年 12 月 8 日，太平洋戰爭爆發。隨着香港淪陷，「中醫專」再次暫停，潘詩憲亦嘗試在內地籌備復課，始終不能成功。至抗戰勝利後，師生返回廣州，陸續收回校舍後才恢復開課。

---

32 1930 年，承淡安與蘇州望亭鎮上的八位醫生一起創辦了中國針灸學研究社，開始了現代針灸學科模式的探索。診務之餘開始總結經驗、編寫專著。1931 年完成《中國針灸治療學》一書。1932 年，中國針灸學研究社遷址無錫，當時經常有十多位學生實習，上午門診，下午講課，並做通函答覆工作，先後出版《經穴圖解》、《經穴大掛圖》、《百症賦箋注》、《經穴歌訣》等著作。1933 年 10 月，承淡安創辦《針灸雜誌》，此乃近代中國最早的專業針灸刊物。

33 曾天治（1902-1948），廣東五華人。師從承淡安，專攻針灸。先後於廣州漢興國醫學校、光漢中醫學校任教針灸課程。曾在廣州泰康路開設科學針灸治療講習所，亦醫亦教，推廣針灸。抗戰爆發，講習所遷址香港，易名為科學針灸醫學院。

34 1941 年 1 月，由教務處發行，稱為《香港廣東中醫藥學校刊》，由李仲守、羅元愷、陳亦樑、朱敬修等人編寫，校長譚穎才封面題詞。校刊反映中醫專在香港辦學情況，內附有學校招生章程、入學指導、校友通訊錄及教職員工一覽表。

（18）總督部香港中醫學會

1941年12月25日，日軍佔領香港。1942年7月，日軍成立總督部香港中醫學會，訂定中醫資格標準，辦理中醫登記，容許中醫繼續行醫。但由於認為中藥服用需煎煮，不適合戰時需要，迫令東華醫院取消中醫門診和病房，地方留供西醫使用。

日本稱中藥為漢藥，日佔初期成立「香港漢藥組合」，後由官方下令解散，指令以香港參茸藥材寶壽堂商會、香港南北藥材行以義堂商會、香港中藥聯商會為首，重新組織「香港中藥組合」，對下統領南北行藥材批發商、參茸行、生草藥行、熟藥行、膏丹丸散（中成藥）等五個行業，合共三百餘商號、藥廠。至香港日本投降，該組織亦取消運作。

（19）九龍中醫師公會（會立九龍中醫學院）

1946年，九龍中醫師公會成立，最初借用深水埗基隆街九十二號三樓龍慶佛堂為臨時會址，向港府華民政務司署申請備案，9月底奉准註冊為合法團體。1948年6月，會務日益發達，基隆街會址不敷應用，得會員支持購得深水埗南昌街104號三樓為會所。1954年，再購置旺角新填地街377號三樓，自此基礎鞏固。

1957年，為培育中醫英才，創辦會立九龍中醫學院[35]，採為四年制之融合古獻中醫學及辨證施治診療學，如《傷寒論》、《金匱》、方劑、溫病、婦兒科、內科、針灸、骨傷、中藥炮製等。同時，為了

---

35 《大公報》，1956年9月3日。

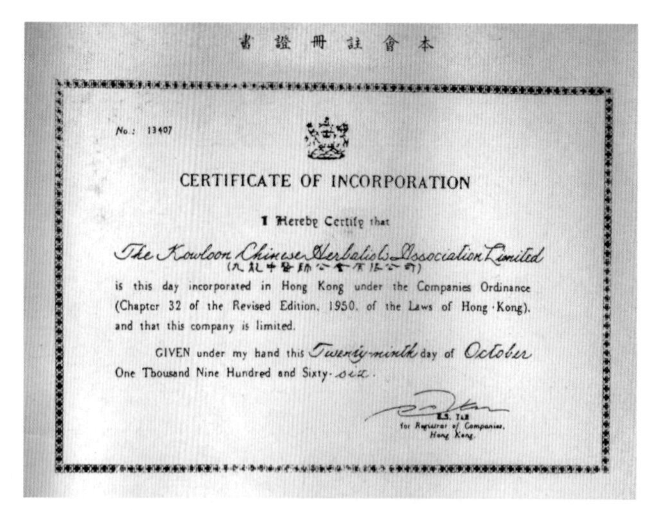

本會註冊證書

No.: 13407

CERTIFICATE OF INCORPORATION

I Hereby Certify that

The Kowloon Chinese Herbalists Association Limited
(九龍中醫師公會有限公司)

is this day incorporated in Hong Kong under the Companies Ordinance (Chapter 32 of the Revised Edition, 1950, of the Laws of Hong Kong), and that this company is limited.

GIVEN under my hand this Twenty-ninth day of October One Thousand Nine Hundred and Sixty-six.

for Registrar of Companies,
Hong Kong.

‥九龍中醫師公會註冊證

灌輸及加強學員臨床診治學識及經驗，學院為實習課程之學員，提供兩年制之「帶教」[36] 臨床實習訓練，另 間臨床中心設有全年贈醫贈藥，惠及貧苦病者。院務及贈藥經費雖然龐大，幸有賴各首長、理監事、導師、學員及各界善長慷慨捐助，才能讓大眾受惠。

（20）香港中醫師公會

香港中醫師公會，由中華國醫學會和香港國醫公會合併而成。1946 年 11 月 7 日，依法呈奉香港華民政務司 701 號批准立案。遵照國民政府中醫公會組織法，於 1947 年 3 月 17 日（國醫節 [37]），奉僑務委員會外字第 52 號批准。1947 年 3 月 31 日，奉全國中醫師公會核發「京全字第八號證明」。

1949 年，香港中醫師公會遵照社團重新登記條例，奉准香港警務總署註冊為合法的中醫職業團體。[38] 1967 年 8 月 9 日，奉准註冊

36 由資深醫師指導學員，「帶教」老師本身具備豐富臨床實踐經驗，學院配合課程加強教學技巧。

37 1930 年 3 月 17 日，南京政府公佈中央國醫館組織條例，中醫改稱國醫，業界將 3 月 17 日定為國醫節。

38《華僑日報》，1949 年 6 月 25 日。

為有限公司。

1958 年 4 月 16 日，政府修訂《醫生註冊（修訂）法例》，禁止非註冊醫生醫治眼疾，引起中醫業界向醫務總監提出質詢，向立法會呈列三項意見。5 月 16 日，八大中醫藥團體極力爭取中醫合法醫眼。[39] 6 月 11 日，醫務修訂例立法局二讀及三讀。事件擾攘逾兩個月，最終通過《條例》「禁止刊登廣告宣傳醫眼」，但不限制正統中醫施行治療。[40] 6 月 20 日，八間中醫藥團體組織中醫藥團體聯誼會，訂每年

社團重新登記今日最後一天

當局表示決不展期

今後取締一般非法團體　麥處長昨列舉十項方法

（時代社）自管理社團註冊處日前通函促未辦理註冊手續之社團須迅速前往註冊後，一般社團當於當局功令，皆切實遵辦，日來紛紛陸續趕赴該處辦理登記手續。查自當局頒佈由本月廿七日起，限期三十日內，所有經已成立，而未向該處辦理登記之社團，須辦妥註冊手續，逾期則決不受理，違例罰，現距期限祇有今日即告止截，至於本月廿五日以後，社團註冊處將依然存在，但祇接受辦理在期限以後新成立之社團登記事宜，期限前成立之社團註冊，則決不受理。據警務處長麥景陶稱：警務處乃港督所賦予保衛本港治安之唯一權力機構，故社團登記之卅天期限一屆滿期後（廿六日），警務處即依照社團條例執行，嚴厲取締。從前設立而逾期不來登記註冊之一般社團，則今後凡未有登記許可之一般非法社團（包括政治性社團），警務處將嚴厲取締之。查取締方式如：（一）禁止。（二）停辦。（三）封閉。（四）沒收。（五）解散。（六）傳見。（七）拘案。（八）罰款。（九）入獄。（十）出境。

在華民註冊之團體　須要一律重新登記

（特訊）九龍總商會以政府公佈之社團條例，規定於法例施行之一個月內，均須依法登記，但過去在勞工司或華民政務司經已註冊者，是否須重新登記一節，爲此該會曾於日前去函警務處查詢，提出兩項問題，請予答復：（一）根據一九四八年社團法例已向勞工處註冊者，是否仍須向警務處註冊。（二）已在華民政務司註冊者，是否亦須重新註冊。昨日該會已接獲警務處之復函，據答復詞：（一）如已向勞工處註冊之社團，此次毋須再向警務處重新註冊。（二）過去在華民政務司註冊之社團，此次必須重新註冊。（三）社團註冊日期至本月廿六日止截云。（濟）

‥所有團體均需向當局重新登記（《華僑日報》，1949 年 6 月 25 日）

39 《香港工商日報》，1958 年 5 月 17 日。

40 《大公報》，1958 年 6 月 11 日。

6 月 11 日為「港九中醫藥界聯合節」，同時編印《港九中醫藥界聲請維護中醫合法醫眼文獻輯錄》。

（21）中國國醫學院

1947 年，中國國醫學院由 1940 年代來港的名醫譚寶鈞創立，[41] 為香港第一所系統化傳授中醫學術的中醫學校。原計劃租用中學為校址，但為了創造優良的學習環境，譚寶鈞毅然捐出自己在尖沙咀山林道的住戶作校舍之用。

學院匯集了當時香港中醫界的名醫，譚寶鈞為院長、伍卓琪為教務長，楊日超、李雨亭、賴永和、莊兆祥等為教授。由於當時港英政府沒有將中醫納入公共教育體系，所以昔日香港非正規的中醫夜校缺乏教材、講義。而內地遷港的中醫專科學校全日制模式，也不適合香港的社會情況。譚寶鈞意識到學院的生存與發展，必須有一種科學的辦學模式和一套精良的教材。1949 年，中國國醫學院實行固定的學制與科目。

學院開設本科三年、研究班四年制中醫學學士課制，採取純授中醫藥實用課程，配合西方醫學理論，教學內容分為基礎學科（醫史學、藥物學、病理學、生埋學、解剖學、診斷學、方劑學）與應用學科（內科學、兒科學、婦科學、外科學、生藥學、針灸學、眼耳鼻喉學、皮膚花柳學等），自編各科講義。

1948 年秋，學院增設一年制函授班，修習科目包括藥物學、病

41 譚寶鈞，早年畢業的中醫專門學校（南京中醫學院前身），1940 年代末到港行醫，又創辦香港中國國醫學院。譚氏精於醫理，擅治奇難雜症，被譽為香港嶺南學派的杏林聖手。由於教學嚴謹，為香港培育的中醫高才，遍佈香港及海外各中醫團體。譚寶鈞亦是中國醫藥學會創會人，曾擔任《中國醫藥學報》（季刊）主編。

理學、診斷學、方劑學、內科學、外科學、兒科學、婦科學、眼耳鼻喉學。學院在收到學費後將講義郵寄給學生，各科講義均附有習題。學生自行修習，並解答習題，於每週末寄回學校，由教師負責詳細批復。函授學員來自新加坡、菲律賓、美國、澳洲、上海、台灣、澳門、法國、日本、越南、泰國、韓國等地。後來更分別於香港及九龍設立診所，以提供學員臨床實習機會，由於該校學制合理，教學認真，前來求學者與日俱增，日本、美國、澳洲等地均有醫生訪問團及學習班到訪，譚寶鈞院長更應日本厚生省邀請到日本講學。

1984 年，學院開始聘請內地中醫學院醫師如梅嶺昌、陳定明、羅舜海、黃雅各、江建華、黃志忠等任教，以提升教學水平。1997 年，學院完成第五十屆全科及學士學位課程，歷屆畢業學員遍佈香港及海外，從事中醫藥事業及教學工作，名醫輩出，可見影響之深遠。翌年，香港浸會大學中醫藥學院成立，中國國醫學院完成歷史任務。

（22）中國醫藥研究社

戰後，譚寶鈞、李雨亭、陳濟民三位同業發起創辦世界醫藥研究社，這是當時少有以中醫藥學術研討會為主的文化組織。1948 年社團註冊時，香港政府認為組織之宗旨以研究中國醫藥學為主，選名過於誇大，令其改名為中國醫藥研究社。成立初期社員有 23 人，他們包括譚寶鈞、范兆津、伍卓琪、楊日超、陳德生、陳存仁、江濟時等，均為業界活躍人士。隨着會務發展，學習研討氣氛漸濃，會員人數持續激增。1949 年，舉行社員大會，修訂社章，第一屆理監事會正式成立，推舉譚寶鈞為理事長。1952 年改名為中醫醫藥學會。

（23）夏漢雄體育會

1949 年，夏漢雄到香港設館[42]，名為夏漢雄體育會，授武術及經營跌打醫館。1954 年，兒子夏國璋接掌醫館[43]，起初為幫補家計，曾任兩年警察。1962 年，夏國璋繼承父親遺志，懸壺濟世，設館授徒。他不獨武術超群，骨科醫術尤為精湛，尤其自家泡製的田七散、七氣散、跌打丸、虎骨追風膏藥、止血散、油、跌打酒，蜚聲港內。

另一方面，夏漢雄師傅也熱心社會公益，經常邀約醫術名家同往通善壇參與贈醫施藥活動。夫人劉秀東女士亦擔任中區街坊會義診跌打多年，至今義診服務經三代子孫仍維持不斷，救助大眾，功德無量。因此，夏國璋師傅先後獲頒授英女皇榮譽獎章及香港特區政府榮譽勳章，以表彰其貢獻。

（24）港九中醫師公會（港九中醫研究院）

1948 年冬，賴小魂醫師來港，目睹香港醫會眾多，均無系統，又各掌門戶，感到本地的醫藥研究難以統一，且有日益沉淪混亂之虞。賴小魂不惜金錢、人力、時間與精神，向各方奔走聯絡，召集各

42 夏漢雄，廣東高明縣人，體格魁梧、天資敏慧，自幼習武，常思學習別家之長以充實武功。後拜少林鐵隱禪師為師，習各種武藝及外科醫學。研習數年後頗有所成，得到業師囑咐：「可自立門派，名為柔功門，將武功傳授世人，發揚光大。至於醫學，亦可懸壺濟世，並須以救死扶傷，鋤強助弱為己任，謙恭誠樸，篤慎博愛為立身之本，切記斯言！尤須遵守師門十誡！」

43 夏國璋，1928 年出生，四歲隨父夏漢雄習柔功門武術，後來又學習跌打傷科，學藝十六載，盡得真傳。其間夏國璋進學校學習中西科技，畢業於廣州知用中學和醫師研究院。1960 年，考獲中國骨科中醫師合格試。

五大中醫藥團體聯呈當局

請尊重中國國粹 對中藥免加管制

【本報訊】港九中醫師公會、香港中醫師公會、九龍中醫師公會、僑港中醫公會及香港中國醫藥學會，昨就「一九六六年毒藥新法案」事件，聯名呈文華民政務司及醫務衞生總監，要求解釋，並呼籲免加管制。

該等團體呈文中指出：立法局於本年四月廿四日首讀通過，由醫務衞生總監勵儀之「一九六六年管制毒藥物及毒藥新法案」，一案內容：

㊀凡配藥及出品成藥，不論有無含有毒藥成份，應有註册藥劑師負責管理，否則屬於違例。

㊁凡藥房、藥行、藥局、藥堂等，均有註册藥劑師負責管理，否則屬於違例。

㊂凡中國傳統中藥配劑，不含有毒藥者，不受限制，但配劑中含有毒藥者，應有註册藥劑師負責管理，否則屬於違例。

茲就上列首讀通過之三條內容，設被三讀通過後執行，則對於傳統之中藥與中醫前途的發展，窒礙殊多。

呈文中提出下述三大理由說明中醫藥的不應管制。

(一)港九附地中藥店，大小不下一千餘間（專售成藥者尚不計在內）世代沿襲，中藥店之由來，已有數千年悠久歷史，向以經營傳統性之中藥配劑或出品成藥，倘該新法案通過執行，勢必引起一向不售賣毒藥之一千餘家中藥店，均將被逼歇業，遂致該業之從業人員五六千人失業，而我中醫師之處方，將因中藥店歇業，致病家無處配藥，必引致我中醫師約三千餘人無法執業，勢必引起嚴重之民生問題與社會問題。

㊁凡藥房、藥行、藥局、藥堂等，應有註册藥劑師負責管理，此條更有詳述利害，並請允准使用原來招牌，傳繼續營業，而免予管制之必要。

第一，有增加各中藥店意外負担之必然趨勢。第二，藥劑師不諳傳統之中藥，於事實不相切合。第三、倘新法案嚴格執行，藥堂隨時有被檢控或被迫停業之虞。而我中醫處方，倘以某等中藥已被列入大英藥典而作為毒藥論，但未獲先知而貿然列入處方內，豈非亦隨時有觸犯新法案而被檢控。中醫藥界不從此而多非者幾希！

㊂中藥店所經營之傳統性中藥配劑與成藥，其中是否含有如「新法案所指之「毒藥」成份，中醫師並非藥物化學專家，對此當然一無所知，但依據我國中藥典籍，如「本草綱目」所載數千年來沿用治病之藥物，幾達二千種，其中不無註明含有毒質，但一向採用傳統性之遠古泡製解毒等方法後，即可適用，內服而毫無流弊，倘一旦新法案通過執行，勢必將此優良傳統習慣與信仰，取銷殆盡，直接將我傳統之中醫中藥，一向賴以保障人民健康之方法，剝奪無遺。

呈文中並引述下列事實，以証中醫藥之受尊重：㊀一八四一年二月一日（即道光廿一年辛丑歲正月初十日）香港割讓時，英國欽差大臣查義律佈告「尊重中國人原來一切風俗習慣信仰等自由」。

㊁一九五八年四月十六日，港九中醫藥八大團體聯請維護中醫合法醫職一案，對於修訂醫生登記法例提出二、三讀時，醫務總監麥敬時[illegible]致詞內有云：「……政府承認正統中醫的傳統治療方法，跟受過現代中醫的人士所使用的治療方法，有顯著的不同。正統的中醫，無須憂慮他們所沿用治病方法，會受到任何限制。至於個人選擇醫生的自由，政府無意並且無權加以干涉。」

㊂一九六〇年三月，港九中醫藥十大團體向當局爭取解決有關華員問題一案，出席參加華民政務司與醫務衞生總監會議後所接到之會議紀錄內有云：「二、醫務衞生總監對出席者保證，政府及醫務處均無意干預中藥治病之真正傳統習慣及中藥之處方。十一、雖然由華員內所抽得之研究題受藥劑及毒藥條例所管制，但政府對於有傳統性之中藥治病方法，至為尊重，凡對合法之行醫，並無意加以干預。……如將來醫務處發覺有同樣不法事情，係由治用傳統性藥物而起時，則彼將經由華民政務司安排與有代表性之另一次會議，彼並向出席者保證，如事件經已證實係純粹根據傳統中藥治病方法進行者，則在舉行會議之前，將不採取行動。」

‥中醫藥團體要求對中藥免加管制報道（《香港工商日報》，1966 年 5 月 17 日）

中醫會理事進行會議，謀求統一香港各中醫會，團結醫界。

賴小魂領導呈請香港華民政府司註冊及僑務委員會備案，定名為港九華僑中醫師公會，惟港府命令刪去「華僑」兩字，始得成立。1949 年 3 月正式成立，由五大中醫公會聯合組成，會址於灣仔高士打道 119 號。[44] 1949 年 4 月 9 日，港九中醫師公會正式開幕，宣稱為香港各中醫會聯合組織之統一機構 [45]，獲港府批准立案，並奉僑務委員會核定。

自成立以來，公會致力於發揚醫學，促進會議，三次發動徵求會員以謀擴展。1949 年，港九中醫師公會劃一門診收費為三元。[46] 1950 年，鑒於港九兩地人煙稠密，每逢暑熱，時病叢生，勞苦大眾，每感貧病交迫，醫藥缺乏。於是聯合各大藥材商會，聯合舉辦「夏季贈醫贈藥」，推舉潘仲瑜醫師領導，由藥行擔任籌募藥物，學會則徵集義診醫師。自當年 7 月 1 日開始設贈醫贈藥總站，受惠者眾，以後每年至今均舉辦夏季贈醫贈藥，服務社會，濟助貧病。[47]

44 「（特訊）港九中醫師公會於前日假英京酒家舉行第一次同人大會並於當日選出職員三十餘人，已見昨日本報，惟香港中醫師公會，香港九龍中醫師公會，九龍中醫師公會三個團體昨日分別來函，對本報所發表單位成立統一機構予以否認，並謂彼等均為港府註冊之合法團體，謂前日本報所發表者與事實不符，並要求更正等語。查記者前日往採訪港九中醫［師］公會第一次會員大會消息，本係根據當時大會開會情形，記敘經過，該會組織是否與事實相符，自有該會負責，而該會亦係屬本港華民政務司註冊之合法團體，該單位成立統一機構，當有該會籌備時每單位撥款二百元賬目可稽，倘上述來函否認之三團體不予承認，台端應自行登報聲明，或直接向港九中醫師公會交涉，方合手續，絕無理由要求本報更正，且記者並未提及來函否認之三團體為不合法，亦未對來函否認之三團體予以褒貶，前日所發表之消息，一切均係實錄當時開會情形，並無與事實不符之處，故無更正之可言也。」見《華僑日報》，1949 年 3 月 17 日。

45 《華僑日報》，1949 年 4 月 9 日。

46 《華僑日報》，1949 年 5 月 25 日。

47 《香港工商日報》，1964 年 8 月 3 日。

1950 年 9 月，為弘揚國粹，培育中醫人才起見，創立港九中醫研究院，聘任醫林名宿為導師，春風化雨。六十年來作育中醫藥界英才無數。1966 年 5 月 17 日，五大中醫藥團體聯呈當局，請尊重中國國粹，對中藥免加管制。[48]

公會至今已超過八千名登記會員，現役會員亦近三千人。現今會務包括中醫進修培訓、行政機構資料庫、夏季贈醫贈藥活動、中醫藥聯誼交流活動、每年舉辦春節敬老獎學聯歡及秋季大旅行活動等。

（25）中國醫藥學會（香港中國醫藥研究學院）

本會前身稱中國醫藥研究社，成立於 1947 年秋。

1952 年，該會第二屆職員就職，大部分會員建議改名為中國醫藥學會。重訂宗旨為「集中志同道合之中醫界人士，研究及發揚中國醫藥學術。」會員大部分為本港中醫藥界從事學術研究者，故學會舉辦的學術討論會，讓彼此研討各種疾病治療及交換臨床經驗。

1953 年 3 月 17 日，港九各中醫團體慶祝國醫節，中國醫藥學會發表感言。[49] 1956 年，增設福利部，組織學務委員會，設立臨床醫學講座。自此學會不斷開辦中醫臨床、中藥藥理的學術講座。在學術氣氛的影響下，擴大招收會員人數，香港各醫藥團體首長多為學會會員，海外研究中醫藥人士紛紛回港加入，會務更形蓬勃。

1985 年 6 月 23 日，因市面發生「火麻仁事件」，中國醫藥學會伍卓琪醫師發文指出，火麻仁無毒性，中醫用作滑腸劑，認為在未經

48 《香港工商日報》，1966 年 5 月 17 日。

49 《華僑日報》，1953 年 3 月 17 日。

會發現火蔴仁種籽殖長成大蔴

如何適當管制火麻仁

當局正進行內部檢討

（本報專訊）當局於今年初發現多批由火蔴仁種子殖長成的大蔴後，擬進一步控制火蔴仁的使用及用途，研究擬如同種制種殖大蔴一樣；不過，由於火蔴仁屬於中藥，而中藥是不受管制的範圍，故有關方面仍在研究可行及適合的辦法。

根據藥物條例，擬控制火蔴仁的研究，是由醫務衛生署方面負責，而有關部門現正進行內部檢討，探求管制方法和適合的辦法。

禁毒處首席新聞主任吳衛强昨主持一項反吸毒活動時作上述透露。他說，現時，當局是有例管制種殖大蔴等毒品，但由於火蔴仁屬於中藥，不受管制；所以，當局希望研究出一項方法，同樣使大蔴及火蔴仁兩方面均容易受控制。

他表示，有關方面尚在研究階段。

在今年初，海關及警方分別在紅磡及西貢[illegible]區發現多批大蔴樹，並證實由未熟的火蔴仁種子殖長成的，而這些火蔴仁種子的由來，推定是在入口時被雀鳥所散播。而有關火蔴仁入口的用途，一般是製熟作中藥及餵飼雀鳥用。（瑞）

‥管制火麻仁報道（《華僑日報》，1985 年 9 月 22 日）

科學化驗前，政府不能妄加管制。[50]

2008 年，香港理工大學舉辦「慶祝中華人民共和國國慶 59 周年暨第一屆中醫防治老年病研討會」，中國醫藥學會擔任主辦機構，顯示了學會的組織能力、學術性與專業水平。

（26）香港菁華中醫學院

1953 年，菁華中醫學院成立，當時一些香港中醫界有識之士，深感「中醫學術若不改進，則無以圖存」，遂由名醫范兆津發起，集合黎錦鏞、林君溥、梁永亨等創立一所全科中醫學院，取名「菁華」，有去蕪存菁之意，以「培育菁華，復興國醫」為宗旨。

建院初期教師陣容一時無兩，既有昔日滬粵名醫，亦有本地名

50 《華僑日報》，1985 年 6 月 23 日。

醫。范國金擔任榮譽院長，前中央國醫館副館長陳郁擔任講座主任，莊兆祥、朱鶴皋、李雨亭、方佗、蘇天佑擔任專職教授，陳存仁、張公讓、陳濟民、陳養吾擔任特約教授。

學院以三年制夜校課程為主，針對學制重新編訂系統教材，採集先賢診療經驗，配合時代新知，以《內經》為基本理論根據，內科以疾病研究為主，辨證施治為原則，與《傷寒論》、《公匱要略》、《溫病條辨》等互為經緯，互相印證。

1955 年，增設夜間贈診室，配合三年級臨床實習，亦對社會貧病救濟，略盡綿力。1957 年，增設創傷科專班，旨在發揚中國傷科學術。1961 年，增設一年制研究院課程，學員需要撰寫論文及進行實習教學，經導師評定合格才頒發結業文憑。1963 年，增設討論課程，聘李育才、余慶超及柯若瀾為講師。此外，又定期舉辦醫藥菁華講座，邀請中西醫界名流專題學術演講，如日本知名漢醫學家阪口弘、上野巍、內地中醫學家陳可冀等學者，均曾訪問菁華中醫學校。

1988 年 12 月，菁華中醫學院致函香港中醫中藥界關注基本法草案稿修訂中醫藥條文研討會，贊成未來基本法中寫入「香港特別行政可自行制訂醫療衛生政策，促進中、西醫藥的發展」等文字。1995 年，范兆津院長獲政府邀請出任香港中醫藥發展籌備委員會委員兼中醫專責小組副主席。[51] 1999 年，政府成立香港中醫藥管理委員會，范兆津出任委員會成員。

51 1995 年 4 月，中醫藥工作小組發表報告書，建議港府成立了香港中醫藥發展籌備委員會，負責就如何促進、發展和規管香港中醫藥，向政府提供建議。

中醫在港無地位
醫界認為不公平
必須發揚中醫中藥學術爭回榮譽

（特稿）

香港有三百五十多萬人口，如果單靠經過港府醫務衛生署核准發給開業證書的執業西醫生療診治病，是絕對不夠的，我國人一般的習慣，除了延請西醫生治病外，有大部份人還是相信中醫，即使在香港，也不例外，因此，在香港仍有不少以中醫學術為人治病的中醫師，雖然在法律的地位上中醫不能像西醫生一般的簽發各項有關疾病的證件，但港府當局封承認有中醫的存在，而且許多香港人患了病，許多時仍然去請教中醫的。在中醫的業務上來說，大致上尚可過得去，那當然是不能一概而論，在執業的中醫中，亦有學術修養淵深與不是的表現，也有行時與不行時的區分。一些著名中醫日診百症的仍然有人，而一兩天不發市的，事實上也有，這就視乎各個中醫的學養與手法。

中國醫藥學術

我國醫藥學術，以陰陽五行等學說作為立論骨幹，使一般對中醫藥學沒有深澈認識的人認為玄妙，也覺得道理難通，但經過細心研究的人，便會了解到中醫學術的以陰陽五行作解釋，另有其深奧的道理，中醫藥學的至今仍然不能發揚光大的原因，是沒有一些研究高深中國醫藥學理的學術機構去負責，同時近五十年來，西洋醫藥流入我國，習西醫的人日多，也就也這具有數千年歷史與經驗的中國醫藥學術忽略了，甚而有人要大聲疾呼要廢除中國醫藥學術。而在香港的中醫界中，學識經驗十分淵深的固然很多，但僅識皮毛便懸壺問世的也不能說沒有，為的是香港沒有中醫考試制度以測一一般中醫的學識，因此香港一般的中醫學識經驗如何，便祗有由病者自己去分判。

無地位不公平

記者職務上的關係，曾獲識了不少中醫，而且大多數都是在港的中國醫藥界中知名之士，對於其本身學識與經驗，都是具有相當造詣的，他們一般的意見都認為香港的中醫沒有地位，是一項頗為不公平的現象，但他們也覺得，如果要提高香港中醫的地位，必定要從自身的學養着手，同時更要作育人才，同時更要有精通中西文字而具有中國醫藥豐富的學問與經驗的人才，精通中西醫藥學術思想，則今後中國醫藥學術才會在國際上獲得地位。這些理論在香港來說，如要實現是頗有困難的，即以在國內來說，大陸中共政府是否做到這一點，記者手頭上沒有這些資料，不敢亂說，以自由中國政府而言，到現在還未還一個高度學術性的機構去做這一類的功夫。

港中醫三千人

香港現在究竟有多少執業中醫？據記者調查所得為數約有三千人，分屬於幾個不同的中醫社團，而中醫的社團也可分為職業性與學術性兩種，職業性社團計有：香港中醫師公會，有會員約一千人；九龍中醫師公會，有會員八百五十五人；港九中醫師公會，有會員七百餘人，僑港中醫師公會，有會員百餘人；僑港國醫聯合會，有會員卅餘人；中華醫師公會，有會員約一百五十人。此外學術性的社團，尚有中國醫藥學會，有會員約一百五十人。上述各社團的人數，最多達千名以上，最少者亦有數十人，則估計有三千人的數字是很接近的，但各會會員不少有雙重會籍，甚至有三重會籍的；因各會並不限制會員加入另一同性的團體，故常有同一人士而同時當兩間或兩間以上同類社團的職員。更有一些則任何中醫社團都不加入，祗由同業之間個人感情作聯繫，但這些頗屬少數。

力量不宜分散

「各中醫社團之間是否完全分立？則又並不盡然，若謂為彼此更緊合作，和衷共濟，以謀中醫學術上的發展，則又為各立門戶，各行其是。雖在相互競爭之下，相反可以相成，殊途可以同歸，但終有力量分散，而陷於浪費之嫌。」這是在港中醫界一位知名之士所感到今天香港中醫的一般情況。

「不但如此，各會在競爭會務發展的情況下，對會員的徵求難免有不加審擇之處，一萬有不學無術若混入各公會時，此不但會方受到名譽的影響，抑亦為中醫的聲譽受到影響，為各中醫社團應加注意的防範。故各會不能祗求會員數量的增加，而忽視質的審查。雖則在港不加入中醫社團亦可開業，然此僅為其個人的事，甚或改制的問題，但一加入公會則為中醫界所公認的事，如祗以量的方面求增加，則將忽略了質的方面的選擇。」該人士作上述的感慨說。

研究風氣低沉

該人士又說：「各中醫社團雖是職業團體，但亦含有學術性於其中，尤以對會員研究學術興趣的提高，實為責無旁貸，但本港雖有如許的中醫社團，惜經常並無學術通訊一類小冊或刊物印發會員，年來雖間有醫林雅集，或驗方交換的倡辦，但亦非各個公會普遍舉行。在今日世界醫藥日新月異中，中醫學術研究風氣之低沉，實為一危險現象。故中醫社團宜注重提高學術研究，不但增加會員之學識，且亦增港人類健康的保障，造福社會實非鮮淺。」

這位中醫界的知名之士語重心長地向記者說出，使記者獲知今天在港的中醫界人士，其中不乏素養與熱心，相信在港執業的數千中醫，對此均會有同樣的感覺。（從）

‥中醫在香港欠應有地位報道（《華僑日報》，1963 年 4 月 16 日）

紀念國醫節古哲夫呼籲

發揚中醫中藥

港澳醫藥界應大聯合，發行常年刊誌，竭力發揚中醫藥，俾人人對中醫藥了解，人人對中醫藥明白。

今日為第廿九屆三一七國醫節港澳各大醫藥團體，皆舉行慶祝紀念大會，熱烈情況，自有一番，記者昨訪古哲夫氏，詢以年來中醫中藥界情形，及國醫節有何獻議，承告以今歲擬呼籲港澳全體醫藥界，應從此大團結，努力發揚中醫中藥，運動目前有說宣傳工作，似有未盡完善之處，以至僑胞大眾，對於中醫中藥，尚未十分澈底了解，發行聯合刊物，擴大宣傳，俾人人了解明白，此實為當前重要問題之一，古翁一段談話茲摘錄如下，俾各有關僑團注意及之，古翁云：「一年一度之國醫節，轉瞬又屆五十二年度的三一七了，本港及澳門兩地而言，尚不至十分寂寞，因為中醫藥團體，及教育機構，共有二十多個單位以上，年年此日，大家都舉行一次大熱鬧，集會、懸旗、慶祝、紀念、張燈、結綵、聽歌、宴會等等，可是頻年以來，效果很少，一切的一切，尚未加強僑胞十分認識，有一部分人士，對中醫中藥，還存着不少懷疑態度，以至推行發展中，有着不少窒礙，自己人對自己的事際都不能盡量了解，真是一樁抱憾的事情，其中原因，固然是很多因思想趨向，藥性未明，或其他組織影響，都佔有相當因素，就我所知，一部分僑胞，對中醫中藥，仍不大清楚，甚或完全不曉，縱有所需，遲延莫決，日常普通用品，也會買錯的，以至失了效果，甚或鬧出事來，在所常有，這一類情形，固然是操用的未能盡知某藥之功能，及服後怎的效果。我以為賣藥的人，或製造的廠商，又或處方的醫者，指導不周，也未負責完全，以至用者難有深刻的認識，這不是推行的前途，未臻完善嗎？這個大缺點，提倡中醫中藥，就是一個重要的問題，許多熱心的同道，未嘗不知道這般情形，若干年前，及現在，已經辦有不少贊報雜誌，宣傳中醫中藥，大聲疾呼，不遺餘力，但是堅持長久的，並不多見，一年半載，便停版了，更有二、三期即常夭折了，其中讀者，有因定價太昂，不易負担，或認為取材板滯，難以引起讀者興趣，或是辦理者經濟力薄，不易支持，處此數種環境之下，那能久遠呢？此真力與心違，在我的意見，目前應該變一變方針，各中醫藥公商工會，各學院學會，來一個大團結，把發揚本身事業的大責，共同肩負起來，集中人才，集中經濟力量，舉辦一個有規模的刊物，周刊，旬刊，或月刊，報章式，雜誌式，向所有未明瞭中醫中藥的僑胞，盡量灌輸一切常識，不論生藥熟藥，方劑成藥，澈底詳盡解釋，務使人人清楚，進一步而發揚光大，刊誌的定價，應該盡量減輕賑售，使大眾容易購讀，至資本方面，集中二，三十個團體，平均負担，或經常的補助，一方面開源，借助廣告收入，我們各友會中，不少大藥行，大廠商，大國手，平日也要支出一筆廣告費，何不撥一部開支，自己幫助自己，既可為公，又可為私，這是不難辦到的，假定大家都有這樣決心。那麼刊物，就可以維持永久，更有達到藏餘的地位，中醫中藥，有此永恆的宣傳，相信社會的人，一定有廣泛的認識，前途一切暗淡，何難重見光明，杏林先進，樂團名彥，至盼登高一呼，大眾共同努力，完成這個空前創舉，我們今日紀念國醫節，集會、懸旗、張燈、結彩、聯歡、宴會中，不妨將這個問題提供眾議，愚昧之見，不知以為然否？

‥紀念國醫節報道（《華僑日報》，1963 年 3 月 17 日）

（27）香港中國針灸學院

1954 年，香港中國針灸學院成立，成員包括：陳存仁[52]、何仲陶（西醫）、莊兆祥（西醫）、盧覺愚、鄧悟隱、蘇天佑、鄧昆明、梁覺玄[53]等，學院培養了不少針灸人才。後來，由學院歷屆畢業生為基礎，組織了香港中國針灸學會。

52 陳存仁（1908-1990 年），上海人。曾隨國學大師姚公鶴、章太炎學習訓詁、考據、辭章之學。初入南洋醫科大學攻讀西醫，後考入上海中醫專門學校，先後師從孟河名醫丁甘仁、丁仲英父子。1929 年開始在上海南京路獨立開設診所。1949 年他舉家離滬赴港繼續行醫。1954 年創辦中國針灸學院，並與梁覺玄、賴永和等成立中國針灸學會。

53 梁覺玄（1922-2013）出生於中國傳統中醫世家，大半生浸潤於針灸學術之學習、研究、執業與傳授。父親在香港執業中醫四十餘年，二兄覺斯留學日本京都帝國大學，獲西方醫學博士。覺玄九歲開始背誦《醫學三字經》、《內經》，讀至〈靈樞九針篇〉、《醫宗金鑒》，對針灸特別感興趣，於是加入承淡安的函授課程，以及天津楊醫亞的函授課程。

(28) 香港中國針灸學會

1956 年，香港中國針灸學會成立，陳存仁、梁覺玄、許密甫等被推選為首屆理事會理事，學會主要任務是出版針灸雜誌[54]，組織針灸實驗所和舉辦學術講演會。

日佔期間，內地不少針灸醫師赴港避難，開業行醫，如陳崇常、周仲房、馬其芬等。香港的針灸學術受內地和國際針灸熱的影響，中醫界出現學習和應用針灸的熱潮，針灸教育、醫療和研究也得到逐步發展。1950 年代中期，日本針灸名家中谷義雄率團抵港講學，為港、日兩地針灸學術交流奠定了基礎。

1953 年，曾天治弟子梁鐵生赴法、德等地講學，為宣揚針灸醫學。1979 年，英國著名學者李約瑟應邀來港講學，以針灸為題在香港理工學院作專題演講，香港針灸界也不斷組團到其他國家或地區進行學術交流。

八十年代起，香港中醫針灸界與內地的交流顯著增多，如 1984 年，香港中醫針灸界首次參加北京舉行的「中國第二屆針灸針痲學術研討會」。1987 年，參加「世界針聯第一屆學術大會」，謝永光應中華醫學會、蘇州醫學院邀請作專題報告。1989 年，中國針灸學會在江蘇省江陰市召開「紀念承淡安先生誕辰 90 周年暨國際針灸學術研討會」，謝永光被選為主席團成員，並與邱茂良[55]聯合主持學術會議。

香港市民日益接受針灸治療，香港大學、香港中文大學等也陸續

54 香港中國針灸學會曾經出版數期《針灸文摘》。

55 邱茂良（1913-2002），浙江衢縣人，針灸專家。畢業於浙江蘭溪中醫專門學校，通曉內、外、婦、兒各科，對針灸學造詣尤深。他長期從事中醫、針灸的教學、醫療和科研工作，育人無數。

地開展針灸研究項目，包括針灸治疾眼疾、戒毒和鎮痛原理等，取得了較好的成績。1996 年，香港大學專業進修學院開辦了「港、澳、台、海外針灸學進修文憑課程」，目的為香港執業針灸師和中醫師提供一個達到針灸醫師水平的課程。黃雅各教授為該課程的統籌和導師，另香港和滬京的中醫針灸專家、教授組成課程評審委員會和學術顧問委員會。[56] 除理論教學外，還安排學員在香港和上海等醫院進行臨床見習和實習。

（29）中醫藥團體聯誼會

1958 年 6 月 20 日，中醫藥團體聯誼會成立，由八間中醫藥團體發起，訂立每年 6 月 11 日為「港九中醫藥界聯合節」，同時編印《港九中醫藥界聲請維護中醫合法醫眼文獻輯錄》。

1958 年 4 月 16 日，政府修訂醫生註冊法例，禁止非註冊醫生醫治眼疾，引起中醫業界反響。聯誼會向醫務總監提出質詢，呈立法會三項意見，切勿禁止中醫醫眼。八大中醫藥團體力爭中醫合法醫眼。事件擾攘逾兩個月，最終通過《醫務修訂法例》「禁止刊登廣告宣傳醫眼」，但不限制正統中醫施行治療。

56 黃雅各，香港出生，註冊中醫師，香港特別行政區健康與醫療發展諮詢委員會委員、衞生署名譽顧問。受聘於上海中醫藥大學專家委員會名譽委員、香港大學中醫藥學院名譽教授、香港大學專業進修學院客席教授、上海中醫藥大學客座教授、湖南中醫藥大學客座教授、香港浸會大學中醫藥學院榮譽教授，曾獲頒榮譽勳章。

（30）真元中醫藥研究院

1964 年 9 月 29 日，真元中醫藥研究院開課，[57] 由本港中醫師林雨、區海天、李奈組、何煜林、胡雲綽、羅少如、廖木良、陳麗生、彭幹、曾昭明、蔡雖濤、陳太義、陳祖曦等主辦，採取新舊並重之教學方法，尤着重醫學源流、醫經研究、病理認識，導師均本其平日經驗，從實用方向教授，務使學生得到謀生技能，以醫術救人。

（31）蔚文中醫學院

1949 年，趙冰與夫人饒芳儒隨華僑遷居香港，任執業大律師，兼任香港總督顧問[58]，另協助錢穆、張丕介、唐君毅等人創辦亞洲文商學院夜校。1950 年，該校易名新亞書院。當時港英政府，輕視中國文化。新亞書院提倡新亞精神，廣被社會人士公認為重視中國文化的學校。1963 年 10 月，政府將新亞書院與崇基書院、聯合書院合組成為香港中文大學，趙冰任董事長並親自任課。

中國傳統的中醫學在香港也被一些人輕視，趙冰積極提倡成立中醫學院[59]，弘揚祖國傳統醫學，在他去世前曾籌辦蔚文中醫學院，可惜未能實現。[60]

---

57 真元中醫藥研究院，見《香港工商日報》1964 年 9 月 24 日。

58 趙冰（1892-1964），字蔚文，廣東新會人，香港出生，執業大律師，曾任香港中文大學新亞書院法律顧問、新亞書院校董會董事長。

59《香港工商日報》，1964 年 2 月 3 日。

60《香港工商日報》，1964 年 6 月 16 日。

蔚文中醫學院籌備成立

籌委主任趙冰博士 列舉中醫偉大成就

【本報訊】蔚文中醫學院籌備委員會主任委員趙冰博士，昨在招待港九文化人士的會中表示：倘若中醫過去沒有偉大成就，此次籌設中醫學院的創議，豈能廣獲世界各國僑胞的熱烈響應。

趙博士提出五點意見，認爲：（一）中國醫學相傳已有五千年歷史，有文獻可考，制度已備的，始自周代，也有三千多年了。中國醫事在三千年前，不特有醫事制度，且也能分門別類，各有專列

（二）中醫的診斷，也是發明得很早，而且精密詳確，在複雜與精微中，驗出身體上各器官的強弱。

（三）在治療方法來說，中醫是整體治療，不是局部治療。例如感冒病，他知道病情的傳變，若干日在皮表，若干日傳入肌膚，若干日又傳入臟腑，而有不同的治療和法則。他又能分氣候季節，如春季受病，和夏季受病，或是秋冬季受病，治法都不同，甚或受病在季初與季末，也有細微的分別。又老年人和少年人的治法不同，病前與病後亦不同。

（四）西醫近年來的驚人進步，是無可否認的。中醫雖久已停滯不前，但傳統學術仍在。有人以爲西醫學理具體，中醫的學理空洞，其實不然，西醫許多學理，我們在二千年前已發明了。

（五）西醫的外科手術，在近世紀已達顛峯。但中醫的內科，仍有專長之處。如治膀胱結石，西醫用解剖方法，將砂石取出。中醫知道調整腎臟機能，擴張尿道和利水等，在各種藥物配合之下，自然將結石溶化而推出了。又如糖尿病，西醫治法禁食糖，及含有糖的食物，並用藥物抵銷體內的糖。中醫知道體內無糖，將更危險，且知是腎氣的病，因脾腎氣不化，膏濁不禁，故有糖分排出。用藥促進脾腎機能，病自好了。

這一次我們發表籌設中醫學院的消息後，近如台灣、星加坡、馬來亞、越南、泰國、菲律賓、北婆羅洲，遠如英國、美國、加拿大、歐洲大陸、澳洲、南非洲等地，均作熱烈的響應。現在，位於一個小小地區，而僅有地方性的蔚文中醫學院，因受世界各地的重視，將一躍而變成具有國際性的最高中醫學府了。

出席昨日敘會者有錢穆博士、陳維漢博士、李樂元博士、莊兆祥醫生、朱伯奇院長、顧秉忠教授、吳譚頤教授、張瀛文教授、孫繼如教授、熊調桐教授、羅時憲教授、顧多發律師、陳孝威等。同時南非洲杜省中華公會副主席劉彰德、菲律賓中醫師公會前理事長楊永滋伉儷等均蒞臨指導，由該院籌備委員譚述渠、饒芳儒、歐陽公、林甫、李燦宇、陳大毅、石鴻鑾、馮忠效等出席招待，及由主任委員趙冰博士報告籌備情形。

‥蔚文中醫學院籌備成立報道（《香港工商日報》，1964 年 5 月 12 日）

據八年來普查結果產生

《中國本草圖錄》出版

商務學辦中草藥展覽

十二間研究所近百位專家合作

【本報訊】由全中國最受推崇的十二所國家級研究機構，近百位從事醫學、中草藥學、植物學、化學、攝影的專家學者歷時二載，傾力編纂的《中國本草圖錄》大型彩色圖冊，全套十卷已於本月七日由商務印書館（香港）有限公司與北京人民衛生出版社合作出版。

該書是在匯集了八二至九〇年的全國第三次中藥資源普查成果的基礎上產生的，並對建國四十年來中國中草藥資源的新發現和傳統中草藥知識作了全面整理，可以說是劃時代的中草藥學百科工具書。書中收錄了經過實地考察、及科學研究和分析的五千餘種中藥，其中植物、動物和礦物藥物俱全。除傳統漢藥外，還有蒙、藏、傣、維吾爾等少數民族的藥物。這套大型的工具圖冊，以精美的印刷榮獲「一九八九年萊比錫國際書籍設計優異獎」，並獲「一九八九年香港印刷大獎——書面設計優異獎」。

《中國本草圖錄》編輯顧問、香港中國醫學研究所所長李甯漢在昨日舉行的記者會上說，中醫中藥有數千年歷史，與中華民族一起成長，歷代本草書籍不下數百種。到了八十年代，需要一本反映當代中草藥研究成果的書籍，用科學的植物分類學知識。現代化的攝影和印刷技術來表現中草藥成果，是時代的需要，亦是歷史的任務。

李甯漢認為，沒有中國大陸十幾所研究機構的科技和人才作為強大後盾，這樣一套十卷的大型工具書，根本無法在短短的兩年間編纂出版。他覺得編輯過程最艱難的地方是藥物普查和攝影工作。因為草藥開花結果，有其自然規律，攝影人員常常需要耐心等候。尤其是有些珍貴的野生草藥生長在高山深谷、人跡罕至之處，給拍攝工作帶來很大困難。而為了該書的撰寫和攝影，作者們的足跡遍及全國二十多個省市和自治區。

商務印書館（香港）有限公司董事總經理兼總編輯陳萬雄表示，該書除香港版外，已成功出版了台灣版，日文版在印製中，英文版亦將於近期付印，德文、法文版正在洽談之中。

為了配合《中國本草圖錄》的發行，商務印書館還特別舉辦了「中國本草介紹月」的活動，包括本月二十三至下月九日舉行的「全國中草藥展覽」，十二月一日下午舉行的「專家漫談中草藥講座」，地點均在商務印書館圖書中心四樓。十二月二日還有「中港專家交流游，西貢遠足覓本草」活動，《中國本草圖錄》出版酒會亦將於十二月七日舉行。

《中國本草圖錄》全套十卷，定價港幣三千六百元，目前已在書局發售。

‥《中國本草圖錄》出版（《大公報》，1990 年 11 月 24 日）

中醫中藥十六團體代表
啓程赴穗會晤草委
爭取基本法列明中醫藥地位

（特訊）自稱代表十六個中醫中藥團體的七位代表，於昨日前赴廣州，會晤正在穗市開會的草委，爭取在基本法條文中列明中醫中藥的合法地位。

昨晨在他們赴穗前，並在紅磡車站餐廳舉行記者招待會，講述此行之目的。

他們到穗後，獲草委錢偉長接見，錢偉長向他們表示爲他們爭取合法地位。中醫團代表隨後前往中山醫學院了解國內中醫中藥水平及標準。

在他們的一份公開聲明中指出：由於基本法草案稿修訂條文中，刪去原有「促進中西醫藥的發展」一句，而且本月初他們與兩位香港草委馬臨，鄔維庸開會討論時，發現彼此對中醫中藥的處境不了解，更因爲擔心在這次草委會議上，可能會沒有草委提出該項重新加入條文議程，所以他們決定赴穗，要求與草委會文教專題小組全體成員直接會面，反映他們的意見，全力爭取在基本法中重新加入「促進中西醫藥的發展」，以保障九七年後香港中醫中藥應有的合法地位。

聲明又指出：此次赴穗，除爭取在基本法中列明中醫中藥合法地位時，他們亦會與廣州的中醫中藥同業聯繫，了解內地中醫中藥專業資格的培訓和審訂情況，作爲日後建議制訂符合香港實際情況的中醫中藥專業資格之參考依據。他們此次赴穗，是透過香港基本法諮詢會秘書處的聯絡與安排。（照）

‥中醫藥團體爭取基本法列明中醫藥地位報道（《華僑日報》，1989 年 1 月 14 日）

（32）香港中國醫學研究所

1969 年，香港中國醫學研究所成立。1976 年，舉辦香港草藥展覽[61]，曾 15 次參加香港花卉展覽，向市民介紹草藥知識。研究所參與《中國本草圖錄》編輯工作，獲獎得到專業認同。[62] 後來主編一套八集的《香港中草藥》專輯，以及兩大巨冊的《香港中草藥大全》，均是記錄香港草藥的重要專書。

香港中國醫學研究所曾參加中醫藥界赴穗代表團，成功爭取《基本法》中重新加入「促進中西醫藥發展」字句，亦建議特區成立《香港中醫藥發展委員會》等，貢獻良多。[63]

（33）香港佛教醫院

1966 年，香港佛教醫院由香港佛教聯合會所籌辦。醫院位於九龍黃大仙區，1970 年投入服務，初期只獲政府資助部分經費[64]，直到 1977 年才獲得政府全面資助，1991 年加

61 《大公報》，1976 年 7 月 16 日。
62 《大公報》，1990 年 11 月 24 日。
63 見《華僑日報》，1989 年 1 月 14 日；《大公報》，1989 年 1 月 1 日。
64 〈香港佛教聯合會，籌募佛教醫院慈善基金，啟建壬子年清明思親法會〉，《香港工商日報》，1972 年 4 月 3 日。

中國醫藥文化協會獲准註冊有限公司

‥中國醫藥文化協會獲准註冊報道（《華僑日報》，1972 年 11 月 6 日）

入醫院管理局，隸屬於九龍中聯網。

2008 年，香港佛教聯合會開始提供中醫服務，每年平均向一萬名低收入人士免費提供中醫藥治療。2012 年，以「醫社結合」模式，透過社工轉介，資助長者及長期病患者，以優惠診金接受中醫服務。

2008 年，香港佛教聯合會－香港大學中醫臨床教研中心成立，設址於佛教醫院，由佛聯會與香港大學及醫院管理局，以三方夥伴協作模式運作，提供中醫服務，另外展隊伍，到老人院、社區中心及醫院作醫療服務。

（34）中國醫藥文化協會

1972 年 10 月 24 日，中國醫藥文化協會成立，奉准為有限公司社團。[65] 發起人譚寶鈞指出，港九中醫藥界人士及中醫教育工作者，

65 《華僑日報》，1972 年 11 月 6 日。

為推廣中國醫藥學文化籌備經年，希望集合同道者的經驗與興趣，共同研討中醫藥理論，達致闡揚與改進。協會宗旨除了會員共同研究外，對外還舉辦中醫藥學術講座[66]，搜集相關中醫藥學文化資料、圖書及儀器、舉辦展覽會，以及設立中醫藥圖書館。

（35）香港針灸協會（香港針灸醫師學會）

1973 年 3 月 20 日，香港針灸協會成立。1972 年，美國總統尼克遜（Richard Milhous Nixon）歷史性訪華[67]，與毛澤東主席及總理周恩來會談，中國由「乒乓外交」進入「針灸麻醉外交」[68]，世界掀起針灸熱潮。內地安排嚴君行由廣州到香港籌組一所香港針灸專業社團，並請留學法國針灸專家黃學禮出任主席，東風儀器公司東主林東貸款八萬元作經費，內地借出電子經絡人等器材作教材，新華社也大力支持。創會會員共有八人，包括黃學禮、嚴君行、林東、姚呈芳、陳乙燊、餘永銳、張競先及黃輝波；另職員二人，戴紀鵬為講師，胡平為職工。

1974 年，香港針灸協會開辦針灸班，半年為一期，各工會派代

66 《華僑日報》，1975 年 3 月 15 日。

67 1971 年 10 月，美國國務卿基辛格（Henry Alfred Kissinger）為總統尼克遜（Richard Milhous Nixon）訪華做準備，中方官員特意安排了參觀針灸麻醉，目的是為如何接待尼克森取得經驗。

68 利用針灸完全或部分代替藥物麻醉進行外科手術稱為「針灸麻醉」。針灸麻醉由內地中醫學界首創，出現於二十世紀五十年代，1958 年首次報道；針灸麻醉不斷在臨床成功應用。1966 年，全國 14 個省市已用針灸麻醉完成 8,734 個手術案例。1971 年 7 月 18 日，新華社首次向世界報道「中國醫務工作者成功使用針灸麻醉」的消息，當時認為針灸麻醉突破了外科手術必須使用麻醉藥物的舊框架，它安全、簡便、經濟、有效，是中國針灸學發展史上的一次突破。

中國醫藥文化協會
由賴永和講遺精病

（港訊）九龍彌敦道佐敦道口立信大廈中國醫藥文化協會，為闡揚中國醫藥固有文化，每月均有假座大會堂舉辦「醫藥學術講座」凡二十餘次之多。深獲愛好研究中醫中藥人士之讚許，歷次聽講者頗衆，聞是月十六日（星期日）下午六時半至八時半仍在大會堂九樓北演講室舉行第二十四次「醫藥學術講座」，由該會副理事長賴永和中醫師講述「遺精病藥物與針灸的綜合療法」，查遺精病為一般青年人普遍多有之疾患，如罹病理之患者，苟不及早根治，則貽害堪虞，查賴醫師對遺精一病，採取藥物與針灸綜合療法，頗有獨特效果，足為一般病者與醫者之研討，想屆時賴醫師必能發揮盡致，該會並印備講義，免費贈送在場聽衆，歡迎有興趣研究中醫學術者蒞臨聽講云。

‥中國醫藥文化協會講座報道（《華僑日報》，1975 年 3 月 15 日）

表到協會學習針灸，會員達三百多人，並遍佈海內外。

1992 年，世界針灸學會聯合會在日本京都召開第三次大會，香港針灸協會派王瑞、余德賢與會發表論文。京都會議期間，世界針灸學會聯合會接納香港針灸協會成為會員。茲因世界針灸學會聯合會要求各會員組織提高學術水平，建設成為高水平專業化的針灸團體，為了提高香港針灸水平的要求，香港部分針灸醫師、中醫師自發性在香港大學專業進修學院進修。

1994 年 9 月 24 日，香港針灸醫師學會成立，由香港針灸協會改組而成，由協會創會人之一黃輝波擔任理事長，進一步擴充會務，發展成高水平、專業化的針灸團體。

1997 年，特別行政區政府認可「功能界別選舉」的十個中醫社團，香港針灸醫師學會成為針灸醫師代表社團。1997 年 10 月 30 日，香港針灸醫師學會派出黃輝波、姚璜、王瑞醫師等代表到北京出席「第四屆世界針學會聯合會會員大會和成立十周年學術大會」，由王瑞發表論文。經大會審批，一致通過香港針灸醫師學會代表香港針灸界正式加入世界針灸學會聯合會成為會員。

2005 年 11 月，香港針灸醫師學會設立網站，與世界各地針灸界作學術交流。2006 年 2 月 28 日，香港針灸醫師學會註冊成為有限公司。2007 年 5 月 20 日，香港針灸醫師學會更新章程，申明為會員爭取低廉學費換取高質素學術活動，推行義診活動，希望盡快申請成為非牟利機構及慈善機構。

香港針灸醫師學會向香港中醫藥管理委員會申辦成為提供項目進修的機構，目標的是團結香港針灸界、吸收針灸領域的精英、使大眾對香港中醫界有歸屬感，引導他們更積極地自我增值，造福社會，惠及市民。

（36）國際中醫中藥總會（會立國際中醫藥研究學院）

1974 年 9 月，國際中醫中藥總會成立，發起人以中醫師和藥材店的老闆為主，會員認為中醫和中藥並存共生，創會是希望為香港廣大的市民提供服務。總會會員眾多，在世界各地設有分會，包括台灣、澳洲、加拿大、美國、菲律賓、泰國、馬來西亞、新加坡、澳門等。

1975 年，國際中醫中藥總會響應黃品卓議員建議，促當局採針灸戒毒法。1976 年，設立贈診所造福大眾。1977 年，總會增設夜間贈醫贈藥協助貧病者。[69]

69 《華僑日報》，1975 年 2 月 19 日、1976 年 2 月 23 日及 1977 年 12 月 15 日。

國際中醫中藥總會昨
響應黃品卓議員建議
促當局採針灸戒毒法

（港訊）國際中醫中藥總會，昨假金漢酒樓舉行乙卯年新春團拜及第八次理監事聯席會議，會後並爲該會總務部長梁伴仍醫師洗塵，計出席者有江齊時、陳秦君、尹民、白應方、陳乃煊、吳英鑑、曾意儕、曾超明、關鐸魂、許仁生、江一峯、何天生、曾德壽、夏劍屏、梁宇、陳大德、陳太穀、吳湘泉、梁伴仍、葉賑、鍾耕略、蔡培根（謝斌代）何潔華、劉基、沈餘生、蔡達甲、陳獄東、梁步青、龍印中、陳祥等多人，各互祝新春如意後，隨舉行會議，由江齊時主持，報告泰京、巴黎、越南、美洲、日本、菲律賓會友吳天恕、霍保民商、賓文心、劉伯驥、相見三郎、西村良美等來函，及其惠贈等，隨接納會員祥、何潔華、嚴君亮、唐鑑泉、錢申偉、劉基參加該會爲永遠或普通會員，後討論提案（略），並請梁伴仍報告南遊考察業務經過，最後由學術部長曾超明提出：市政局議員黃品卓醫生，促當局檢討本港戒毒方法，主張用針灸戒毒節省龐大開支，本會應予響應，經一致通過，並成立針灸戒毒研究委員會，交由學術部擬訂章則交下次會議討論。會後叙餐，至十一時始盡歡而別。

‥國際中醫中藥總會建議針灸戒毒法（《華僑日報》，1972年2月19日）

國際中醫中藥總會募捐
夜間贈醫贈藥協助貧病
義診明晚開始在會所舉行開幕

（港訊）國際中醫中藥總會，爲籌設夜間贈醫贈藥，以協助貧病無告之市民，獲得免費贈藥，經多月努力籌劃，由于各首長及社會熱心人士鼎力贊助，現已一切籌備就緒，並定期於明（十六）日下午一時，在該會所禮堂舉行開幕儀式。

屆時由會長黎宗岷，理事長江齊時，監事長吳英鑑主持，並敦請油蔴地民政署主任夏定一，油蔴地街坊福利會理事長陳蔭棠，暨資深置地公司董事商文瀚蒞臨指導，即晚七時半開始義診。

贈診處在九龍彌敦道五二五號寶華大廈A座四樓四〇二室，內分設婦兒內科，鍼灸科，及跌打外科三個部門，該會行醫四十餘年中醫界老前輩理事長江齊時，及名宿一時與後起之秀熱心公益之中醫師呂遜，白展雲，陳百洪，葉百齡，曾鴻壽，陳應治，江覺知，蔡學培，黃益民，鄧澤超，葉永洪，何應强，鄒鵬煊，容世彪，陳衡，黃智强，禤瑞龍，郭安盛，王浩然，溫樹齡，馮美金等負責輪值主診，同時學院學員負責病歷表之登記，並作診療技術臨症實習之研究。

該會贈醫贈藥主任委員呂遜，陳乃煊，朱特珍，鑒於贈醫贈藥善舉，河闊流長，非遂大不足爲功，波深綆短，更非集腋不足爲用，特印製大批緣簿，分發該會各首長理監事，邀請熱心善舉親友及各界社會善長仁翁，解囊相助，共襄義舉。

‥國際中醫中藥總會募捐報道（《華僑日報》，1977年12月15日）

國際中醫中藥總會培養新一代年輕的中醫師，設立國際中醫藥研究學院，方便註冊中醫師進修，亦為對中醫藥有興趣的人士安排進修課程。1978 年，國際中醫藥研究學院針灸班開課，日本國際鍼（針）灸理療學校來港參觀研修。1987 年 2 月，特開設中醫藥研究院贈診所。[70]

2003 年，總會協辦首次「全球中醫藥學術大會」，凝聚國際中醫學術交流。總會與香港 50 個中醫團體通過研討會進行學術交流，提高香港中醫師的經驗。總會參加「626 香港中醫師經驗學術論壇」，團結中醫藥界，建立互信、凝聚力量、共用資源，發揮香港中醫師的精神。[71]

（37）中藥研究中心（香港中文大學）

1974 年，香港中文大學成立中藥研究中心及中醫研究小組，進行中藥研究，是香港第一所致力中藥研究的高等學府。1979 年，中藥研究中心派出多名代表出席首屆傳統亞洲醫學國際會議（International Congress on Traditional Asian Medicine，ICTAM）。[72]

---

70 《華僑日報》，1978 年 3 月 25 日、1987 年 2 月 14 日。

71 聯辦機構包括國際中醫中藥總會、香港中華經筋醫學研究會、香港針灸學會、香港中醫藥膳專業學會、國際中醫暨綜合自然療法學會、港九中醫師公會、香港中醫師公會、香港頭針醫學會、新華中醫中藥促進會、香港華夏醫藥學會、香港廣東汕尾市同鄉總會中醫協會、香港中醫整脊學會等。

72 亞洲傳統醫學研究國際學會（International Association for the Study of Traditional Asian Medicine，簡稱 IASTAM）是以促進亞洲傳統醫學的研究與實務為職志的國際學術組織，自 1979 年在澳大利亞坎培拉舉辦第一屆會議以來，每隔三到四年在世界不同地方舉辦會議。參見《華僑日報》，1979 年 9 月 15 日。

首屆傳統亞洲醫學會議

中醫中藥遠傳海外

江潤祥教授任國際傳統亞洲醫學會副席

（港訊）第一屆傳統亞洲醫學會議於九月三日至七日，在澳洲坎培拉國立大學召開，由該大學東方文化研究所主持，與會者超過三百位來自世界各地的學者、醫務人員及科學家。

傳統亞洲醫學會議主要討論三類亞洲傳統醫學主流，即中國、印度及回教之傳統醫學。有關中醫中藥之主持人為澳洲國立大學中國文學教授柳存仁博士。

莊兆祥、韋子剛

香港中文大學中藥研究中心派出多名代表出席會議。該校江潤祥教授除在會中擔任傳統中醫研討會主席外，並應邀宣讀兩篇論文。本港中醫中藥學者莊兆祥教授及韋子剛博士等亦分別發表論文。

亞洲醫學會」，隨即選出是次會議之發起人巴森教授（PROFESSOR A.L. BASHAM）為主席，另外又選出三位副主席，分別主理中國、印度和回教三個亞洲傳統醫學主流。中文大學生化學系及中藥研究中心江潤祥教授膺選為副主席，主理中國傳統醫學。另由各正副主席聯合委任十六名委員，其中包括中、日、韓的學者，分別代表各種傳統醫學體系。

造福全民健康

此第一屆傳統亞洲醫學會議，除南美洲外，世界各地均有代表各種醫學體系的學人出席，宣讀論文百多篇，內容遍及傳統醫學的文化歷史，社會學，人類學，自然科學及臨床醫學。社會代表一致認為傳統醫學對亞洲各地人民的衛生保健有偉大的貢獻，願予發揚光大，為亞洲甚至全人類的健康謀福利。

國際傳統亞洲醫學學會宣告成立，即與聯合國國際衛生組織及教育，科學文化組織取得聯絡，現正密切籌備該學會的各項學術活動。

‥中醫師江潤祥參與亞洲醫學會議報道（《華僑日報》，1979 年 9 月 15 日）

2000 年，中文大學為再進一步全面加強中醫藥研究的發展，將中藥研究中心擴展為中醫中藥研究所，下設六個小組，透過科學化研究，促進中醫藥的現代化、規範化、產業化及國際化，協助中醫藥進入世界醫藥殿堂，使更多病人受惠。

（38）新華中醫中藥促進會（會立新華中醫學院）

1976 年 5 月 18 日，在新華社以及義堂商會等中醫藥社團支持下，成立新華中醫中藥促進會，宗旨為推進、提高、調查及研究一切有關中醫中藥的學問、技術及醫學上之應用。[73] 促進會為聯絡香港中

73　以義堂協助籌組中醫團體「新華中醫中藥促進會」，註冊成立後，以開設針灸班、草藥班、傷科跌打班等自行維持經費。參見《香港南北藥材行以義堂商會 90 周年會慶紀念特刊》。

醫藥同業、內地及世界各地中醫學術團體，促進中醫學術知識、經驗交流。與內地大學合辦專業課程，開辦中醫床專科班，推動及提高香港中醫專業地位。

1979 年 8 月 1 至 3 日，新華中醫中藥促進會舉辦「中國草藥、藥劑展覽」。1981 年 9 月，新會所啟用，開辦新華中醫學院及診所。1982 年 10 月 27 至 31 日，舉辦中醫藥展，全國中醫學會穗分會答允協助。[74]

1985 年，基本法諮詢委員會成立，談靈鈞醫師獲委任為諮詢委員，積極表達中醫藥界意見。1986 年 5 月 19 及 20 日連續兩天，在《明報》發表題為〈基本法應確認中醫合法地位〉的文章，提到香港應設立全科的中醫學院。1987 年 4 月，談靈鈞提出中醫專業資格，中醫中藥團體欲訂立一致標準。[75] 在全港中醫藥團體爭取下，1989 年 1 月 13 日《基本法》起草委員會第八次全體會議上通過《基本法》第六章第 138 條，定稿為「香港特別行政區政府自行制訂發展中西醫藥和促進醫療衛生服務政策。社會團體和私人可依法提供各種醫療衛生服務」。1989 年 4 月，談靈鈞在中醫藥界聯歡會呼籲加強團結，爭取九七後中醫的地位。[76]

1991 年，透過立法成立中醫藥委員會，設立中醫註冊制度，釐訂中醫執業準則，註冊中醫始能處方烈性中藥。中醫歡迎註冊制度，此有利提高中醫地位。[77] 1999 年，香港中醫藥管理委員會成立，新華中醫中藥促進會積極參與香港中醫審核註冊工作。為配合

74 參見《大公報》，1979 年 8 月 4 日、1981 年 9 月 18 日、1982 年 7 月 16 日。
75 《華僑日報》，1987 年 4 月 28 日。
76 《華僑日報》，1989 年 4 月 5 日。
77 《華僑日報》，1991 年 6 月 8 日。

新華中醫藥促進會

昨晚慶新會所啟用

打算開辦中醫學院及診所

【本報訊】新華中醫中藥促進會為慶祝灣仔道一一〇號中匯大樓十三樓B座自置會所啟用及該會成立五周年紀念，昨晚在北角新都城酒樓舉行聯歡宴會。

在宴會上，名譽會長兼理事長陳志英，永譽會長霍英東、翁錦通分別致詞。他們表示將辦好會務，以發揚中醫中藥，培養人才。該會定十月上旬開辦三年制全科的新華中醫學院，並於短期內籌辦中醫針灸診所，為廣大居民服務。

‥新華中醫藥促進會報道（《大公報》，1981 年 9 月 18 日）

2002 年中醫師執業資格試，促進會舉辦多次中醫全科速成班、臨床科面試培訓班、各類專題課程及講座。[78] 2005 年 1 月 17 日，促進會獲香港中醫藥管理委員會批准成為認可的行政機構和「提供項目進修機構」。2002-2005 年間，促進會培訓了中醫師達 21,543 人次。

2007 年，回應內地「中醫中藥香港行」號召，在李甯漢教授指導下，舉辦了香港中草藥展覽及「認識香港中草藥太平山頂行」兩項大型活動，凝聚了中醫、西醫、藥農，以及本港中醫藥大學生參與，推廣中醫藥科普活動，為同一目標「傳承、傳播、共用健康和諧」，把中醫藥業發揚光大。[79]

78 〈首批合資格申請直接註冊的中醫名單確定〉政府新聞公報，2002 年 9 月 5 日。

79 衞生署中醫藥規管辦公室 http://www.cmd.gov.hk/html/b5/health_info/promo/TCM.html

中醫專業資格
中醫中藥團體
欲訂一致標準

（特訊）中華中醫藥促進會永遠會長談靈鈞表示，該會計劃在本年六月開始，與國內廈門大學海外函授學院合辦函授臨床教授中心，並於短期內招生。

談靈鈞昨日在新華中醫中藥促進會新會所開幕禮後指出，現時本港共有十個中醫中藥團體，他希望聯合所有團體，共同尋求一致標準，因爲，中醫的專業資格，並未被港府承認，而且過去政府曾有管制中醫的意向，他認爲在此過渡時期，爲使執業及專業資格被承認，將邀請其他團體商談。

不過，談靈鈞承認過去雖曾邀請各有關團體商談，可惜因政治立場，未能成功，他認爲中醫中藥團體應不受政治問題影響。

會上談靈鈞表示，該會創立于一九年七六五月十八日，現時約有二百名會員，鑑於原來會址不敷應用，另購新址。

昨日主持開幕禮嘉賓，包括新華通訊社香港分社協調部部長楊擎，旺角區議會主席仇振輝，該會永遠名譽會長霍英東（由霍震寰代表），永遠名譽會長朱鶴皋。（媧）

‥中醫專業資格標準報道（《華僑日報》，1987 年 4 月 28 日）

透過立法成立中醫葯委員會
設立中醫註册制度
釐訂中醫執業準則
册上中醫始能處方烈性中葯
中醫歡迎註册制度．有利提高中醫地位

（特訊）衛生福利科將向中醫藥工作小組建議，透過立法成立一個中醫藥委員會，釐訂中醫執業準則，從而制訂全港執業中醫師名冊，而日後只有名冊上的中醫師，才可使用烈性中藥，以保障市民健康及提高中醫的執業水平和地位。

首席助理衛生福利司劉嫣華表示：現時管制中醫的問題核心在於沒有統一全港執業中醫名冊，使市民無法找到合資格的中醫，甚至出事後亦無法追究，故有需要設立註冊制度。

她指出，爲了針對問題核心，衛生福利科將於短期內向中醫藥工作小組建議，透過立法程序，成立一個中醫藥委員會，釐訂中醫註冊準則。並爲合資格的中醫設立名冊，讓市民知道所看的中醫是否合乎專業資格。

她謂，雖然註册準則仍未釐訂，但她強調會公開制訂註冊的準則，以及確保執行工作是可行的。

此外，她表示，本港市面常見有一千多種中藥，而其中四十五種爲烈性中藥，若市民不適當服用，可能引致不良後果，甚至有生命危險，故此，成立執業中醫名冊後，便規定只有名冊上的中醫，才可處方烈性中藥，以保障市民服用中藥的安全。

她謂，這些建議將於短期內提交中醫藥工作小組，假若小組同意的話，再會提交兩局衛生小組審議。

另一方面，對於有人提出以西藥管制方式來管制中醫藥的使用。她認爲，首先要設立完備的資料系統，得出藥物品質標準，或者用科學方法鑑定所有藥物藥性，這些工作恐怕在十年內也不能完成，所以她相信管制中藥並不可行。

主要由中醫組成的新華中醫中藥促進會理事長談靈鈞表示，大部分執業中醫都會歡迎註冊制度，因爲長遠來說，可以提高中醫的地位。

他認爲目前大約五千名中醫之中，只要有師承祖傳，或在中醫學院畢業，有幾年臨床經驗，都應該准許註冊。

‥有關設立中醫註冊制度報道（《華僑日報》，1991 年 6 月 8 日）

(39) 中華中醫師公會

1978 年，中華中醫師公會成立，由香港老一輩中醫前輩籌劃組成，包括譚寶鈞、許仁生、陳定忠、陳建邦、吳奕本、江一葦、梁森炎、張天驥、蔡尚斌、賴永和等。[80] 1979 年 7 月 5 日，在僑務委員會備案證書。1982 年 4 月 20 日，正式在香港註冊。[81]

中華中醫師公會一直為香港中醫業界在台灣、香港爭取合理地位。1984 年，經中華中醫師公會向台灣衛生署考試院多次申訴後，首批香港中醫師終於獲審批發證，獲得考試院醫師考試合格證書（僑中字），正式承認香港中醫師資格。[82]

1997 年，中華中醫師公會一直努力向港英政府爭取承認中醫合法地位，經公會及香港多個中醫團體爭取下，終於在 2002 年正式註冊，與西醫享有同等地位。[83] 2011 年 8 月，中華中醫師公會再向台灣考試院、陸委會、衛生署爭取承認香港政府註冊中醫資格，並可在全台灣合法行醫執業。現時中華中醫師公會是香港中醫藥管理委員會認可的行政機構，提供項目進修機構。[84]

---

80 賴永和（1922-1998），中醫世家，香港中醫針灸師，廣東中醫藥專門學校肄業、漢興中醫學院畢業，參與陳存仁整理的醫學著作及鑄造針灸銅人工作。並與陳存仁、梁覺玄等成立中國針灸學會，與譚寶鈞創立中國醫藥文化協會並任副理事長，歷任中國國醫學院針灸科主任及教務長，編寫針灸教材，另為香港中國針灸專科學院院長。

81 《華僑日報》，1982 年 5 月 26 日。

82 《華僑日報》，1988 年 12 月 2 日。

83 2002 年 3 月 1 日，《中醫藥條例》第三批條文規管在該條例下註冊或表列中醫所使用的名銜生效。

84 中醫的專業發展，中醫服務及人才培訓是相輔相成的。根據《中醫藥條例》（第 549 章），註冊中醫必須符合香港中醫藥管理委員會中醫組（「中醫組」）訂定的註冊中醫進修中醫藥學要求，才可續領執業證明書。中醫組已於 2005 年 2 月 28 日起正式實施註冊中醫進修中醫藥學機制，並甄選進修機制下認可的行政機構及「提供進修項目機構」。

中醫組認可的「提供進修項目機構」名單
List of CME Programme Providers accredited by the Chinese Medicine Practitioners Board

編號 Code	機構名稱 Name of CME Programme Providers
CME-PP0001	新華中醫中藥促進會有限公司 Sin-Hua Herbalists' and Herb Dealers' Promotion Society Limited
CME-PP0002	香港中醫師公會有限公司香港中醫藥研究院 The Chinese Medical Research Institute of HKCHA, Hong Kong Chinese Herbalists Association Limited
CME-PP0003	現代中醫進修學院 Modern Institute of Chinese Medicine
CME-PP0004	香港中醫學會教育研究基金會有限公司 Hong Kong Traditional Chinese Medicine Education and Research Foundation Limited
CME-PP0006	中國醫藥學會有限公司 Society of Practitioners of Chinese Herbal Medicine Limited
CME-PP0007	香港註冊中醫學會有限公司 Hong Kong Registered Chinese Medicine Practitioners Association Limited
CME-PP0008	中國中醫推拿針灸院 College of Traditional Chinese Medicine
CME-PP0009	佛教華夏中醫學院有限公司 Buddhist Vassar Chinese Medical College Limited
CME-PP0010	香港華夏醫藥學會 Hong Kong Wah Ha Medicine Association
CME-PP0011	九龍中醫師公會有限公司 The Kowloon Chinese Herbalists Association Limited
CME-PP0012	香港大學中醫藥學院 School of Chinese Medicine, The University of Hong Kong
CME-PP0014	國際中醫中藥總會有限公司 International General Chinese Herbalists and Medicine Professionals Association Limited
CME-PP0016	香港中醫骨傷學會有限公司 The Hong Kong T.C.M. Orthopaedic & Traumatic Association Limited
CME-PP0017	香港針灸學會 Hong Kong Acupuncture and Moxibustion Association
CME-PP0018	香港中文大學中醫學院 School of Chinese Medicine, The Chinese University of Hong Kong
CME-PP0019	名醫名方研究會有限公司 Society for Research on Traditional Chinese Medicine Limited

(05/2019) P.1

‥中醫組認可進修機構名單

（續上表）

CME-PP0020	港九中醫師公會有限公司 Association of Hong Kong & Kowloon Practitioners of Chinese Medicine Ltd
CME-PP0021	僑港中醫師公會有限公司 Hong Kong Chinese Medicine Practitioners Association Limited
CME-PP0022	華夏書院 Wahhar College Hong Kong
CME-PP0023	香港中文大學專業進修學院 School of Continuing and Professional Studies, The Chinese University of Hong Kong
CME-PP0024	香港浸會大學中醫藥學院 School of Chinese Medicine, Hong Kong Baptist University
~~CME-PP0025~~	~~香港中文大學中醫中藥研究所~~ ~~Institute of Chinese Medicine, The Chinese University of Hong Kong~~
CME-PP0026	港九中華藥業商會有限公司 Hong Kong & Kowloon Chinese Medicine Merchants Association Limited
CME-PP0027	香港中醫藥科技學院 Hong Kong Academy of Chinese Medicine
CME-PP0029	香港中西醫結合醫學會 Hong Kong Association for Integration of Chinese-Western Medicine
CME-PP0030	香港大學專業進修學院 HKU School of Professional and Continuing Education
CME-PP0031#	醫院管理局 Hospital Authority
CME-PP0032#	東華三院 Tung Wah Group of Hospitals

#代碼編號 CME-PP0031 的機構的認可生效日期為 2012 年 4 月 12 日。
代碼編號 CME-PP0032 的機構的認可生效日期為 2016 年 6 月 2 日。

(註：代碼編號 CME-PP0015 的機構於 2009 年 8 月 13 日起從名單內刪除；代碼編號 CME-PP0005、CME-PP0013 及 CME-PP0028 的機構於 2010 年 12 月 2 日起從名單內刪除；代碼編號 CME-PP0025 的機構於 2018 年 8 月 9 日起從名單內刪除。)

 # The effective date for the institute with code CME-PP0031 being an accredited programme provider was 12 April 2012.
The effective date for the institute with code CME-PP0032 being an accredited programme provider was 2 June 2016.

(Note: The institute with code CME-PP0015 had been removed from the list since 13 August 2009. The institutes with codes CME-PP0005, CME-PP0013 and CME-PP0028 had been removed from the list since 2 December 2010. The institute with code CME-PP0025 had been removed from the list since 9 August 2018.)

(05/2019) P.2

‥中醫組認可進修機構名單

奉准註冊有限公司
中華中醫師公會
選出第一屆新員

（特訊）中華中醫師公會，爲一發揚中國醫藥文化之組織，成員均爲國府考試院檢核及格中醫師，富有醫學經驗。由譚寶鈞、許仁生、陳建邦、陳搿林、蘇健康、梁森炎、張天驥等負責籌備及註册手續，已於四月中旬奉准政府註册有限公司。又經於本月五日在會所依章選出第一屆理監事，公選伍卓琪爲首席會長，譚寶鈞、許仁生以衆望所歸，膺選爲理、監事長，各部門主任亦皆熱心才幹之士，咸慶得人。茲將該會第一屆職員名單列下：

首席會長：伍卓琪，會長：陳建邦、梁森炎、余匯、梁世德，理事長：譚寶鈞，副理事長：陳搿林、蘇健康，監事長：許仁生，副監事長：賴永和、李銳輝，各部主任有張天驥、甄德煊、鍾炎華、黃同化、吳其昌、謝炳聰、陳定中、蘇碧嫻、盧炳恒、呂英才等。（濤）

‥中醫師公會選舉成員報道（《華僑日報》，1982 年 5 月 26 日）

（40）香港中國治脊學會（香港中醫骨傷學會、會立香港中醫骨傷學院）

1984 年，香港中國治脊學會成立，數位骨傷有識之士，早有籌組會社之意，在內地前輩鼓勵及支持下[85]，經數年醞釀，到 1995 年，香港中醫藥管理籌備委員會正式成立，將中醫劃分為三大學科規管，包括中醫全科（內、外、婦、兒科）、骨傷科和針灸科。為了更有效表達香港中國治脊學會的專業內涵[86]，理事會經過慎重研究，由會員大會表決通過。1995 年秋天正式更名為香港中醫骨傷學會，在普及專業的基礎上，重點研究骨傷科學術，並註冊為非牟利機構。學會設有榮譽會長職稱，頒授給與中醫學事業、骨傷科學術研究有成

85 《大公報》，1989 年 4 月 3 日。

86 骨傷科內涵包括軟組織損傷、關節脱臼復位、骨折整復、脊椎矯正、骨病等。

骨傷科專家段勝如來港介紹療骨經驗

學術講座由香港中國治脊學會舉辦

【新華社香港二日電】為提高中醫骨傷科在臨床實踐中的診斷和治療水平，香港中國治脊學會今天在這裏舉辦講座，特邀中國著名的骨傷科專家段勝如教授介紹中醫生在治療骨傷方面的經驗。

今年六十七歲的段勝如教授，擅長於手法治療骨傷。他曾為周恩來總理、陳毅元帥等多位中國國家領導人診治病痛。沙特阿拉伯費薩爾親王也慕名邀請段勝如前往該國為其診治腰病。他首創的「紙板加壓墊法治療腕舟狀骨骨折」，曾獲中國衛生部科技成果獎。

段勝如教授在今天的講座上，介紹並講解臨床常見而又難治的幾種骨傷，以及「紙板加壓墊法治療腕舟骨骨折」的診斷及治療手法，受到與會幾十位香港中醫骨傷科醫生的歡迎。

香港中國治脊學會成立於一九八五年。該會以繼承和發揚中醫骨傷科醫學為宗旨的加強與中外中醫骨傷科團體的聯繫，不斷提高香港中醫骨傷科醫生素質。該學會同暨南大學聯合舉辦為期一年的骨傷科治脊醫師進修班，受到港澳同行的歡迎，許多人紛紛要求插班進修，為滿足其要求，該學會決定將於今年九月開辦第二屆進修班，邀請中國著名的中醫骨科專家授課。

香港中國治脊學會會長陳忠良說，為發展社會慈善公益事業，該學會將於今年下半年舉辦有關骨傷常識講座，免費供市民自由參加，並鼓勵在職中醫骨傷科醫師參加傷殘人士和老人院的義診活動等。

‥骨傷科專家來港交流報道（《大公報》，1989 年 4 月 3 日）

就、或對學會會務有較多貢獻的人。

香港中醫骨傷學會雖標榜「專」，但不會放棄「博」。因此中醫骨傷學會多年來所舉辦的學術活動，不限於骨傷科的範圍，還包括中醫各科，務求提升會員、會友之中醫學水平，以達至術精岐黃。[87]

為了提升效率與教學質素，學會成立香港中醫骨傷學院，專職專責，相輔相成。自置會所院舍位於上環文咸東街金閣大廈一樓全層，設備先進完善，師資優良。成立至今，學術交流從未間斷，所舉辦的學術講座與學位課程，不計其數。並且聯合內地多所大學舉辦認可學歷課程。學會創辦《香港骨傷》季刊，提供一個理想園地給會員及同業發表論文，闡揚心得、指正謬誤、抒發見解，以及給讀者獲得最新的中醫藥知識，有助香港中醫藥學的發展及中醫藥優秀人材的培養。學會並聯合其他友會舉辦眾多國際性大型學術講座，並且走進社區，聯合區議會進行大規模贈醫活動。

（41）國際自然療能研究學會

1984 年，國際自然療能研究學會成立，屬非牟利學術社團，宗旨為發揚世界各國醫學文化，運用現代科學方法進行學習和研究，推廣不使用化學藥物和「手術切割治療」的自然療法，會內分有 13 個學術研究推廣組：

・中醫組

・中國氣功組[88]

---

87 岐黃，是岐伯和黃帝的合稱，相傳黃帝曾派岐伯嘗百草行醫治病，今傳世之《黃帝內經》即托名於黃帝和岐伯間的問答論醫，故後世以岐黃為醫家之祖。

88 〈國際自然療能研究學會氣功講座〉，見《華僑日報》，1988 年 12 月 25 日。

國際自然療能研究學會

下月十五日辦氣功講座

（特訊）非牟利組織之國際自然療能研究學會，定於一九八九年一月十五日（星期日）在烏溪沙渡假營舉辦「中國氣功講座」活動，內容包括中國氣功常識，健康諮詢，燒烤，康樂活動，幸運抽獎。會員收費每位五十元，非會員五十五元。詳情可致電三一七八〇二〇一六，或親臨油麻地彌敦道四四六號六樓B座。（張）

‥氣功講座報道（《華僑日報》，1988 年 12 月 25 日）

· 中醫養生食療組
· 經絡推拿點穴保健組
· 生物能量研究推廣組
· 英國花卉植物能量醫療組
· 日本礒穀式力學療法組
· 溫熱療法組
· 中國書畫長壽保健組
· 印度哈哈笑強身療病組
· 美國清腸胃淨肝膽、體內環保組
· 德國音樂療法組
· 飲水療法組

國際自然療能研究學會希望所有人都可以很自然地幫助自己平衡本能，回復本能，正常能吃、拉、睡、幹活和自然行動，這樣可消除大部分亞健康的不舒適[89]，使疾病不會發生，能好好過每一天。同時，有方法激發本身潛能，在科技快速發展的年代，能凸顯自己的才華，為個人、家庭、社會做到最大最好的貢獻，擁有精彩人生，安享天年。2012 年 4 月，創會主席麥燕瓊醫師榮獲馬來西亞衛生部長頒發「中華自然醫學榮譽獎」及貢獻獎證書。

89　亞健康 (Suboptimal health) 狀態是介乎於健康狀態與疾病狀態之間的一種灰色狀態，也稱為「第三狀態」(Third State)，是指無臨床症狀但已有潛在發病傾向的表現，或者有病症感覺而無臨床檢查證據的一種都市病。

（42）福建中醫學院旅港校友會（福建中醫藥大學香港校友會）

1985 年，福建中醫學院旅港校友會暨福建旅港中醫藥學會成立。2010 年 3 月，福建中醫學院獲國家教育部批准升格為福建中醫藥大學，香港校友會同年更名為福建中醫藥大學香港校友會。

1990 年，在新華社支持下，由校友會倡議，全國中醫院校在香港定居的校友與本港的中醫師成立香港中醫學會。1998 年 8 月，校友會在香港舉辦首屆「海峽兩岸三地中醫藥學術交流會」，廣邀內地、台灣和香港知名中醫師作專題講座，並引薦一批香港中醫師到母校進修深造，促進了閩、港兩地中醫的合作與交流。

另一方面，校友們始終不忘母校培育之恩，以朱正創會會長及蘇晉南前會長為代表的旅港校友，在母校設立了「朱梅南興醫獎學金」及「科技學金」獎勵優秀師生，資助興建杏苑科學館、校友樓、梅南樓等校舍，購置攝錄器材、多功能電子計算機及多媒體文教室等教學設備，為母校附屬醫院引進了先進血液淨化設備，累計捐款數佰萬元人民幣。

歷年來，校友在香港中醫藥界、中醫、教學研究及管理等各個領域，均成為骨幹力量，為中醫發展作出應有貢獻，亦有校友開辦社會企業、護理安老院等，熱心公益被內地或特區政府委任公職或頒授榮譽勛銜。

（43）中醫學術促進會（會立中國中醫推拿針灸院）

1988 年 7 月 3 日，中醫學術促進會成立，創會會長是內地醫院婦產科醫師蘇惠貞女士。七十年代，蘇醫師在來港開設醫館，凝聚了一群對中醫中藥愛好的病人和朋友。[90]

促進會致力推廣中醫藥學術發展，創會宗旨為聯絡香港中醫各界人士，共同研究中國傳統醫學術，使中醫走向現代化，發揚中醫中藥學術，例如中草藥、針灸、推拿、電療磁療等，又定期舉辦中醫藥學術講座及往內地醫院實習交流等學術活動。

促進會下設中國中醫推拿針灸院，為香港中醫藥管理委員會認可中醫進修項目機構，為會員開辦醫師班，課程分 2 年制到 5 年制。為了保證學生的中醫技術，蘇惠貞醫生經常奔走於中港兩地，和內地中醫院打好關係。她更首創香港第一個可每年往返內地交流實習的中醫團體活動，將會員帶往內地番禺中醫院接受中醫臨床實習訓練，提高專業水平，為香港培養了一批又一批的中醫專業人材。

2018 年，中醫學術促進會改組為中醫學術促進會有限公司。2019 年，榮獲香港商界展關懷的社會服務大 。

（44）廣州中醫學院香港校友會（廣州中醫藥大學香港校友會）

1988 年 7 月 29 日，廣州中醫學院香港校友會成立。1996 年 6

90 1970 至 1980 年代，中國開始對外開放，更有大量內地醫務人員以家人團聚為由來港定居發展。他們當中有西醫、中醫、護士、婦產士、藥劑師、化驗師等，有些還是農村衛生所的赤腳醫生。這些醫務人員有部分曾接受內地高等醫學教育，醫療技術比較全面，而且他們曾在內地醫院或衛生院工作，有豐富的臨床經驗，懂得各種中醫的治療手段，故當這批生力軍來港定居時，為謀求生活大多會自己開設診所。同時，由於他們能夠有效地善用中醫中藥治療各種奇難雜症、風濕痛症和經西醫久治不癒的慢性頑疾，盡顯中醫針炙治療痛症的技術和功效。所以，他們容易得到周身風濕骨痛的香港人接受和信賴。在長期以西醫為主導，中醫被忽視的香港，內地醫務人員充分顯示中醫治療頑疾和治療痛症的特有優勢，加強了一班病患者的信心，大大地提升了中醫中藥在香港的核心價值和醫療地位。

月 7 日，向香港警務署社團註冊處更名為廣州中醫藥大學香港校友會。[91] 會員必須是廣州中醫藥大學（包括廣東中醫藥專門學校、廣東中醫進修學校）的畢業生（包括本科班、師資培訓班、西醫學習中醫班、各類進修班），或曾在廣州中醫藥大學各部門及其附屬醫院任職的教職員工或醫護人員。1991 年後吸收了廣東省各地中醫學徒班畢業學員。

校友會成立以來，秉承廣州中醫藥大學校訓「厚德、博學、精誠，濟世」的精神，在歷屆理監事、委員和全體香港校友共同努力下，為促進香港校友與中醫中藥業界的友好團結，提高會員的中醫藥學術水平，不斷加強與香港業界中醫藥友好社團的聯繫，參與各中醫社團舉辦的中醫藥課程，授講、授工作及聽取中醫專題講座。

九十年代，校友會已經與香港中醫藥同道，為爭取中醫藥法定地位攜手合作。1990 年，校友會與福建校友會、上海校友、天津校友等成立香港中醫學會。1993 年，參與香港中醫學會發起與業界同道成立中醫藥界慶祝國慶籌委會，每年與業界籌辦慶祝國慶活動。校友會成員大多服務基層市民，他們在政府衞生處、中醫藥管理委員會工作，參與香港大學、浸會大學、中文大學中醫藥教學工作。亦有在香港東華醫院、廣華醫院、仁濟醫院、博愛醫院、法國醫院等從事醫療服務工作。

91 廣州中醫藥大學經過多年的建設，已由單一學科院校發展為以中醫藥學為主、多學科協調發展的中醫藥大學，形成了從本科，到碩士、博士、博士後完整的中醫藥人才培養體系。

（45）現代中醫進修學院

1989 年秋，現代中醫進修學院成立，由註冊中醫師蘇元元擔任院長[92]，以完整分科教學，完成四年制中醫理論學習及臨床實習，考試及格獲發畢業證書。早在 1990 年，學院已安排學員到內地的市級醫院臨床實習，使學員能做到理論與實踐互相結合。1995 年，學院經香港教育司核准正式註冊。1996 年 10 月，獲政府批准成立現代中醫進修學院同學會。於 2005 年 1 月 3 日，學院正式批準成為註冊中醫持續進修培訓機構。

（46）香港中醫學會（會立中醫學院）

1990 年 12 月 16 日，香港中醫學會成立，得到新華社及周文軒、余國春、莊啟程三位永遠名譽會長等的鼎力支持，由一批來自內地中醫高等院校旅港師生，以及本港部分知名中醫師組成的中醫專業團體。[93]

九十年代，學會已意識到要提高香港中醫專業水平，必須加強本港中醫教育，故成立會立中醫學院，培養近千名註冊中醫師，與福建中醫藥大學合辦碩博士課程。學會為本港各高等院校引推薦了大批優秀教師，促進和推動香港中醫藥教育事業的發展。

學會積極參與中醫師專業資格條例的制訂，力爭權益，維護業界

92　從 1987 年初開始，蘇元元醫師已開始授徒式教學，輔導現職中醫及中藥配劑人員提高其專業水平。

93　參見《華僑日報》，1990 年 12 月 17 日及《大公報》，1991 年 7 月 27 日。

國際中醫藥學術研討會開幕酒會上

周南頌揚中醫藥成就 賀香港中醫學會成立

研討會今明兩日舉行 三百餘專家出席

【本報訊】新華社香港分社社長周南，昨晚出席「香港中醫學會一九九一年國際中醫藥學術研討會」開幕酒會致辭時表示，藉此機會向香港中醫學會的成立和主持召開的學術研討會的開幕表示衷心的祝賀，並希望香港中醫學會發揚愛國愛港精神，與香港及內地同行，一起推動中醫藥事業不斷發展。

周南說：「中醫藥學是中華民族優秀文化的一個重要組成部分。中醫藥學的形成和發展，是千百年來中國勞動人民和歷代學者實踐經驗與高度智慧的結晶。中醫藥學的發展又極大地豐富了中華民族的思想文化寶庫，它所提倡的拯世濟民的道德精神與辯證施治的思維方式，無不閃耀着中華民族優秀傳統文化的光輝。

「中醫藥學有其獨特的優點和長處。我們可以從《黃帝內經》、《本草綱目》以及後世的中醫藥典籍中看到，中醫藥理論在不同時代的發展總是與當時先進科學水平相一致的。我們也可以從『神農嘗百草』的傳說和歷代名醫對科學的獻身精神與精湛醫術中看出，中醫藥學家同世界其他民族歷史上的醫學家相比毫不遜色。中醫藥學有效地醫治着廣大人民的病痛創傷，而且對於解決一些新出現的醫學難題有着重要的價值。實際證明，中醫中藥和西醫西藥各有長短和優劣，我們的一貫政策是鼓勵中西結合，相互學習，取長補短，共同發展，以達到更好的造福於人民的目的。我相信，香港中醫學會的成立和本次研討會的舉行將對此做出積極的貢獻。」

周南最後表示：「我還高興地得知，在內地發生特大洪澇災害之後，香港中醫學會發揚『拯世濟民』的傳統美德，推動會員和業內人士為賑災募捐。對此，我表示衷心的感謝。」

香港中醫學會會長梅嶺昌亦表示，學術研討會的召開，將對提高香港中醫藥學術水平，爭取中醫藥專業地位，和促進中醫藥走向世界起着積極作用。他說，今次應邀參加學術研討會的中醫藥專家共有三百多人，他們來自中國大陸、台灣、香港、美國、日本、澳洲、新加坡、印尼、菲律賓及澳門等地，學術論文達一百二十餘篇，內容十分豐富。

學術研討會將於今日開始，一連兩天在灣仔會展中心舉行。

‥中醫學會成立報道（《大公報》，1991 年 7 月 27 日）

本港新聞

繼承發揚中國醫學 香港中醫學會成立

喬宗淮余黎青萍出席慶祝酒會

（特訊）香港中醫學會會長梅嶺昌昨日在該會成立酒會上致辭時表示，香港中醫學會是由香港的中醫專業人士組成的學術性專業團體。學會的主要宗旨是繼承和發揚傳統的中國醫藥學，促進中醫藥學術和專業的發展，爭取中醫的專業地位，中醫師的專業資格和權益，為市民提供更佳的醫療保健服務。

他說，中國醫藥學源遠流長，是中華民族幾千年來在醫療保健的實踐中創立的，獨特的醫學體系，中醫藥的治療方法在臨床上確實具有顯著的效果。因此，不僅在華人社會中佔有十分重要的地位，而且在亞洲、歐洲和美洲各國也日益受到醫學界的注意和重視，聯合國醫藥衛生組織（WHO）也向世界各地介紹和推廣。

但是，他指出，由於種種歷史的原因，中醫在香港沒有法定的專業地位，中醫師的專業資格得不到承認，這種情況對中醫藥事業的發展非常不利。學會認為中醫的法定專業地位應首先獲得承認，中醫師的專業資格應和其他專業一樣，由中醫專業團體來評定。

他表示，學會成立後，希望吸收更多具有專業資格並在香港執業多年的中醫師入會加強與全港各中醫藥社團之間的聯絡，與本港的同業先進互相學習，互相研究，加強學術交流，學會也將與各地的中醫專業團體加強聯絡，舉辦各種形式的學術研討會，學術講座等，並積極籌備出版中醫藥學雜誌，中醫信息交流刊物和中醫實及叢書等。學會也將加強與世界各地傳統醫學團體之間交流，為進一步促進中醫藥事業的發展而努力。

昨日出席酒會的主禮嘉賓有：新華社香港分社副社長喬宗淮、副衛生福利司余黎青萍及該會的四位名譽會長，分別為南聯實業有限公司常務董事周文軒，保良局主席莊啟程，東華三院主席李振強和裕華國產百貨有限公司董事長兼總經理余國春等。

‥中醫學會成立報道（《華僑日報》，1990 年 12 月 17 日）

全港中醫師公會聯合會奉准成立

（特訊）全港中醫師公會聯合會，已獲香港註冊總署核准成立；其成員有港九中醫師公會、中華中醫師公會、九龍中醫師公會、僑港中醫公會、新華中醫中藥促進會等，基於公會與公會之間密切聯繫，而共同組織一個健全的聯合會，同時竭誠邀請友會參加，以利羣策羣力，共同研究中國醫藥文化，促進研討中醫藥學術科學化，及爭取會員專業權益爲宗旨。聞該會定於本年八月五日（星期日）下午二時在其辦事處，召開第一次委員會議，商討發展會務方針等。（奕）

‥全港中醫師公會成立報道（《華僑日報》，1990 年 7 月 28 日）

專業地位，[94] 又設立香港中醫學會教育研究基金會和香港中醫學會慈善基金會，在學術研究和慈善領域發揮作用，努力開展中醫防病治病工作。

（47）全港中醫師公會聯合會

1990 年，全港中醫師公會聯合會成立 [95]，由港九中醫師公會、中華中醫師公會、九龍中醫師公會、僑港中醫公會、新華中醫中藥促進會等共同組成，基於公會與公會之間密切聯繫，同時竭誠邀請友會參

94 《大公報》，1991 年 8 月 14 日。
95 《華僑日報》，1990 年 7 月 28 日。

加，群策群力，共同研究中國醫藥文化，促進研討中醫藥學術科學化，爭取會員專業權益為宗旨。

（48）香港中華中醫學會

1993 年 11 月，香港中華中醫學會成立，學會宗旨為繼承和發揚中國醫藥學文化，促進中醫藥學的發展，聯絡和團結全港中醫同業，爭取中醫在香港的專業地位和合理權益，加強會員的學術交流，提高學術水平，促進會員的聯繫，以及發揚互助精神。

學會大多數會員為工聯醫療所屬下醫師，一直以服務基層勞工、市民為宗旨，他們多次參與義診服務，面向貧苦大眾，提供政府以外較廉價的醫療服務，為保障市民的健康而作出貢獻。

2003 年 8 月，香港註冊中醫學會成立，學會為十個組成團體的其中一員，吳鍾能醫師擔任首屆會長，與眾首長一併肩負團結全港中醫業人士的責任，為爭取中醫的法定專業地位和合理權益而作出貢獻。[96]

（49）香港大學專業進修學院中醫同學會（香港大學中醫校友會）

1993 年 6 月 30 日，香港大學專業進修學院中醫同學會由一班香港大學專業進修學院中醫課程的同學創立，屬於較早期成立的中醫教育組織。同學會的宗旨為發揚及推廣中醫藥，促進人類健康，致力提高中醫在香港的專業地位。香港大學中醫校友會經常舉辦不同類型

96 《星島日報》，2003 年 8 月 21 日。

工作小組委託中大
調查中醫中藥應用
應否管制中期報告明夏提建議

（特訊）中醫藥工作小組主席薛明表示，該小組以首要工作是搜集有關香港使用傳統中醫中藥的詳細資料，並耗用三十萬元委託中文大學調查本港應用中醫中藥的情況。小組預期明年夏季可制訂一份中期報告，就應否管制中醫藥而提出建議。

中醫藥工作小組昨午召開首次會議，薛明在會後指出，該小組已為此訂下一個為期六至九個月的工作計劃，包括：

（一）由中文大學各有關學科的學者組成的小組將於十天後進行研究，其中包括對傳統中藥的使用者及供應者的調查；整個調查約須三十萬港元。

（二）工作小組將於短期內去信本港二十個主要的中醫中藥團體和中醫師，邀請他們提供意見，必要時亦會安排小組討論。

（三）西醫的專業協會，如香港醫學會和英國醫學會香港分會等，亦會獲邀向工作小組提意見。

（四）工作小組將與消費者委員會保持聯絡，搜集市民對中醫藥情況的資料。

（五）工作小組將收集中國、台灣、新加坡等地使用傳統中藥及訓練和管制中醫師的資料。

薛明說，雖然本港約有四至六成的市民已廣泛使用各種形式的中藥，但現存或經過整理的有關資料仍非常缺乏，因此，有需要利用各種途徑搜集準確、最新及全面的資料。

他又稱，小組希望在第一階段工作完成後，於明年夏季期間，把搜集結果編訂中期報告，據以擬定有關建議。

他補充說，工作小組的目標是促進善用傳統中藥。

‥中醫藥調查報道（《華僑日報》，1989 年 9 月 29 日）

的活動，包括參觀和訪問內地的中醫機構及中醫醫院、舉率學術講座、踏青辨藥等，同時亦會到社區機構進行義診、講學。此外，校友會更高度關注香港中醫藥發展，主動回應政府推行中醫新政策時對業界的諮詢，如最近曾向政府機構就中醫院發表意見。[97]

1991 年，香港大學專業進修學院成為首間推行中醫證書課程的院校，當時沒有教材，教授主要來自上海中醫藥大學，只跟隨內地的教學模式來傳授知識，並以西醫的思維模式辨症論病。後來，香港中醫教育才慢慢發展出自己一套純中醫理論。回望昔日的師傳醫術和現

97 《明報》，2017 年 2 月 23 日。

今學院學醫方式，各有好處，惟各有不足。師傅中醫能獲得不少的實戰機會及經驗，以及一些獨門秘方，卻缺乏全面和基礎。現今學院學醫從基本開始，涉獵範疇較多，如內科、婦科、針灸、骨傷等，更要修讀中醫四大經典，可惜缺乏實戰機會和經驗。展望將來，中醫課程如能加入師徒制，必能補足現時學院學位的不足，令中醫課程的專業水平更上一層樓。

（50）香港中醫專業學院

1993 年 7 月，香港中醫專業學院成立，為香港首間使用內地中醫藥大學教材教學的全日制中醫學院，由法住機構籌辦[98]，暨南大學附屬醫院院長張大釗教授擔任院長。[99]同年 12 月 24 至 27 日由法住機構主辦，香港中醫專業學院協辦，首次以文化角度詮釋中醫的國際會議「中國文化與中國醫學」隆重舉行，包括中、港、台及海外學者，第一次深入討論中醫前景及中醫人格等議題，並出版《中國文化與中國醫學國際會議論文集》。

早期香港的中醫藥教育，依賴各中醫師公會及熱心人士設立的中醫學院及研究院提供晚間課程，沒有統一性。有見及此，一群熱心人士借重張大釗教授的高等教育經驗及暨南大學的人脈，在法住機構霍韜晦院長的鼎力支持下，正式成立香港首間全日制中醫學校香港中醫專業學院。課程借鏡了內地的中醫本科課程，設有法住中醫學院門診

---

98 1982 年，法住機構由霍韜晦先生創立，屬非牟利組織，為多元文化教育團體，服務社會範圍包括學術、教育、出版、醫療、慈善等。

99 張大釗教授，香港著名中、西醫結合專家。1997 年 6 月 29 日，他獲查里斯王子頒發英女王 MBE 勳銜，表彰他在中醫學方面的成就。特首董建華任命張大釗教授為香港中醫藥發展委員會主席。

部，作臨床實習之用。

然而，當時中醫非法定專業，難以吸引年青人入讀。對中醫有興趣的成年人，也苦於中醫前途有限，薪金微薄，難以放下工作攻讀全日制中醫課程。因此，香港中醫專業學院收生長期不足，學院唯有順應市場改於晚間開辦兼讀課程，加上學院簽發的證書及文憑未獲政府承認，故在收生不足的情況下，香港中醫專業學院只能在 2002 年前結束。

（51）香港經絡醫學會

1995 年，香港經絡醫學會成立。

九十年代，內地針灸醫學會秘書長來港，由於以往針灸師很少與內地專家交流，故秘書長嘗試邀請他們舉辦有關針灸醫學課程，過程中成員獲益良多，最後決定成立香港經絡研究會。成立研究會目的最初只作為成員間互相討論的場所，後來發現經絡是一種醫學，不能只局限於研究，所以決定改名為香港經絡醫學會。

學會宗旨是研究、發展和弘揚經絡醫學，健康最重要的是飲食，醫藥可以飲食代替，身體則刮用穴位及針灸改善。以一台電腦作比喻，身體為硬體，飲食則為軟件。要身體健康，必須要改善飲食；修理硬體則是使用穴位醫治改善身體問題。

香港經絡醫學會主要成員包括中醫、按摩師、推拿師、其他相關及有興趣人士。學會定期舉辦醫學學術交流、講座及課程，供不同人士學習。學會又與各地同業學術交流，與時並進，貫通現代學術知識。學會與不同機構合作，舉辦義診等社會活動。

2003 年，香港經絡醫學會加入世界中醫藥學會聯合會成為屬會會員[100]。學會屬非牟利專業社團，並獲政府註冊認可。

(52) 世界中醫藥學會

1996 年 1 月，世界中醫藥學會成立。回歸前夕，香港中醫藥界與美國中醫研究院（ACM HEALTH CENTER）、美國東方醫學會（AAOM）、加拿大艾米頓州針炙協會及內地一批中醫藥專家經過多次協商，組成一個跨國性中醫藥組織。

學會宗旨是聯合海內外中醫藥同業，立足香港，背靠中國，溝通中、港、台及海外，力促中醫藥學走向世界，並逐步推廣中醫藥學科學化、規範化，努力提高中醫藥學的水平。會長工作會議是世界中醫藥學會的最高職能機構，會長陳大信教授是聞名中、港、美的專家，常務會長兼秘書長黎炳森教授是前國家主席江澤民的秘書，是一位資深的行政管理專家。在會長工作會議的領導下，於回歸前召開多次國際性學術交流大會。1997 年 6 月，委派劉美珍副秘書長為團長，出任「世界中醫藥學會慶祝香港回歸赴京義診團」。

1997 年 7 月至 1999 年 1 月，世界中醫藥學會再召開多次國際性學術交流大會，尤其在 1998 年 11 月，學會與美國加州長春藤大學聯合舉辦「美國洛杉磯國際名醫交流大會」，獲美國總統克林頓發送

---

100 2003 年 9 月 25 日，世界中醫藥學會聯合會（世界中聯）成立，由國務院批准，民政部登記註冊，總部設在北京的國際性學術組織。世界中聯的宗旨是增進世界各國（地區）中醫藥團體、機構之間、中醫藥學與世界各種醫藥學間的交流與合作，加強學術交流、資訊交流、成果交流，提高中醫藥業務水平，繼承和發展中醫藥學，促進中醫藥國際傳播與發展，促進中醫藥進入各國醫療衛生保健體系，為人類的健康作出更大貢獻。

賀電，這意味着香港的中醫藥界已在美國獲得注意。

進入二十一世紀，學會每年都召開多次國際性中醫學術交流會。2009 年及 2011 年，與香港大學及各友會聯合舉辦「香港中醫藥路向全攻略」，為香港中醫藥的發展貢獻出一分力。

（53）國際中醫風濕與骨病研究學會

1998 年 12 月 2 日，國際中醫風濕與骨病研究學會成立。1996 年，陳卓明在首屆（北京）國際風濕病學術交流中發言。

（54）香港華夏醫藥學會

1998 年 8 月 6 日，國際華夏醫藥（香港）學會註冊成立。2000 年 3 月 6 日，經監理事會及會員大會一致通過，採用香港華夏醫藥學會作為永久會名。自成立以來，會員經常參與國內外的學術交流活動，包括深圳、廣州、佛山、澳門、珠海、海南島、廣西、西安、天津、昆明、北京、台灣等地舉行的「國際華夏醫藥學術大會」，以及在溫哥華舉行的「國際中醫學術大會」等。

香港華夏醫藥學會是中醫樂管理委員會批核認可進修機構，中醫師自規管註冊後，要求三年學習進修滿 60 分方可續領牌照。由實行至今，學會每月定期提供進修課程，積極配合香港衞生署中醫藥管理委員會的持續進修工作。

學會又積極參與香港和內地的慈善活動，2000 至 2004 年組織十餘位中醫師作義診服務。2007 年 12 月 2 日，學會參與「中醫中藥中國行」，與多個友會合辦義診活動，以及宣傳中醫藥推廣活動。

（55）香港浸會大學中醫藥學院

1998 年，香港浸會大學開辦香港首個由教資會資助的五年全日制中醫學士及生物醫學理學士（榮譽）雙學位課程，是香港首間由大學教育資助委員會（教資會）資助開辦的中醫及中藥本科課程。

1999 年 10 月 14 日，香港浸會大學中醫藥學院正式成立，由浸大中醫藥研究所、理學院轄下的中醫部及持續教育學院轄下的中醫藥課程組合併組成，由校長謝志偉博士擔任臨時院長。同年，香港浸會大學首間中醫藥診所——香港浸會大學尖沙咀中醫藥診所，正式投入服務。

2000 年，浸大中醫學院正式設立教學部、臨床部、研究及開發部。同年成立香港浸會大學中醫藥學會，舉辦第一屆大型中醫藥展覽，又出版《杏林新綠》年刊。2001 年，浸大中醫藥學院開辦四年全日制中藥學學士（榮譽）學位課程，又為醫院管理局舉辦藥劑師中藥基礎課程。2002 年，香港浸會大學陳漢賢伉儷中醫專科診所暨臨床規範研究中心開業。

2003 年，東華三院黃大仙醫院設立的香港浸會大學王李名珍中醫藥臨床研究服務中心投入服務。浸會大學第一屆五年全日制中醫學學士及生物醫學理學士（榮譽）學位課程學生於同年畢業，並且全部通過中醫執業資格試，成為香港培育的首批註冊中醫師，意義深遠。同年，中藥全球化聯盟成立，香港浸會大學中醫藥學院為創辦成員之一。[101]

2003 年 10 月 9 日，浸大中醫藥學院的中國銀行（香港）中藥標本中心落成啟用。此外，浸大中醫藥研究所獲創新科技署轄下的香港認可處授予 ISO 17025 國際認可資格，是本地首間取得中藥測試認可資格的大學實驗室。同年，浸大推出香港首個中醫醫務社會工作服務試驗計劃，派駐香港首位專職中醫醫務社工。

2004 年 3 月，展開為期十八個月的「香港容易混淆中藥」研究工作，分階段推行出版書刊、製作網頁、大型展覽、舉辦講座等。同年，學院與南京中醫藥大學合作創辦（修課式）中醫學碩士學位課程。

2006 年 10 月，香港浸會大學中醫藥學院、伊利沙伯醫院（Queen Elizabeth Hospital，下簡稱 QE）與及醫院管理局（Hospital Authority，簡稱醫管局），合作開放位於 QE 內的中醫治療研究中心、醫管局聯網「急症全科醫院」內，同時擁有中、西醫全職駐診的中醫治療研究中心，可同時開展中醫與中、西醫協作的醫療教學與研究工作。

2017 年，浸大卞兆祥教授發表有關〈浸大制訂中藥複方臨床試驗報告指引〉(CONSORT —中藥複方 2017)，在美國《內科醫學年鑑》(*Annals of Internal Medicine*) 刊登，冀能提升中藥研究的水平。

101 中藥全球化聯盟成立於 2003 年，是由當今對中醫藥研究、教學與科研開發中最有經驗的專家、知名高校和著名企業所組成的聯盟，旨在推動中醫藥在治療上的國際認受性，促進中醫藥全球化的步伐。創辦成員包括中央研究院、中國醫學科學院 / 中國協和醫科大學、中國中醫科學院、香港中文大學、香港浸會大學、香港科技大學、國家衞生研究院、北京大學、PhytoCeutica 公司、上海中藥創新研究中心、中國科學院上海生命科學研究院、上海中藥標準化研究院、上海中醫藥大學、清華大學、香港大學及耶魯大學。

學院致力開辦優質的中醫藥課程、從事高端研究和技術開發，提供高水平的中醫醫療服務，積極從事中醫藥標準化工作，推動中醫藥現代化和國際化。

（56）香港中文大學中醫學院

1996 年，香港中文大學成立中醫學課程工作小組，以香港中文大學專業進學院名義，與成都中醫藥大學合辦課程。1997 年，小組向大學教育資助委員會申請舉辦中醫學學士課程。1998 年，香港中文大學中醫學院正式成立，為香港三所提供中醫課程的大專院校之一，隸屬於理學院。1999 年首辦中醫進修文憑課程，同年成立腦研究中心。

中醫學院一直以培育高質素的中醫臨床人才為宗旨，以承傳中醫藥發展為重任。學院開辦各種中醫藥專業課程，包括修課式中醫學士、碩士及研究式碩士、博士學位課程，至今已培育出逾千名中醫畢業生，為香港中醫藥事業持續發展盡一分力。

中醫學院分別在醫、教、研三方面建立穩建基礎，提供專業中醫臨床服務和發展臨床教學及研究基地，以及通過業界及社會各方共同協作，穩步發展專業中醫診所服務，以應付社會對中醫服務熱切的需求。中醫學院與各研究單位通力合作，全面提升中醫藥基礎、臨床、中醫傳統理論研究水平，並於本地及國際平台上積極發展中醫學術研究。

1999 年，中大中醫學院開辦首屆中醫學學士課程，翌年開辦全日制中醫學碩士課程。2001 年，又與東華三院合作開辦「廣華醫院－香港中文大學中醫藥臨床研究服務中心」。

2003 年開辦兼讀制中醫學碩士課程，翌年再開辦兼讀制針灸學理學碩士課程及中醫骨傷推拿文憑課程。

學院自 2005 年起，安排中醫課程學生到蓬瀛仙館中醫部作臨床實習。2008 年 6 月 7 及 8 日，中大中醫學院舉辦「香港·《黃帝內經》學術研討會」，以促進香港及海內外學者對過去數十年《內經》研究成果的交流。

2011 年，開辦中醫骨傷推拿高等文憑課程。2013 年，香港中文大學中醫學院由理學院轉往醫學院。2014 年學院正式遷進崇基學院李慧珍樓內的全新中醫教學大樓，並於 2016 年完成全面翻新及擴建中醫專科診所暨臨床教研中心，務求在全新的教學及臨床配套設施下，提供更優質的教學培訓及中醫服務。2017 年，中醫教學診所重新命名為香港中文大學中醫專科診所暨臨床教研中心。

2018 年，香港中文大學「植物化學與西部植物資源持續利用國家重點實驗室」以科學方法研究中藥古方，發展常規治療以外的藥性補充品，輔助西醫，目前已完成 32 項創新藥方，橫跨內外婦兒、心臟、老人科等，以做到真正中西合璧。[102]

（57）香港大學中醫藥學院

1998 年，香港大學中醫藥學院成立，早期開辦兼讀制教育為主的中醫證書、文憑課程。學院於 2002 年重組，在大學校內設立院址並開辦全日制中醫全科學士課程，現隸屬於香港大學李嘉誠醫學院。

早於 1979 年 10 月 30 日至 11 月 1 日，香港大學理學會中草藥

102《明報》，2018 年 7 月 4 日。

港大理學會辦
中醫中藥初探
今假港大學生會舉行

（特訊）香港大學理學會中草藥研習組今日開始至十一月一日舉辦展覽，題為「中醫中藥初探」，內容包括五個方面：（一）中醫基礎理論簡介；（二）中藥分類、鑑別及方劑介紹，（三）中藥炮製及制劑，（四）中草藥抗癌，（五）校園中草藥介紹。展出地點是港大學生會大樓四樓學生會禮堂，開放時間為每日上午十時至下午六時，同期進行的還有書展及電影，另每天都有校園中草藥認藥遊。（成）

‥香港大學舉辦中醫藥初探活動報道（《華僑日報》，1979 年 10 月 30 日）

20170215am730_港大研湯包減副作用

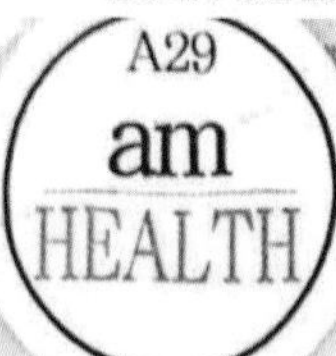

無礙化療治癌功效
港大研湯包減副作用

癌症患者對於化療引起的副作用感到恐懼，因而抗拒治療，影響病情。港大中醫藥學院研發出食療湯包，有助減低化療副作用，同時不會影響化療藥物的功效，提高患者的生活質素。該學院將擴大研究，正招募癌症患者參與。

使用化療治療癌症，主要會出現脫髮、免疫力下降、皮膚乾燥或潰瘍、指甲變色或脫落、嘔吐或噁心等，對患者構成不適外，更影響外觀，降低生活質素。港大中醫藥學院的研究團隊根據「藥食同源」的理論，以及古書記載，研製食療湯包，成分包括黑豆、雜糧米和菌類等，經特殊加工而成。湯包性平，適合各種不同體質的人士，即使正接受西藥治療的癌症患者亦可同時服用，毋須顧慮化療藥物與中藥之間產生的影響，加上口感好易入口，適合化療期間或化療剛結束，伴有多種副作用的患者。

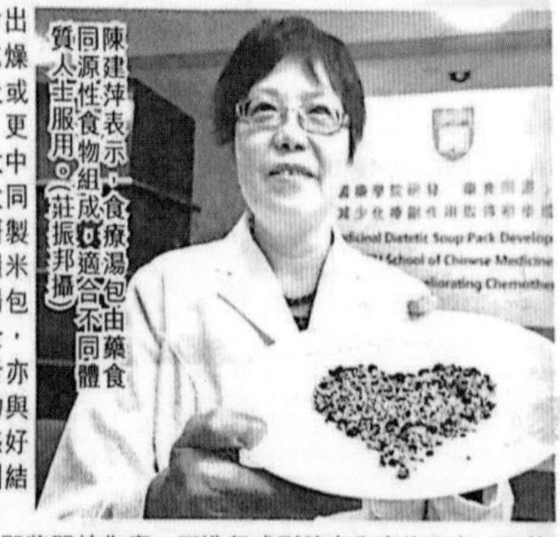
陳建萍表示，食療湯包由藥食同源性食物組成，適合不同體質人士服用。（莊振邦攝）

研究團隊由2015年開始招募即將開始化療、正進行或剛結束化療的患者，目前已招募140人。參與者被隨機分配到湯包組或輪候對照組。團隊完成臨床研究的100人作中期分析，初步發現，食療湯包組在服用6周後，參與者的頭髮生長速度顯著加快，同時改善了指甲、面色變黑及疲勞的情況，而對化療引起的白血球數量減少也有改善。此外，食療湯包不但不會影響化療藥效，更可加強阿霉素對腫瘤細胞的抑制作用，對正常肝腎細胞有保護作用。

領導研究的該學院副教授陳建萍表示，中期研究結果顯示該食療湯包，可減少癌症患者化療的副作用。團隊希望未來食療湯包能納入癌症標準化治療中，透過減毒，改善患者的生存質量，令患者能順利完成化療，同時提高患者的生活質素。該研究目前正擴大招募，名額300名，以進一步驗證其安全性和有效性，有興趣人士可致電9032 9861或3917 6510與研究團隊聯絡。

‥香港大學研製湯包減癌症副作用報道（《am730》，2017 年 2 月 15 日）

研習組已舉辦「中醫中藥初探」展覽。[103]

近年學院迅速發展，在教、醫、研三方面均取得顯著成果，辦學特色以中醫為本，結合最新的現代生物醫學理論，旨在培養具中、西醫專業知識及技能的中醫藥人才。學院的教師曾接受內地中醫藥大學本科院校全面的中醫藥教育，擁有內地、外醫學教育和研究經驗 。

2001 年 8 月 28 日，港大中醫藥學院於瑪麗醫院開設臨床教研中心，除了作為中醫臨床見習的地點外，亦為市民提供全科門診、針灸科、骨傷科及中藥配藥服務。2003 年，「東華醫院－香港大學中醫藥臨床教研中心」接受醫院管理局資助，成為醫院管理局屬下首間公營中醫門診。

2017 年，學院研究改善化療治癌的功效，開發食療湯包以減低癌症患者化療引起的副作用，得到很大的發展。[104]

（58）香港中醫專科發展工作成員名單

中醫藥在香港的醫療體系中，一直擔當重要的角色。1999 年，中醫藥條例草案通過及成立香港中醫藥管理委員會，奠定了中醫藥在香港醫療體系的發展基礎。2013 年，隨着香港中醫藥穩步發展，政府成立中醫中藥發展委員會，積極檢視未來中醫藥發展的需要。中醫業小組的其中一項主要職能，是研究中醫的專業發展需要，探討如何推動中醫的專科發展。政府接納中醫中藥發展委員會的建議，在《2014 年施政報告》中宣佈預留土地興建中醫院。

103《華僑日報》，1979 年 10 月 30 日。
104〈港大研湯包減副作用〉，見《am730》，2017 年 2 月 15 日。

2014 年 7 月，工作組為配合中醫院的建立，提供高質素中醫人才，以及推動香港本地的中醫專科發展，成立香港中醫專科發展工作組（工作組），並簽署《香港中醫專科發展工作組合作備忘錄》。工作組旨在團結香港中醫學界及業界，以推動香港中醫專科發展為目標，冀能在香港已有的中醫醫療體制上建立一套中醫專科制度，推動中醫專科資格認可的機制，並向政府提交有關的建議。經各方協商，確定在工作組中先設立三個專科小組，分別為內科、針灸及骨傷，並根據此框架，在將來探討其他科別的可行性。以下為香港中醫專科發展工作成員名單：

香港中醫專科發展工作組

召集人：勞力行　　　　副召集人：陳永光

成　員：瑪奕斌、呂愛平、卞兆祥、梁榮能、姜元安、莫飛智、陳抗生、俞煥彬、楊卓明、汪慧敏、朱恩、何國偉、黃賢樟

香港中醫專科發展內科小組

召集人：李敏、黃賢樟

秘　書：吳梓新

成　員：沈劍剛、張保亭、陳維華、周叔英、董爽、王冠明、黎詠詩

香港中醫專科發展針灸小組

召集人：張樟進、莫飛智

秘　書：林蓓茵

成　員：林志秀、張世平、吳俊來、王瑞、陳家澤、熊嘉瑋、陳仿陽

香港中醫專科發展骨傷小組

召集人：張建國、朱恩

秘　書：區浩庭

成　員：李磊、涂豐、朱洪民、梁鎮泉、李振輝、陳紹興

香港中醫專科發展顧問小組

成　員：梁智鴻、胡定旭、鄭惠瓊、范佐浩、黃譚智媛、李國棟、瑪攻、黃傑、梁永鏗

香港中醫專科發展專家小組

成　員：袁啟順、梅嶺昌、梁頌名、孫外主、司徒儀、黃雅各、陳蘭英、林家榮、盧鼎儒、趙少萍、謝文賢、 培堪、蔡尚斌、趙立岩、王玲玲、劉伍立、郭元埼

（59）香港新中醫學院

1999 年，香港新中醫學院成立，這是一所籌備過渡中的私立中醫藥大學。學院的組織架構有校務委員會、發展基金委員會、專家專業委員會、中醫學系、中藥系、養生保健專科等。學院以「弘揚祖國中醫藥文化、培育人材、精英搖籃」為辦學宗旨，並以臨床治好病為動力，顯示以中醫科學化為己任。學院着重以「師帶徒」形式，培訓中醫精英。同時，不斷培訓食療養生師，為推廣中醫養生／防病、治

病、病後調理的理念，提升市民健康，為深化中醫藥現代化、實用化的教育事業不斷努力並作出貢獻。

（60）香港表列中醫協會

1999 年，香港表列中醫協會成立，積極團結全港表列中醫[105]及註冊中醫，共同維護和促進特區政府賦予中醫的專業地位及權利，[106]協助政府幫助表列中醫提高專業水平，順利過渡成為註冊中醫。[107]協會會員以其專業服務社會，保障市民健康，同時為爭取中醫中藥的合法專業地位，維護中醫專業聲譽和中醫專業自主。協會又繼承和發揚傳統中醫學，堅持學術民主，百家爭鳴，促進國際間中醫藥現代化和學術交流。

2008 年，協會在灣仔溫莎公爵社會大廈舉辦「中醫師專業服務發展計劃總結研討會」，陸順海在會上提出了建設性的建議，積極解決 2000 多名表列中醫順利過渡到註冊中醫師的問題。[108]

105 2001 年，7707 名表列中醫名單刊登於 12 月 21 日出版的《憲報》。

106 2002 年 3 月 1 日，《中醫藥條例》第三批條文規管該條例下註冊或表列中醫所使用的名銜生效。

107 2002 年，11 月 29 日，香港中醫藥管理委員會（管委會）主席謝志偉博士公佈，首批註冊中醫的名單已確定，共有 2,384 名表列中醫獲接納為註冊中醫。

108「政府口説支持中醫藥發展，對業界面對的問題卻『閪佬懶理』。本報記者發現，早年推出中醫註冊制度時，執業中醫在成功註冊前，可申請『表列』，繼續行醫。本來這個安排只屬過渡性質，惟轉眼十七年，本港仍有二千六百多名表列中醫未註冊。多名資深中醫師直言執業試內容偏向『學院派』，部分問題與他們醫術無關，例如『十八個月嘅 BB 有幾多隻牙』，根本難以回答。又有行醫三十多年，專攻骨傷科的中醫師面試四次均失敗，原來因為過程中需回答其他科目的問題。大批表列中醫雖然資深，但在現行制度下卻慘成『政策孤兒』，彷彿等待自生自滅，令人心灰意冷。」參見《東方日報》，2017 年 8 月 24 日。

東方日報 港聞二 A18

過渡17年未註冊 表列中醫淪「孤兒」

病假紙未獲承認 嘆執業試受刁難

心灰意冷

政府口說支持中醫藥發展，對業界面對的問題卻「閒佬懶理」。本報記者發現，早年推出中醫註冊制度時，執業中醫在成功註冊前，可申請「表列」，繼續行醫。本來這個安排只屬過渡性質，惟轉眼十七年，本港仍有二千六百多名表列中醫未註冊。多名資深中醫師直言執業試內容偏向「學院派」，部分問題與他們醫術無關，例如「十八個月嘅BB有幾多隻牙」，根本難以回答。又有行醫三十多年、專攻骨傷科的中醫師面試四次均失敗，原來因為過程中需回答其他科目的問題。大批表列中醫雖然資深，但在現行制度下卻慘成「政策孤兒」，彷彿等待自生自滅，令人心灰意冷。

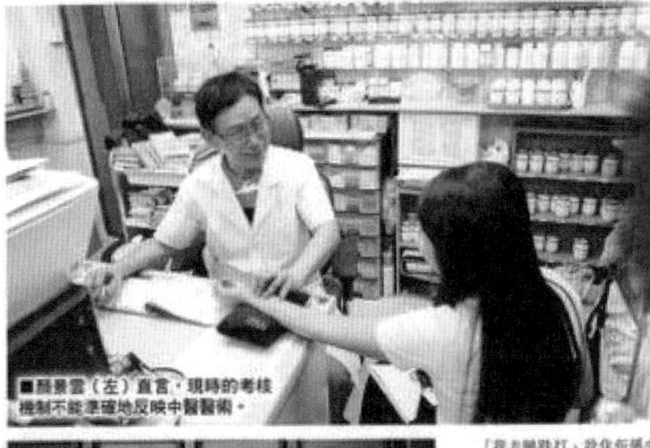

■顏景雲（左）直言，現時的考核機制不能準確地反映中醫醫術。

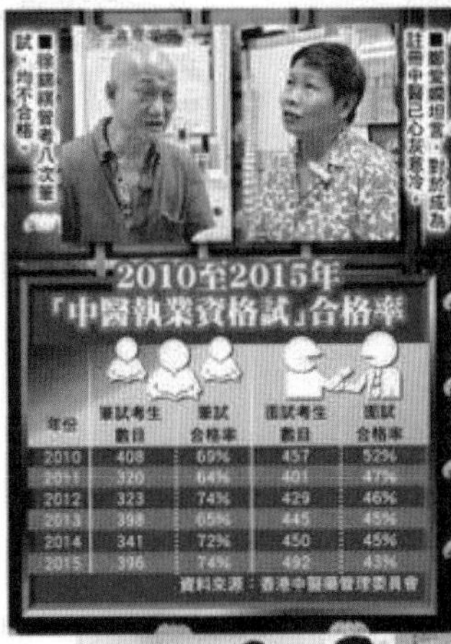

■徐錦標曾考八次筆試，均不合格。

■鄭愛嫦坦言，對於成為註冊中醫已心灰意冷。

2010至2015年「中醫執業資格試」合格率

年份	筆試考生數目	筆試合格率	面試考生數目	面試合格率
2010	408	69%	457	52%
2011	320	64%	401	47%
2012	323	74%	429	46%
2013	398	65%	445	45%
2014	341	72%	450	45%
2015	396	74%	492	43%

資料來源：香港中醫藥管理委員會

「我去睇跌打，滋住佢搽中藥，問得醫生紙就用喺啦！」從事寫字樓工作的陳先生，早前因小病痛向馬鞍山的一名跌打中醫求助，治療之後，帶着由該中醫開出的病假紙回公司，豈料被告知醫師是表列中醫，不是註冊中醫，病假紙不獲承認。他致電中醫藥管理委員會查詢，回覆卻令人大感氣憤，「佢哋竟然答，在規定唔畀表列中醫開病假紙，不過可以開唔代表有效。」

合格率偏低 2636人未「上岸」

市民混淆，全因本港現時的中醫師，有「註冊」及「表列」之分，兩者在法例上的認受性略有不同。翻查資料，當局早年為了配合中醫註冊制度的推出，當時正執業的中醫師在成功註冊之前，可用表列中醫的身份繼續行醫。這個安排最初是用作過渡，當局一旦宣布過渡期結束，表列中醫將不再可以合法行醫，惟轉眼間，已「過渡」了十七年，而今年七月底，全港仍有二千六百三十六名表列中醫，每年的執業試合格人數，則持續偏低。

「傳統認知與書本上不同」

要成功註冊，需通過中醫執業資格試，包括有三百條選擇題的筆試，以及考核臨床經驗的面試。現年六十三歲的中醫師鄭愛嫦，行醫三十多年，曾考六、七次筆試，之後經過四次面試，仍未完成註冊。她坦言，「傳統中醫上嘅認知同書本上嘅唔同，係失敗嘅原因。」而且很多傳統中醫師專攻特定知識，對於專注骨傷科的她而言，「考試會問內科、針灸嘅問題，嗰啲就唔識答。」

鄭續指，過去曾經參加坊間的不同應試班，積極備戰，「試過一年持幾個月去讀書，每日由下晝五點讀到夜晚十一點，最後都係考唔到。」她無奈表示，按照規定，五次面試失敗就要重新考筆試，「已經心灰意冷，唔會再考！」

「考試會問十八個月嘅BB有幾多隻牙！」現年五十九歲，同樣有三十多年醫齡的中醫師徐錦標，二〇〇〇年至今曾考八次筆試，均不合格。他認為，考試部分內容與中醫根本無關，而且「有書溫，冇上訴制度，根本唔會知自己錯喺邊。」

香港中醫師權益總工會首席理事長顏景雲指，現時的考核機制對傳統中醫師不公平，通過執業試與否，不能準確反映醫師的醫術與能力。他建議政府與本港大學的中醫學院合作，為表列中醫開班，讓他們真正能過渡成為註冊中醫。

業界倡政府提供應試協助

香港前線中醫聯盟秘書長陳文鑰則指，表列中醫的數目將隨時間逐漸減少，當局應以提升及確保服務質素為前提，不應為了讓他們更容易註冊而貿然降低執業試的難度，甚至一刀切取締表列中醫。他續指，當局可考慮提供更多協助，讓表列中醫通過執業試，亦可設立制度，讓表列中醫的寶貴經驗得以流傳。

中醫藥管理委員會秘書處回覆指，中醫組不時檢討中醫執業資格試的模式及內容，以完善考試制度及繼續提升試題質素；惟該組指，現時適用於所有考生的考試模式及內容均是恰當的，而為確保註冊中醫的專業水準及保障市民健康，委員會暫時並無計劃改變現行的中醫註冊制度。 ■專案組

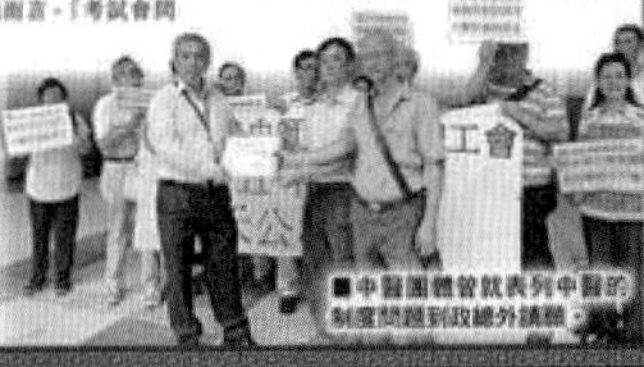

■中醫團體曾就表列中醫的制度問題到政總外請願。

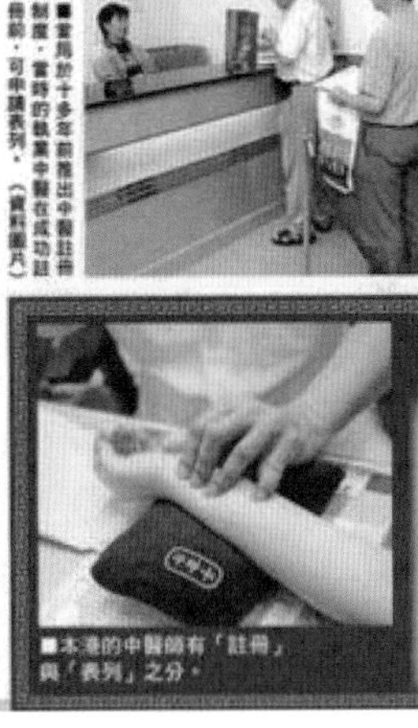

■當局於十多年前推出中醫註冊制度，當時的執業中醫在成功註冊前，可申請表列。（資料圖片）

■本港的中醫師有「註冊」與「表列」之分。

傳統中醫師 學師多專攻一科

【本報訊】為保障病人的健康和權益，並確立中醫的法定專業地位，政府於十多年前推出一系列中醫規管制度，包括註冊機制、執業資格試、紀律處分機制等，惟這個「新系統」卻與本港的中醫傳統生態大有出入。

「表列」不可參加醫療券計劃

香港中醫師權益總工會首席理事長顏景雲表示，過去有很多中醫師都是由內地遷移到港，因不想醫術失傳，故收徒傳藝，在這個歷史背景下，現時不少資深中醫師都並非「學院派」出身，學歷亦相對較低。他續指，亦由於他們是學師出身，大多會專攻一科，對於全科的根源理論未必有認識，「跟跌打師傅就學跌打，跟針灸師傅就學針灸，你唔會拜十個師傅。」

為此，當局實施過渡安排，在二〇〇〇年前於本港執業的中醫師，若執業達十五年，又或執業達十年並持有相關學歷資格，可豁免參加執業資格試及註冊審核，其餘的中醫師可申請「表列」，並在通過考核後，便可成為註冊中醫。表列中醫除了簽發的病假紙未必得到承認外，亦不可處方部分毒性中藥材，以及不可參加長者醫療券計劃，兩者可使用名銜、張貼的證明書、需遵守的守則均有不同。

‥表列中醫行醫十多年仍未獲註冊報道（《東方日報》，2017 年 8 月 14 日）

未來中醫大學畢業生
——學歷錯配的重災區？

黃賢樟

中國大陸一年一度在港招收大學新生的工作已開始，市民在報讀什麼專業的問題上要考慮將來畢業後的出路，當中，中醫大學畢業生要面對的嚴重學歷錯配問題，的確不容忽視。

香港只有3間大學有中醫學院，每年約培養70至80位中醫專業的大學畢業生，但近年中國內地有相當多中醫藥大學或學院已陸續招收港生前往就讀，其人數之龐大，今後如不加以調整，則會爲香港中醫業的就業市場，乃至中醫師的專業市場帶來很大問題。

目前香港的註册中醫、有限制註册中醫，與表列中醫合計有9514人，他們絕大部分在私營診所執業，能進入醫管局中醫診所執業的，只有200餘人。按目前的現狀，中醫師的就業市場如能容納現在本地每年培養的70至80餘位中醫畢業生，已算幸運。

大陸培養港籍畢業生迅速增加

而大陸地區近年培養的香港籍的中醫大學畢業生人數迅速增加，以華南地區某省份爲例，該省有招收港生的其中一間大學，在2013年已招收中醫專業的港生251人，約是香港3間大學當年招收人數的3倍。一間大學的招生數字已如此可觀，而香港中醫執業資格試承認其畢業生學歷的大陸院校有29間之多，當中已有不少院校已招收或計劃招收香港學生。如以多間大學合計，則香港的中醫大學畢業生人數，便蔚爲壯觀（估計會有過千人至數千人之多）。

香港目前的中醫專業市場的確難以容納這支「龐大」的中醫大學畢業生隊伍，這一領域極有可能成爲年輕專業人才學歷錯配的重災區。學歷錯配不僅令畢業生及其家庭所投入的時間與資源未能得到合理的回報，亦會爲業界及社會帶來一系列的問題：未能找到專業對口工作的畢業生可能會失業，浪費專業人力資源之餘，也增加社會的不穩定因素。即使他們勉強擠入現在狹窄的中醫市場，亦只會進一步拖低現已偏低的中醫畢業生待遇，並會爲業界帶來惡性競爭，影響爲市民服務的質素。

要解決這一問題，筆者認爲可從以下幾方面着手：

一、特區政府或有關機構應盡快着手統計，大陸地區在過去數年有多少間大專院校在香港招收中醫或相關專業的大學生？香港的中醫業市場可容納的畢業生人數又是多少？並盡快將有關資訊向市民公布，使市民與學子可避免「一窩蜂」地入讀某些專業。

二、內地大專院校來港招生本來是一件好事，可以減輕香港學生的升學壓力，幫助香港培養人才。但各地院校並不一定了解香港的情況，因此，特區政府應向內地有關部門反映上述統計所得的資料，尤其是香港中醫師人力資源供求情況的調查結果，以便有關部門能對各地院校的招生人數作宏觀的調整或安排。

三、中醫中藥、針灸、骨傷整復、推拿等治療方法，其實可以爲解除市民的病痛發揮更多的作用，但香港目前無論在公營或私營醫療市場，都未有充分發揮中醫師的作用，中醫師所佔的市場份額極少。因此，特區政府應該盡快制訂發展中醫藥的政策，例如在財政上，對公立醫院病人分流至私營中醫市場提供津貼；在政府預留500億元將實施的醫療保險中加入中醫元素；並將中醫服務納入公務員醫療福利體制；開展中醫住院服務；開展中醫「治未病」的服務等等，以便充分發揮中醫服務成本低效益高的優勢，推動中醫服務市場的健康發展，爲將來的中醫畢業生提供就業機會，減少學歷錯配的情況。

（以上僅為筆者的個人意見）

作者是香港註冊中醫學會副會長

‧‧中醫藥畢業生前途問題報道（《明報》，2014年4月26日）

協會宗旨為提高會員的專業學術水平、自律精神和良好的專業操守，促進和鼓勵中醫中藥業界的團結，聯繫其他醫療團體，提高醫療水平。此外，協會又推選或委派代表參與政府立法，推動政府興建中醫院。另協會又籌辦學術活動，支援和提供社會公益服務如慈善活動，義診和救災等工作。

（61）香港針灸學會（會立香港針灸醫學院）

1999 年，香港針灸學會成立，宗旨「培養針灸人才、回饋服務社會」，學會秉承傳統醫學及現代醫學的方向，努力培育後進，造福香港市民。會員由 28 人發展至 700 餘人，其中擁有博士學位者超過 100 人、碩士學位超過 200 人，註冊中醫和表列中醫佔 75%，其他會員還包括有西醫、牙醫、物理治療師、護士、美容師、營養師及有興趣人士。

2004 年，學會出版刊物《香港針灸》半年刊，為會員提供最新資訊及學術交流的平台。2005 年，會立香港針灸醫學院獲中醫藥管理委員會核准成為「提供中醫藥進修機構」，平均每年舉辦 44 次（每週一次）學術講座，為全港中醫及中醫愛好者提供中醫和針灸進修平台，同時開辦系統性一年制和三年制針灸課程，培養針灸人才。目前已有過百名學員完成系統性針灸訓練，提高了針灸理論和臨床操作的水平。學會還三次組織會員參加世界針灸學會聯合會舉辦的國際針灸醫師資格（水平）考試[109]，近 50 人獲得國際針灸醫師資格。[110]

---

109 考試科目包括：（1）中醫基礎理論（2）正常人體解剖學（3）針灸學（4）臨床病例辨證論治（5）臨床取穴與針法灸法操作。

110 據世界衛生組織統計，目前 103 個會員國認可使用針灸，其中 29 個設立了傳統醫學的法律法規，18 個將針灸納入醫療保險體系。中藥逐步進入國際醫藥體系，已在俄羅斯、古巴、越南、新加坡和阿聯酋等國以藥品形式註冊。有 30 多個國家和地區開辦了數百所中醫藥院校，培養本土化中醫藥人才。

國際針灸師考試：國際針灸師資格(水平)考試是由世界針灸學會聯合會

簡介

國際針灸師資格（水平）考試是由世界針灸學會聯合會資格考試部組織的權威性針灸師資格（水平）考試。

考試辦法實施細則

一、實施細則

為了貫徹執行國際針灸師資格（水平）考試《考試辦法》，特制定本《實施細則》。

二、針灸師報考條件

（一）資格（水平）考試A級（助理醫師）

報考條件

1. 具有中醫學大專或中專學歷，針灸臨床實踐滿1年者；
2. 具有西醫學大專或中專以上學歷，並經過針灸專業培訓滿500學時，針灸臨床實踐滿1年者；
3. 在學術團體或個人開辦的中醫藥院校學習，學制三年以上，針灸臨床實踐滿1年；
4. 隨師學習針灸專業滿3年，臨床實踐滿2年，交驗導師執業證書複印件者；
5. 有6年以上針灸臨床實踐，醫術確有專長，經所在學會推薦者；
6. 在各種形式的針灸專業培訓班學習，累計學滿2000學時，臨床實踐滿2年者。以上6個條件之中，符合其中任何一個條件，交驗學歷證書複印件及培訓、臨床實踐等相關證明，經審查合格者。

（二）資格（水平）考試AA級（針灸醫師）

報考條件

1. 具有針灸（中醫）本科以上學歷，臨床實踐1年者；
2. 具有西醫本科以上學歷，並經過針灸專業培訓滿500學時，臨床實踐滿一年者；
3. 在學術團體和個人創辦的中醫針灸藥院校學習學制5年以上，臨床實踐滿一年者；
4. 已取得西醫醫師（藥師）執業資格，學習針灸滿500學時，針灸臨床實踐滿1年者；
5. 具有針灸專科學歷，臨床實踐滿2年者；
6. 具有西醫學專科學歷，並經過針灸專科培訓滿500學時，臨床實踐滿3年者；
7. 隨師學習針灸專業滿三年，臨床實踐滿2年者；
8. 經多年針灸臨床實踐，醫術確有專長，已在當地取得執業證書者；
9. 取得國際針灸師資格（水平）考試A級證書滿2年者。

以上9個條件之中，符合其中任何一個條件，交驗學歷證書複印件及培訓、臨床實踐等相關證明，經審查合格者。

‥國際針灸考試章程

2008 年，香港針灸學會和廣州市骨傷醫院結成兄弟單位，建立學會的臨床實習基地，為會員提供全面的醫療臨床觀摩平台，使他們有機會了解內地醫院的運作，以及臨床實習，彌補部分香港中醫因獨立經營而對醫院整體運作認識不足的缺憾。另外，南方醫院針灸科、廣州中醫藥大學第一附屬醫院針灸科也承諾為學會的會員提供實習、見習的機會。

香港針灸學會本着服務社會，回饋社會的宗旨，組織了「三伏天灸」的義診服務，免費為市民提供天灸的服務。

（62）現代化中醫藥國際協會 MCMIA

2000 年，現代化中醫藥國際協會成立，推動中醫藥現代化和國際化。在香港及海內外「官醫藥學研」的鼎力支持下，MCMIA 與香港貿易發展局每年合辦的「國際現代化中醫藥及健康產品展覽會暨會議 International Conference and Exhibition of the Modernization of Chinese Medicine and Health Products（ICMCM）」，已成為全球中醫藥界每年的盛事。在《中醫藥十二五規劃》號召下，MCMIA 將進一步向市民推介養生治未病的意識和概念。今後亦將增加研討會、聯誼會、外地考察，以及向市民宣傳中醫藥裨益等活動，提升業界的專業知識和市民對中醫藥的認知。MCMIA 期望與各中醫藥團體加強溝通，通誠合作，共同勉力為香港中醫藥的穩步發展盡一分力。

（63）國際藥膳食療學會

2002 年，國際藥膳食療學會成立，是「世界中醫藥學會聯合會藥膳食療研究專業委員會」[111] 香港的聯合機構。學會宗旨為繼承和發揚傳統醫藥食療學，促進及加強國際間的合作交流，提倡及普及藥膳食療學，積極參與公眾醫療服務，以保障市民健康。

學會的理念是「互相尊重，專業進步！藥膳與臨床相結合！治未病。」核心會員來自香港三所大學中醫學院和業界的註冊中醫師；普通會員為表列中醫師、中醫中藥從業員、營養師、食療養生師及其學員。

(64) 名醫名方研究會

2002 年，名醫名方研究會成立，研究會為中醫、中藥及中醫藥管理業界人士所組成的學術性組織。學會以配合現代中醫學，促進全民健康，加強香港與內地、國際學術之交流為宗旨。會員發揚國粹為源，弘揚中國傳統醫學，務實研究中國及世界各地著名中醫的臨床經驗，尋求療效顯著的中藥方劑，研究和開發中醫為本，盡力提高香港中醫藥的臨床及科研專業水平。

(65) 香港中華經筋醫學研究會

2002 年 11 月 17 日，香港中華經筋醫學研究會成立，推動經筋醫學的發展與傳播的平台，研究會的宗旨是發掘、研究、促進海內外

111 世界中醫藥學會聯合會藥膳食療研究專業委員會於 2009 年成立，委員會舉辦北京首屆世界藥膳養生學術研討會。科學的發展，社會的進步導致了生活條件、生存環境的眾多改變，注重生活的調理正是中醫藥膳食療學術思想的優勢所在，委員會強調自然生態藥物與食物的結合，重視健康的恢復和保養。

有關經筋醫學的交流活動，弘揚中華經筋醫學的醫理及診療技術，使之成為中國傳統醫學完整體系的組成部分。[112]

研究會提倡學習、提供交流、切磋的機會，提高學術和臨床應用水平。會員又組織義診活動，提供健康資訊，為大衆服務。此外，研究會也推廣經筋療法和舉辦有關經筋療法之學術演講及討論會，擴大非藥物療法的專業領域。

（66）香港註冊中醫學會（會立中醫學院）

2003 年，香港註冊中醫學會成立，在中央駐香港聯絡辦公室及衞生署的支持下，由本港 11 個歷史較悠久的中醫團體發起組成，團體包括：

香港中華中醫學會
新華中醫中藥促進會
國際中醫中藥總會
中國醫藥等會
香港中醫師公會
港九中醫師公會
僑港中醫師公會
香港中醫骨傷學會
香港針灸醫師學會
香港中醫學會
九龍中醫師公會

112 經筋包括經絡、神經、血管、淋巴等系統，是人體內部一個大循環，由多係活性的、協控的微循環系統所組合成的大系統，與骨骼系統、臟腑器官等形成人體有機活性態整體巨系統結構。明代張介賓提出：「十二經脈之外而復有經筋者，何也？蓋經脈營行表裏，故出入臟腑，以次相傳；經筋聯綴百骸，故維絡周身，各有定位。雖經筋所盛之處，則唯四肢溪谷之間為最，以筋會於節也。筋屬木，其華在爪，故十二經筋皆起於四肢指爪之間，而後盛於輔骨，結於肘腕，繫於關節，聯於肌肉，上於頸項，終於頭面，此人身經筋之大略也。」經筋功能運作良好，身體就能保持健康。

各團體選派兩位具備首批註冊中醫師資格的代表，是回歸後最具代表性，會員人數最多的中醫專業團體。選舉委員會中醫界別小組二十位成員，全是香港註冊中醫學會會員，學會亦是世界中醫藥學會聯合會的團體會員之一。[113]

學會是香港中醫藥管理委員會認可「註冊中醫進修中醫藥學」之行政機構及提供項目進修的機構之一，為會員提供多元化、全方位的專業進修及培訓課程。會立中醫學院自成立以來，與本港、內地中醫藥院校和團體保持密切聯繫，定期舉辦各類型中醫專題講座、研討會、考察團、學習班，為會員提供深造機會。學院的進修培訓部，為中醫業界提供高素質的中醫藥教育及培訓課程，深受業界肯定。

2006 年開始，會立中醫學院與廣州中醫藥大學合辦中醫學碩士及博士研究生課程，課程深受業界好評及歡迎，對香港中醫業界的專業提升及發展影響深遠。

2006 年，學會及中國中醫雜誌社合作的綜合性學術期刊《香港中醫雜誌》創刊，學刊宗旨在於通過學術論文，達到提高香港中醫專

113 2003 年 9 月 25 日，世界中醫藥學會聯合會（世界中聯）成立，目標為推動中醫藥學的國際交流、傳播與發展，促進世界各國（地區）中醫藥團體之間的了解與合作，加強世界各國（地區）的學術交流，將中醫藥融入各國的主流醫療體系。此外，世界中聯希望提高中醫藥業務水平，保護和發展中醫藥。此外，聯合會又制訂與中醫藥有關的國際行業標準，開展國際認證。通過國際標準化來推動中醫藥在世界各地的發展。他們組織中醫師、針灸醫師、中藥師、中醫護師、技師、中醫教師的資格（水平）國際考試，提高他們的水平。世界中聯也提供資訊諮詢服務，出版學術刊物，宣傳中醫藥的特色與優勢以促進中醫藥傳播；同時促進中藥、保健品和醫療器械貿易。又設立中醫藥唯一的國際獎項「中醫藥國際貢獻獎」，授予世界各國（地區）在中醫藥醫療、教學、科研單位，以及在中醫藥等方面取得突出貢獻的人。截至 2018 年底，已擁有 70 個國家和地區的 270 個團體會員，180 餘個分支機搆，包括 164 個專業（工作）委員會，19 個合作委員會、發展委員會或聯盟。

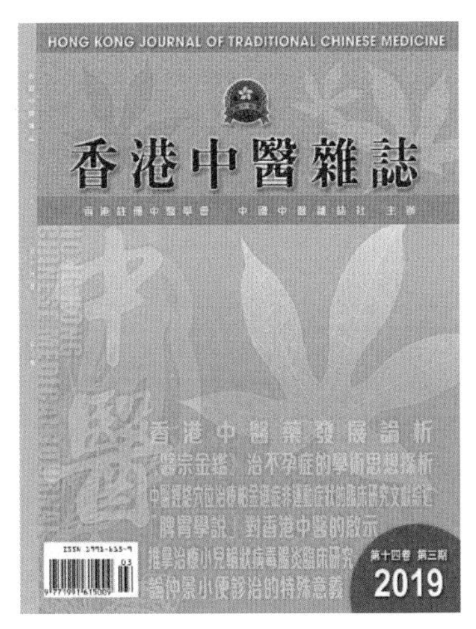

‥《香港中醫雜誌》封面

業水平，關注香港中醫，促進中醫現代化及中西醫學術交流發展為目的。雜誌以季刊形式，每三個月出版一期，在香港及世界發行。

（67）香港中醫師權益總工會

中醫藥發展日益蓬勃，中醫的社會地位亦間接得到肯定。政府在 1999 年開始立法，籌備成立註冊中醫的認可機制及相關監管機構，將中醫藥納入常規醫療架構。可惜人為等因素，以上各項變成為「分化」的壞事。2003 年，香港中醫師權益總工會就在此背景下成立，希望為中醫藥發展出一分力，更希望業界先進，不分長幼，無分彼此。

2001 年，十數名中醫師在街坊工友服務處[114]協助下，成立中醫師權益關注組，當時以香港中醫師權益總會籌備委員會名義，到職工會登記局註冊，後正名為香港中醫師權益總工會。[115]工會希望中醫業

114 1985 年，首屆全港區議會選舉，新青學社導師梁耀忠參選，當選成為葵涌中區議員。梁耀忠後來成立街坊工友服務處，匯聚各方力量，為街坊工友爭權益。

115 勞工處職工會登記局負責執行《職工會條例》及《職工會登記規例》，促使職工會依據法例及其組織規則管理會務。職工會登記局亦透過不同服務，推廣負責任的職工會制度及健全職工會管理。

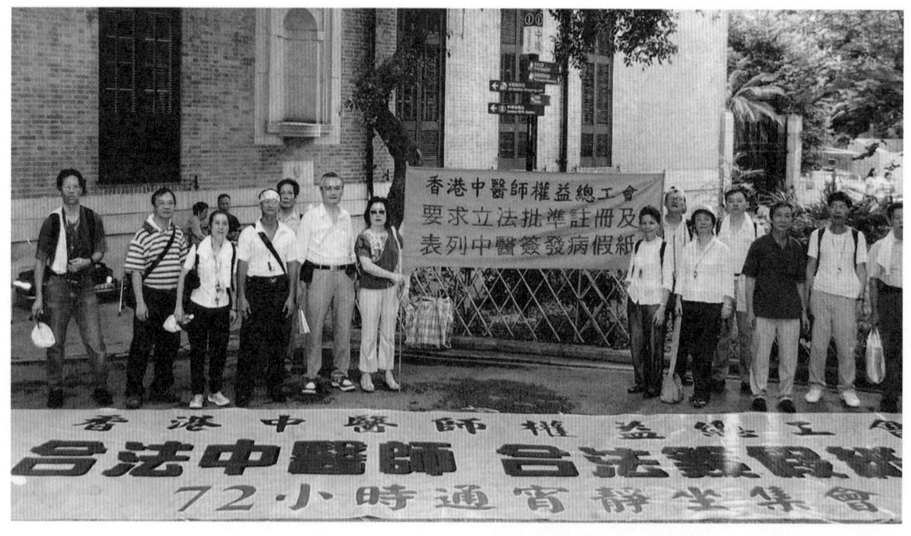

‥香港中醫師權益總工會要求立法批准註冊

界有如家人般相親相愛，無論是已知天命的老中醫師，還是剛過而立的同業先進，彼此能夠打破分化，順利過渡註冊，共同見證沒有「表列中醫」的一天。[116] 工會同時希望中醫業界能有更進一步的公信力，擁有業界一人一票選出代表，進入法定監管機構，期盼政府設立中醫藥促進發展局，建立公立中醫院，真正做到中醫藥專業自治，中醫能夠堂堂正正地宣稱自己為醫生的權利。[117]

（68）中醫教研中心

2003 年，中醫教研中心成立。衛生及福利局（現今稱食物及衛

116 表列中醫只是過渡性身分，最終需要通過不同途徑，例如註冊審核或執業資格試，才可取得註冊資格。表列中醫則須掛上表列中醫通知書。此外，表列中醫只可使用中醫或中醫師的名稱。註冊中醫是曾經過專業評估，並獲中醫組確認為具備專業資格而得以註冊；註冊中醫須在其執業的處所內，掛上執業證明書，並使用「註冊中醫」或「註冊中醫師」的名稱。在中醫的過渡安排期間，註冊中醫和表列中醫均可合法行醫。

117 1884 年，政府實施《香港醫藥登記條例》，規定凡使用西法行醫，必須依法登記，其中條例第 3 條註明中醫不受該條例限制。官方沒承認中醫為醫務人士範疇，故他們無需向醫務衞生署登記，只須在税務局辦理商業登記，職稱為「生草藥販賣者」（Herbalist）。

生局）委任醫院管理局（醫管局）為配合政府促進中醫藥以「循證醫學」為本，發展中醫門診服務，以及為香港中醫藥學位課程的畢業生提供實習培訓機會，逐漸在全港 18 區設立中醫教研中心。[118]

中醫教研中心由醫管局、非政府機構和本地大學以三方伙伴協作模式，由非政府機構負責日常運作及營運。第 18 間在離島區的中醫教研中心已在 2014 年 7 月設立，標誌着全港 18 區每一區都設有一所中醫教研中心，為市民大衆提供中醫服務。

2013 年的施政報告中，政府成立中醫中藥發展委員會，提出鼓勵中西醫結合治療，以及設立中醫住院服務等政策措施。2014 年，政府亦在施政報告中預留一幅土地設立中醫院，以提供中醫住院服務。

為協助政府汲取有關中西醫協作和中醫住院服務營運方面的經驗，醫管局獲政府委託推出「中西醫協作項目」先導計劃。先導計劃的第一階段在醫管局轄下的東華醫院、屯門醫院及東區尤德夫人那打素醫院推行，分別就中風治療、癌症紓緩治療、肌肉及骨骼痛症治療（下腰痛）三個選定病種，為醫管局的住院病人提供中西醫協作治療。2015 年 12 月，第二階段先導計劃擴展至另外四間（威爾斯親王醫院、沙田醫院、廣華醫院及瑪嘉烈醫院），合共七間醫院，分別參與上述三個選定病種，以及癌症紓緩治療的中西醫協作先導計劃。2018 年 4 月開展第三階段，加入東區尤德夫人那打素醫院，新增肌肉及骨骼痛症治療（肩頸痛）的疾病範疇。

118 醫院管理局根據《醫院管理局條例》於 1990 年成立，負責管理香港公立醫院及診所，執行香港政府的公共醫療政策。自 1991 年 12 月起，醫管局負責管理全港公立醫院及相關的醫療服務。

（69）香港中醫藥膳專業學會

2004 年 5 月，香港中醫藥膳專業學會成立，目的是推廣社會大眾對中醫藥膳的認識，發揚中醫藥膳之原理及成效。中醫藥膳是中國養生營養及食療等的一門科學，學會成立的宗旨是團結全香港從事中醫藥膳食療、食養研究與應用的中醫師及其從業員，促進藥膳、食療及飲食營養學的發展與應用，共同發展「藥膳同源」理念，達至「保健養生治未病」之療效。

（70）香港專業註冊中醫協會

2004 年 2 月 6 日，香港專業註冊中醫協會成立，協會宗旨為弘揚中華醫藥，凝聚全港註冊中醫與同業者力量，爭取確立中醫藥界的專業、學術及法律地位，達到真正的專業自主、自我規管、具公信力和代表性，令中西醫學互補優勢，讓香港中醫藥的專業隊伍做到中醫藥業界當家作主，服務市民，造福人群。

（71）香港汕尾中醫協會

緣於汕尾市的香港汕尾中醫協會，原名香港廣東汕尾市同鄉總會中醫協會，成立於 2007 年，隸屬於香港廣東汕尾市同鄉總會內七個屬會之一，在香港擁有近 70 萬同鄉，當中包括很多註冊中醫、表列中醫、製藥廠商、藥行藥業人員。經前會長陳文清先生、理事長吳華江太平紳士、常務副會長陳君銳先生等人倡議，由前理事長陳汝德醫師、常務副理事長彭祥喜醫師和秘書長陳春成先生等籌組了第一屆中醫協會。

2017 年 8 月 17 日，協會向政府社團註冊處申請，獲准註冊並更名為香港汕尾中醫協會，希望有效團結中醫中藥界優秀人才，將協會發展成香港五大醫藥團體之一。會員不局限於汕尾籍，這有利中醫學交流。協會未來將繼續積極參與業界的學術交流，舉辦或協辦各類學術講座和義診活動，與業界一起為香港中醫中藥的未來發展。

（72）香港中醫整脊學會

2007 年 9 月 16 日，香港中醫整脊學會成立，目標弘揚國粹，推動中醫整脊學科的發展，促進學術交流，提高中醫整脊醫術與療效，從而造福民眾。

（73）南方醫科大學香港校友會

2006 年，南方醫科大學香港校友會成立，透過舉辦不同類型活動，促進校友、老師及會員間感情，激發會員的學習興趣與信心，提高學術醫術的水平，從學習中加深對中醫及中西結合醫學的了解；另舉辦海內外學術交流活動，又協助新同學報讀課程，聯繫各友會以增強會員之間的交流。

（74）國際中醫藥膳自療學會

2008 年，國際中醫藥膳自療學會成立，學會宗旨在於推廣及提高社會大眾對中醫藥膳之認議，發揚中醫藥膳之原理及成效，並透過中醫藥膳自療學提高市民注重飲食質素的重要性。創會會長盧壽如註冊中醫師訂立的學會宗旨：

四季養生知識多　規律掌握有幾何
八綱安排稱巧妙　藥膳文化食出來

學會主要核心服務包括籌辦藥膳學術組織活動，例如舉辦季節性藥膳宴、營養藥膳菜品交流及演示，透過中醫藥膳自療學提高市民注重飲食質素的重要性。為了弘揚中華藥膳、食療及飲食營養學的發展與應用，學會團結一群中醫師、營養師、美容師、廚師及藥膳師，經過深入討論研究，透過臨床體會與實踐，制訂每年、每季的藥膳美食。

學會履行社會責任，支援和提供各類慈善活動，例如義診和在各社區舉辦藥膳講座等。此外，學會在又推動及發展培養中醫藥膳自療學人才，通過課程發展、培訓及教育課程，與會員之間建立長遠關係。

（75）香港中華經筋治療師學會

2010 年，香港中華經筋治療師學會成立，宗旨是弘揚經筋醫學，致力推動行業發展，提升專業及學術水平、提高服務質素，確保經筋醫療品質、安全與成效。學會多位資深經筋治療師均具備超過 15 年執業經驗，個別擁有中醫博士、碩士及其他專業資格，他們受過經筋專業訓練，以確保經筋服務達高度專業水平。

（76）香港中醫臨床醫學會

2013 年 2 月，香港中醫臨床醫學會成立，獲政府批准註冊為非牟利慈善團體，為貧病者提供醫療服務。成立宗旨在於推動中醫基礎、預防及臨床醫學之研究及教育。目標是普及中醫臨床專科醫師，促進兩岸四地與其他各國的學術交流。

(77) 國際中醫暨綜合自然療法學會

2013 年 6 月 10 日，國際中醫暨綜合自然療法學會成立，宗旨為希望與中醫業界緊密聯繫，推動學術交流。學會與嶺南大學合作開辦香港資歷架構三級的自然療法文憑，為有志者提供正規合資格訓練，定期前往內地著名醫學大學附屬醫院實習，提升他們的技能及知識，有利於日後服務各區社群。

(78) 香港中醫藥業聯合會

2013 年 9 月 11 日，香港中醫藥業聯合會成立，這是香港首個聯合中醫及中藥的業界團體，旨在加強香港中醫藥業界之融合，攜手並進，傳承中醫中藥發展，共同為香港市民服務。

(79) 中華經筋醫學院

2016 年，中華經筋醫學院成立，旨在弘揚經筋醫學，為全球唯一的培育中華經筋醫學專業人才的經筋醫學院。

經筋醫學是研究人體經筋與骨骼系統的整體形態、結構、功能，分佈與循行規律、病因病理、臨床體徵，以及應用於臨床的檢查手段、診斷和治療，是一門結合預防、康復和保健的專業學科。經筋醫學認為，人體具有本能強大的自然自癒力量，其發病原因主要為「經筋通道受阻及骨架失穩」（筋障）後引致各類臨床病症，只要消除「經筋阻障及調整骨架」（筋障），使氣血、經絡通暢，身體免疫機制就能發揮其功能和作用，即可修復病竈、消除疾病，恢復身體健康。治療方法包括手法治療、刺針治療（魚尾針）、綜合治療和運動治療等。

經絡和經筋的由來一樣，是古人在長期與疾病鬥爭中，逐漸認識到刺激特定的部位（點），疼痛等疾病會得到緩解。在點與點之間連線，形成有規律的經絡線，縱行稱為經脈，橫行稱為絡脈，每個刺激點稱為穴位。在慢長的實踐過程中，通過不斷探索和總結經驗，形成今天的經絡體系。

經絡學說認為，在人體中存有經絡系統，從人體的皮、肉、筋、膜、骨、臟腑器官、四肢百骸、五官九竅，經絡無所不貫其中。《聖濟總錄》說：「脈有奇常，十二經脈者常脈也，奇經八脈則不拘於常，故謂之奇經。蓋以人之氣血常行於十二經脈，其諸經滿溢則流入奇經焉。」《靈樞・海論》云：「夫十二經脈者，內屬於臟腑，外絡於肢節。」綜合醫家論述，說明經絡的主要功能：內屬臟腑，外絡於肢節；溝通上下、表裏、左右各部，運行氣血，營養全身的功用。

（80）香港本草醫藥學會

2017 年 04 月 12 日，香港本草醫藥學會成立。2018 年 11 月，漁護署委託香港本草醫藥學會勘查香港的地質公園，發現位於新界東北地質公園景區的鴨洲及吉澳，不但擁有獨特的沉積岩地貌，而且蘊藏豐富中草藥資源。[119] 香港本草醫藥學會導師伍國富指出，鴨洲面積只有 4 公頃，平均每 1,000 平方米就有一種中草藥，密度甚高，雖然該島沿岸幾乎寸草不生，但是仍擁有豐富的中草藥資源，甚為難得。他補充，在郊外行山，沿途有不少中草藥，其貌不揚，背後卻有不少有趣故事，若匆匆走過就會「走寶」。漁護署高級地質公園主任楊家明表示，部分中草藥沿地質公園的自然步道可以見到，所以

119《明報》，2018 年 11 月 9 日。

計劃於兩小島各規劃一條約半公里長的中草藥徑，最快可在 2019 年 3、4 月完成。

（81）國際中醫針灸解剖學會

2018 年，國際中醫針灸解剖學會成立，為國際中醫藥膳自療學會的分支。學會主要核心服務包括走訪十八區的護老院或上門到訪各區的獨居長者，為他們提供冬、夏兩季的「三伏天灸」和「三九天灸」，同時為基層獨居長者免費提供天灸藥貼作保健，以及「跟到尾」中醫義診計劃。

「跟到尾」中醫義診計劃是國際中醫針灸解剖學會每年持續的重點工作，透過協辦的社福機構，於全港公開選出合資格長者，例如領取綜合援助及患病的獨居長者，因應先後次序安排醫師團隊為他們作免費診症、針灸及提供適當的中醫藥治療，務求讓基層年長病患者也能得到全面、適切的醫治，直到患者藥到病除。「跟到尾」中醫義診計劃，每年能夠為獲資助長者提供不少於 1 次 4 小時義診服務，盡力惠澤社群。

（82）香港臨床中醫學會

2018 年，香港臨床中醫學會成立，由一群有志的香港臨床註冊中醫，博士或博士研究生組成，成立目的為希望推動香港的中醫發展，為香港社會作出貢獻。

香港中醫業近年發展蓬勃，不少有志的年輕人懷着理想，立志踏上了中醫學醫之路。五年寒窗，為了實現懸壺濟世的志向。然而，成醫之路並不容易；對比以往，香港社會對中醫業的需求和期望更高，與此同時，香港中醫執業考試的難度亦明顯增加，對中醫考生的質素要求有所提高。

綜觀學會多年觀察中醫考試的結果，發現近年中醫考生不合格的數字明顯上升，更有不少考生因為考試失敗而放棄多年習醫的道路。作為過來人，學會成員對此深感惋惜，因而此學會決定開辦針對中醫考試的相關課程，幫助中醫考生通過執業試，能夠學以致用，為香港的中醫業培養優秀人才，和業界攜手發展香港中醫。

香港臨床中醫學會設立「李慧貞博士傑出中醫獎學金」，撥出二百萬港元，希望鼓勵和表揚一些在中醫學習過程中努力不懈，成功通過香港中醫資格試，成為香港註冊中醫的傑出學生，藉此支持和推動香港中醫業界有良好發展，培育專業中醫人才。

（83）醫道惠民醫館

2018 年 10 月，醫道惠民醫館成立，與中大醫學院中醫學院及香港中醫骨傷學會合作，以醫館作為中醫藥的臨床訓練基地，透過於門診臨床實習及觀摩，讓中大醫學院中醫學院的學生藉着臨床見習或實習形式，加強並鞏固專業訓練。醫館位於深水埗戰前唐樓[120]，主要提供骨傷科及全科中醫服務，特別為殘疾兒童提供中醫義診。結合社會服務元素，醫道惠民醫館除提供空間舉辦以中醫概念為題的講座或課堂外，更作為多個青少年服務項目的基地。

120 座落於深水埗元州街 75 號，近百年樓齡的古典南方多層式建築，原址由一陳姓家庭擁有，陳氏幾代行醫。1949 年，陳氏由內地南遷來港，以一百元購置上址作住宅，後來在長沙灣開設織造廠營生。陳氏一家沒有忘記太公的遺訓，對行醫助人、贈醫施藥充滿熱忱，終念不忘。1980 - 1990 年代，陳氏一家陸續移居海外。直到 2017 年，陳氏遇上黃天賜中醫師，當得悉黃醫師有意在深水埗重開醫館，陳氏一家有感未能好好照顧祖屋，最終決定轉讓予有緣人。

傳承父親黃道益「醫道惠民」精神[121]，黃天賜中醫師為家族事業打下江山後，再創立自己的藥廠[122]，將對中醫藥及活絡油的研究與見解推向新的層次。[123] 經過五十年奮鬥，他將藥廠企業化後，再返回成長之地設立醫道惠民醫館，正是為了信守與父親黃道益的承諾，並希望透過多元服務，真正惠澤社區，回饋香港。

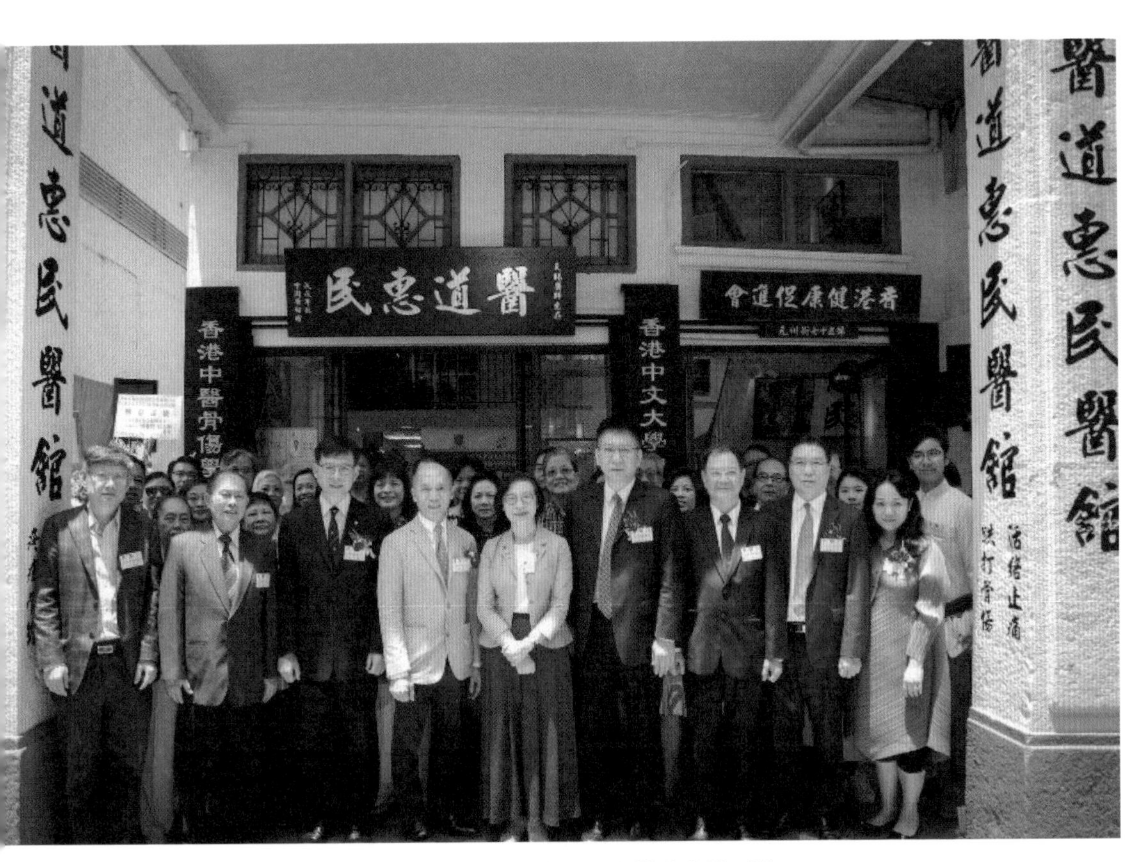

‥醫道惠民醫館開幕，政府、學者、中醫藥業界到賀

121 早於上世紀五十年代，黃天賜中醫師與父親黃道益於深水埗開設涼茶舖，以廣東傳統草藥和食療為基調，為當時的草根市民提供日常保健及治病涼茶；後來更將服務規模擴大，正式創立中國醫館，並配製活絡油，向深水埗的街坊贈醫施藥。

122 健絡通藥業有限公司，由香港註冊中醫師黃天賜於 1999 年創立。

123 健絡通創辦人黃天賜，年幼時體弱多病，自幼跟隨父母黃道益及羅金梅習醫煉藥，因而親身體會都《黃帝內經》的優點，以「治大病由小病治」的方向，將數十年所累積的臨床經驗，凝聚一群對人類健康有理想、負責任的團隊，向世界一群長期受「都市病」困擾的患者提供一個「更主動、更專業、更簡約」的綠色醫療平台，實踐「無痛生活」(Live no pain) 的理想人生。

□ 責任編輯：黃杰華
□ 裝幀設計：簡雋盈 Sands Design Workshop
□ 排　　版：陳美連
□ 印　　務：劉漢舉

醫道鏡詮：香港中醫文化史略

□
項目執行人
林久鈺　羅偉強

□
出版
中華書局（香港）有限公司
香港北角英皇道 499 號北角工業大廈一樓 B
電話：（852）2137 2338　傳真：（852）2713 8202
電子郵件：info@chunghwabook.com.hk
網址：http://www.chunghwabook.com.hk

□
發行
香港聯合書刊物流有限公司
香港新界荃灣德士古道 220-248 號
荃灣工業中心 16 樓
電話：（852）2150 2100　傳真：（852）2407 3062
電子郵件：info@suplogistics.com.hk

□
印刷
美雅印刷製本有限公司
香港觀塘榮業街 6 號 海濱工業大廈 4 樓 A 室

□
版次
2022 年 7 月第 1 版第 1 次印刷

□
規格
特 16 開（260 mm × 190mm）

□
ISBN：978-988-8808-04-5